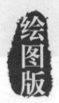
北京名医世纪传媒

中药教学参考书

〔明〕李 梴 原著

李成文 主编

绘图版

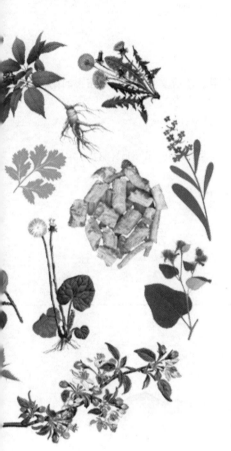

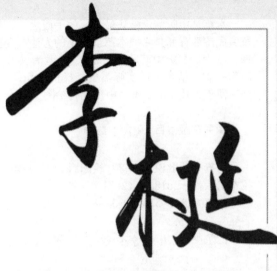
李梴

中药歌诀

400首

LICHAN

ZHONGYAO GEJUE

400 SHOU

河南科学技术出版社

·郑州·

内容提要

本草是中医治疗疾病最重要的手段之一，熟记本草是学习中医的必备基础，将本草编成诗歌背诵是掌握本草最常见的方法，今精选《医学入门》中的中药歌诀进行整理，录为《李梴中药歌诀400首》，融治风、治热、治湿、治燥、治寒、治疮及食治门为一炉，结合临床实际需要，择优选精，按本草正名排序，每一本草后附原书出处，便于查找。书中常用中药配有绘图，便于学者阅读理解。

图书在版编目（CIP）数据

李梴中药歌诀400首：绘图版 /（明）李梴原著；李成文主编 . —郑州：河南科学技术出版社，2018.12（2021.7 重印）
ISBN 978-7-5349-9339-8

Ⅰ.①李⋯ Ⅱ.①李⋯ ②李⋯ Ⅲ.①中药材—基本知识 Ⅳ.① R282

中国版本图书馆 CIP 数据核字（2018）第 192357 号

出版发行：河南科学技术出版社
　　　　　北京名医世纪文化传媒有限公司
　　　　　地址：北京市丰台区丰台北路18号院3号楼511室　　邮编：100073
　　　　　电话：010-53556511　010-53556508
策划编辑：邓　为
文字编辑：邓　为
责任校对：王俪燕
封面设计：中文天地
版式设计：中文天地
责任印制：陈震财
印　　刷：三河市明华印务有限公司
经　　销：北京集文天下文化发展有限公司
开　　本：720 mm×1020 mm　1/16　　印张：18.25　字数：260千字
版　　次：2018年12月第1版　　　2021年7月第2次印刷
定　　价：88.00元

如发现印、装质量问题，影响阅读，请与出版社联系并调换。

编写人员名单

主　编　李成文

副主编　谢　伟　刘　洋　李　宁

编　委　申旭辉　代春燕　张　统　张婉悦

前　言

　　诗词歌赋是中国传统文学的精髓之一，也是中国文化的重要组成部分；其有着严格的格律、对仗规则和平仄要求。古今圣贤、学者与文人骚客为后世留下了大量的诗词歌赋，成为我们的国粹。历代中医学家为了教授弟子与普及中医，并打好基本功，编纂了大量脍炙人口的诗词歌赋，涵盖本草、方剂、四诊、病证、针灸经络等领域，涉及内、外、妇、儿、五官各科。诗词歌赋读起来朗朗上口，便于背诵，易记难忘，终身受益，对学习中医、传播中医、研究中医产生了重要的影响，由此也成为中医文化的重要组成部分。

　　本草是中医治疗疾病最重要的手段之一，熟记本草是学习中医的必备基础，将本草编成诗歌背诵是掌握本草最重要的方法，众人皆知的《药性赋》《药性歌括四百味》曾反复再版，影响了一代又一代中医人。然而除上述两本本草诗歌外，还有大量少被人知的本草歌赋仍待在深闺之中，至少还有四十多种等待我们挖掘与开发。今将明代著名医家李梴编写的《医学入门》中的本草诗歌析出，择录临床常用本草及药食两用药，重新整理，编排成册，为教学与临床服务，为中医药文化建设服务。

　　李梴，字健斋，约生活于明嘉靖至万历年间，南丰（今江西南丰）人。自幼好学，隆庆、万历间因病习医，博览群书，精究各家医论，医名卓著。晚年有感于医籍浩繁，散漫无统，初学者苦无门径可寻，于是"闭户四祀，寓目古今方论，论其要，括其词，发其隐而类编之，分注之"，以刘纯《医经小学》为蓝本，参考《黄帝内经》《伤寒杂病论》《难经》《脉经》《大观本草》《铜人针灸经》《伤寒六书》《南阳活人书》《妇人大全良方》《仁斋直指方论》《世医得效方》《玉机微义》《脾胃论》《丹溪心法》等，编成《医学入门》，于1575年刊行。该书内容广博，分类详明，取材切要，以歌赋形式为主文，并以注文形式进行阐说，通俗易懂，朗朗上口，易记易诵，深受好评。然今人却少有重视，故将其《内集·卷二》本草内容录为《李梴中药歌诀400首》，融治风、治热、治湿、治燥、治寒、治疮及食治门为一炉，结合临床实际需要，择优选精，按本草正名排序，每一本草后附原书出处，便于查找。

　　本书依据河南省教改项目"双一流背景下中医学课程建设研究"、河南中医药大学中医药与经济社会发展研究中心项目"中医诗词歌赋挖掘整理研究"完成，由李成文主编，其中李成文编写 7 万字、谢伟编写 5 万字，刘洋编写 5 万字，李宁编写 4 万字，代春燕、申旭辉、张统、张婉悦编写 5 万字，最后由李成文统稿。

　　由于编者水平有限，书中不当之处敬请斧正。

李成文　于戊戌孟春

凡　例

药名用其正名，原书中不规范药名放在正名之后括号内。

歌诀按药名首字音序排列。

食药两用以药用为主者仍放入药用篇。

不常用中药暂且不录，突出实用。

涉及国家禁猎和保护动物中药不录。

个别没有歌诀的常用中药一并保留。

本草总括部分放在下篇。

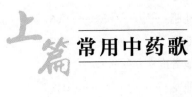

目录 CONTENTS

上篇 常用中药歌

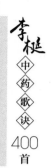

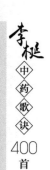

药食两用中药

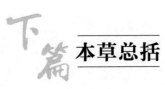 本草总括

上篇

常用中药歌

CHANGYONG ZHONGYAOGE

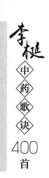

阿胶

阿胶甘温保肺气，劳喘损嗽及久痢，
补虚治瘘立亦难，养肝安胎腰腹坠。

【李梴注】取乌驴皮，以东阿井水煎者佳。盖济水性清趋下，故治浊痰逆上。无毒。降也，阳也。入手太阴、足少阴、厥阴经。益肺气，定喘，虚损咳唾脓血非此不除。止赤白久痢，得黄连、黄柏为佐最妙。补虚羸阴气不足，心腹内崩，劳极洒洒如疟状，腰腹痛，小腹痛甚，四肢酸疼，脚酸不能久立，一切瘫痪不遂。养肝血，凡血虚而胎动不安，腰腹重坠下血，血痢或卒尿血。丹溪云：久嗽久痢，虚劳失血者宜用。若邪胜初发者用之，强闭其邪而生他症。阿胶，真者难得，宁用黄明牛胶。但牛皮胶制不如法，自制者为妙。凡煎时必用鹿角一片，不尔则不成也。凡使先于猪脂内浸一宿，取出锉碎，以蚌粉炒成珠。山药为使，畏大黄。得火良。（《医学入门·卷之二·本草分类·治燥门·解热生津药》）

阿魏

阿魏辛温消肉积，杀虫破癖祛瘟疫，
治霍乱止心腹疼，食疟传尸与蛊毒。

【李梴注】阿曰呢，魏曰哒，西番语也。无毒。消肉积，化宿食，杀诸虫，破癥瘕冷气，去臭气，下恶气，辟瘟疫，止霍乱、心腹冷痛，祛疟疾，除传尸邪鬼蛊毒，兼治小儿痞积，杀一切蕈菜毒。状如桃胶黄，散极臭而能止臭。取半铢安熟铜器中一宿，至明沾处白如银者真。凡使先于净钵中研粉了，于热酒器上裹过用。（《医学入门·卷之二·本草分类·治湿门·调中消导药》）

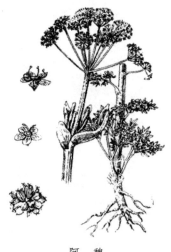

阿　魏

艾叶

艾叶苦温最热中，霍乱腹心痛有功，
杀虫调血和肝气，崩漏安胎暖子宫，
生汁止痢并吐衄，实主壮阳明目瞳。

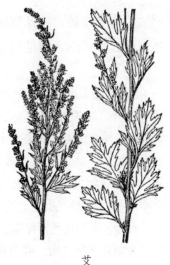

艾

【李梴注】艾灸百病，有惩创意，令人痛切
自治。干熟者性温。无毒。辟外感风寒，温胃，
止霍乱转筋，心腹痛，杀蛔虫，熏痔蜃，利肝滞
冷气作痛，调和血脉。治妇人崩漏带下，安胎倒
产，子死腹中，产后泻血不止。暖子宫，令人有
子。生捣汁，性寒有毒，治赤白痢、吐血、衄血、
泻血及心腹恶气刺痛，毒发热气上冲发狂，或有
疮出血者。端午日日未出时不语采，日干，陈久
良者。《衍义》用艾捣筛去青渣，取白，入硫黄相和为炷，灸穴。实，主壮阳，助
水脏，暖腰膝及子宫，明目，兼疗一切鬼邪毒气。治火眼，用艾烧令烟起，以碗
盖之，候烟上碗成煤，取下用水调化，洗或点，更入黄连尤妙。（《医学入门·卷之
二·本草分类·治寒门·治中焦寒药》）

安息香

安息香平辛苦味，去蛊毒辟诸恶气，
暖肾涩精无梦交，更和心腹鬼胎痊。

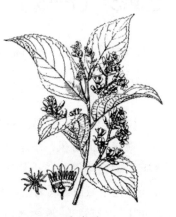

安息香

【李梴注】言能安定人之气息也。出波斯
国，树脂液也。形若松脂，黑色成块，新者亦柔
韧。无毒。主辟蛊毒及一切恶气，暖肾气，止遗
精、夜梦与鬼交，和心腹，定霍乱、鬼胎、血邪、
血晕，烧之通神。酒浸研。（《医学入门·卷之
二·本草分类·治疮门·治疮毒通用》）

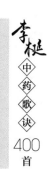
巴豆

巴豆大毒味辛热，主荡胃中寒积结，
气血痰食水癖消，更通月水排脓血。

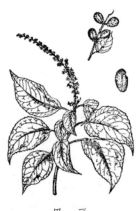

巴　豆

【李梴注】出巴蜀，形如豆。一种刚子颗小似枣核两头尖者，能杀人。《本草》云：生温熟寒。其实热，毒药也。惟急治通水谷道，生用去心膜，纸挹去油；缓治消坚磨积，水煮五次，或炒烟尽色黑研用。可以通肠，可以止泻，世所不知，此《雷公》说也。主荡涤胃中寒积，癥瘕，疝癖，冷气血块，痰癖，宿食，留饮，水肿，宣一切壅滞闭塞，气痢积疰，女子月闭，烂胎。惟伤寒热闭忌用。兼去恶内，排脓消肿，除鬼毒蛊疰，杀虫鱼、斑蝥、蛇虺毒。东垣云：斩关夺门之剂。不可轻用，误中其毒，以黄连、大豆汁解之。芫花为使，恶蘘草，畏大黄、黄连、藜芦。忌芦笋、酱豉、冷水。得火良。古枳巴丸：大枳壳两个去瓤，每个入巴豆一粒在内，线扎，置砂锅内，以醋浸一宿，煮干为末，湿纸蘸药敷根上，痔去，即用生肌散；如日久顽漏，用津液调敷，败肉自去。或去巴豆，醋糊为丸，梧子大，每十五丸茶清下，治痔漏下血痒痛。(《医学入门·卷之二·本草分类·治寒门·治中焦寒药》)

巴戟天（巴戟）

巴戟辛甘气本温，大风血癞面多痕，
小肠阴痛相牵引，一切虚劳可复元。

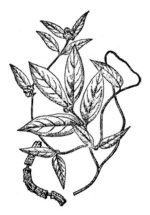

【李梴注】生巴郡，根有棘刺。无毒。主大风邪气，血癞头面游风，小腹及阴中相引痛。补五劳阴痿不起，益精坚筋骨，止梦泄，男子阳虚者最宜。兼治水肿，内紫微白如粉者佳，盐水煮去心。覆盆子为使，恶雷丸、丹参。(《医学入门·卷之二·本草分类·治风门·清热润燥药》)

巴戟天

白扁豆（扁豆）

扁豆甘平助胃脾，和中下气霍乱宜，
清暑更能解诸毒，女人带下花尤奇。

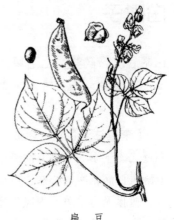

扁　豆

【李梴注】形扁不圆，有黑白二种。黑者小冷。入药用白者。味甘，微温。无毒。补脾胃五脏，和中下气。止霍乱吐泻，清暑气，行风气，解一切草木酒毒，杀河豚毒。凡使去皮，姜汁炒。花，主女子带下赤白，干末米饮调服。叶，主霍乱及吐利后转筋。生捣，以少酢浸汁服；亦敷蛇咬。醋煮食，治瘕。惟患寒热人勿食。嫩荚蒸食甚美，患冷气人勿食。（《医学入门·卷之二·本草分类·治湿门·调中消导药》）

白矾

白矾酸寒治诸疮，瘰疬鼻息阴蚀痒，
耳目口齿喉风痹，热痰渴泄毒虫伤。

【李梴注】矾，卤也。地之湿者产卤，淋卤而成矾也。无毒。主恶疮，瘰疬，痔漏，阴蚀，脓出痒甚，甲疽肿痛，鼻中息肉，龋䘌，一切疥癣风疹，去恶生肌之妙剂也。又治耳卒肿出脓，目赤目翳努肉，口舌生疮，牙齿肿痛出血，历久碎坏欲尽，急喉风痹，心肺烦热，风涎壅盛，作渴泄痢。兼治蛇蝎、恶犬、壁虎、驴涎、马汗毒伤。此药本除热在骨髓，多服则反伤骨；本能却水消痰，多服反伤心肺。出晋州，白色光明者佳。细研入瓦罐中，火煅半日，色白如轻粉者名枯矾。惟化痰生用，治齿痛喉痹绵裹，生含咽之。甘草为使。恶牡蛎，畏麻黄。抑考矾有五等：惟白矾多入药用；绿矾疗诸疮，亦入咽喉口齿药；黄矾，本丹灶家所须，亦疗疮、生肉、染皮；黑矾，又名皂矾，疗疳及染须发药用之；红矾，即石胆，本绿色，煅之则色赤，今亦稀见。鲫矾散：鲫鱼一个，破去肠，入白矾令满，瓦上烧存性，为末。用鸡毛卷药敷之，治痔漏久不愈者，效。（《医学入门·卷之二·本草分类·治疮门·疮毒正药》）

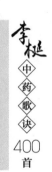

白附子

白附甘辛行药势，上治风疮头面痕，
中心腹痛外血痹，下湿阴囊及腿豚。

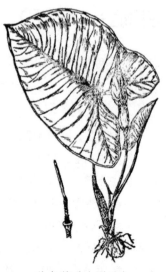

【李梃注】色白，苗似黑附子，性走行，药亦近之。气温。小毒。治诸风癣疮，头面痕，面上游风百病，冷气心痛，血痹皮肤不仁，阴囊下湿，腿豚无力。兼治中风失音，女子带下。冷热灰炮裂用。（《医学入门·卷之二·本草分类·治风门·祛风化痰药》）

独角莲（白附子）

白花蛇

白花蛇味甘咸温，疗癞诸风痹不仁，
口眼㖞斜筋脉急，半身不遂复能伸。

【李梃注】诸蛇鼻向下，独此蛇鼻向上，背有方胜白花纹。主大风癞瘙痒，中风湿痹，骨节疼痛，脚弱不能久立。兼治肺风鼻塞。雷公云：蛇性窜，能引药至有风处耳。出蕲州，眼如活不合，尾上有佛指甲，腹上有念珠迹者真。有大毒，宜去头尾各一尺，取中段酒浸三日，去酒炙干，去皮骨。（《医学入门·卷之二·本草分类·治风门·祛风化痰药》）

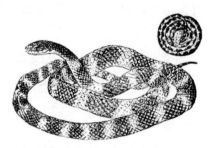

银环蛇（金钱白花蛇）

白及（白芨）

白及苦辛平无毒，痈疽疥癣裂皮肉，
平胃风痹缓不收，补肺止血治打扑。

【李梴注】及，茇也，栏也。叶初生似井栏。阳中阴也。主痈肿恶疮，败疽死肌，除白癣疥虫。嚼涂手足皲裂、痔瘘、刀箭汤火等疮，生肌止痛，方多用之。平胃中邪气，贼风鬼击，痹缓不收。治久咳、呕血、咯血、肠风血痢，单用为末，米饮调服。凡被打拷，肺窍控损见血者尤妙，以其能补肺窍也。又衄血不止者，津调涂山根立止。《珍》云：涩肺与白蔹性治大同，兼治结热不消，阴痿面黯，令人肌滑。入丸可少用作糊。水洗紫石英为使。恶理石，畏李核、杏仁，反乌头。（《医学入门·卷之二·本草分类·治疮门·疮毒正药》）

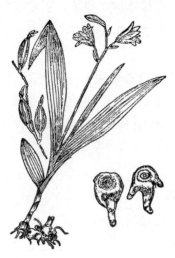

白　及

白芥子（白芥菜）

白芥菜辛散冷气，子利胸膈止翻胃，
痰生膜外面皮黄，肿毒诸痈胆调傅。

【李梴注】芥味辛辣，有刚介之性，青、紫、白三种。白芥甚辛美，气温，无毒。能发汗，散腹中冷气作痛。其子微炒，研碎入药。利胸膈痰，止翻胃吐食，痰嗽上气，中风不语，面目色黄，安五脏。止夜多小便。丹溪云：痰在皮里膜外，非此不能达。又治走注风毒疼痛，如游风肿毒诸痈，为末，猪胆汁调傅，日三易之。兼辟邪魅、射工、鬼疰，气发无常，扑损瘀血。紫芥，作菹食之甚美，入药不及白者力大。青芥极辣，通鼻，温中，降肾寒邪气，心痛，腰痛，风痹，利九窍。三芥子叶大同，多食俱动风气。有便血痔疾者忌之。（《医学入门·卷之二·本草分类·治寒门·治中焦寒药》）

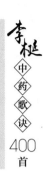

白蜡

白蜡外科之要味，禀金收敛坚凝气，
生肌止痛续骨筋，补虚治痨益脾肺。

【李梴注】一名虫蜡，冬青树上细虫，食树液而成者。属金，全禀收敛坚凝之气，外科之要药也。生肌止血定痛，接骨续筋，得合欢树皮良。补中虚，杀痨虫，止咳止泻，润肺脏，厚肠胃。另研用。(《医学入门·卷之二·本草分类·治疮门·治疮毒通用》)

白蔹

白蔹无毒苦甘平，敛诸疮口故留名，
除热目赤杀火毒，女阴肿痛儿痫惊。

【李梴注】主痈疽发背、疔疮、瘰疬、痔漏、扑损刀箭汤火等疮，散结止痛生肌。《衍义》云：白蔹、白及，古今服饵方少用，多见于敛疮方中，二物多相而行。又除热目中赤，杀火毒，女子阴中肿痛，下赤白，小儿惊痫，瘟疟。代赭为使。反乌头。又一种赤蔹，功用与白蔹同，但表里俱赤耳。(《医学入门·卷之二·本草分类·治疮门·疮毒正药》)

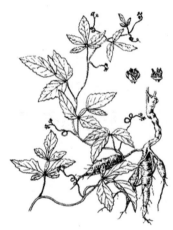

白　蔹

白茅根（茅根）

茅根无毒性甘平，逐瘀止血治淋难，
消除客热医烦渴，灸疮血出用花安，
针罤刀箭穿疮孔，烂茅止血傅疮斑。

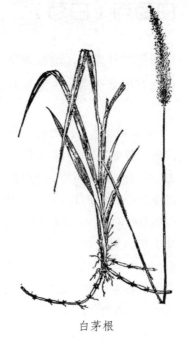

白茅根

【李梴注】茅，冒也，毛也。冒然而生，为地之毛也。处处有之，春生苗，布地如针，夏开白花，六月采其根，洁白甘美，至秋则枯。主除瘀血，血闭寒热，止诸血吐衄及妇人崩中漏下、月经不匀。利小便，下五淋，除客热在肠胃，止渴坚筋，通血脉。劳伤中气虚羸者，亦可服之。花，性温，治吐血、衄血，及灸疮出血不止。茅针，一名茅笋。性凉，可啖，甚益小儿。通小肠，止鼻衄及暴下血、溺血，罤刀箭金疮，止血止痛。凡痈毒软疖未溃不作头脓，酒煮服之，一针一孔，二针二孔。烂茅，即茅屋上四角经霜久者，性平。止吐衄，酒煮服之。斑疮蚕咬，和酱汁研敷。茅屋滴溜水，解云母毒。（《医学入门·卷之二·本草分类·治燥门·治燥通用》）

白前

白前气味甘辛平，善保肺气嗽有情，
胸胁烦闷气冲上，不眠喉作水鸡声。

【李梴注】色白，苗类前胡，根似白薇、细辛。保肺清肺，气嗽久嗽多用，以温药相佐尤佳。主胸胁烦闷，气逆上冲，呼吸欲绝不得眠，喉中常作水鸡声。《日华》用治奔豚上气烦闷。甘草水浸，去头须，焙干。（《医学入门·卷之二·本草分类·治热门·治上焦热药》）

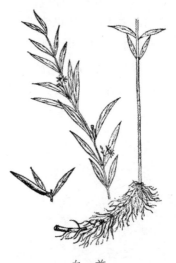

白 前

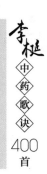

白芍药（白芍）

白芍酸寒补津液，治血虚痛破坚积，
止泻痢因湿热消，生血损肝还受益。

【李梴注】芍，灼也，灼灼其花，根能治病，故名。有小毒。可升可降，阴中阳也。入手、足太阴经。通肺燥，滋肾阴，补津停湿，令小便自行，非通利之药也。血虚腹痛非此不除，以其酸能收敛肝之阴气，而补中焦脾胃故也。质重味厚，能破坚积疝痕。水泻下痢、刺痛后重必用之者，以能收敛湿热邪毒，而脾之正气自舒。兼治诸淋、诸血、风毒骨痛，敛汗退热。治妇人产前诸疾，赤白带下，能入血海，乃收降之妙剂也。昔人皆谓泻肝补脾，东垣又谓损其肝者缓其中，缓中即调血也。谓芍药能调血者，何哉？盖当肝火阴邪犯脾，酸能收泄阴气而

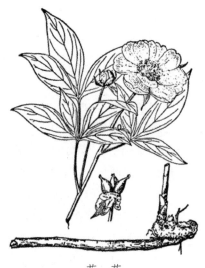

芍 药

止痛健脾，非泻肝之正气也。若肝损血虚，则能调荣卫而生新血。惟产后气血大虚，东方生发真气亦微，初产又无邪火，误用伐伤生气，必变他症。大抵亦随所佐用而为寒热。佐以柴胡、牡丹、山栀，则泻火而除热燥；佐以生姜、肉桂、干姜则温经而散寒湿。恶寒腹痛则加桂，恶热腹痛则加芩。与参、术同用则补中气，与归、地同用则补阴血。惟血虚冷而中虚寒者禁用。冬月宜服者亦减半。出杭越茅山者佳。酒浸，炒或煨。雷丸为使。恶石斛，畏硝石、鳖甲、小蓟，反藜芦。（《医学入门·卷之二·本草分类·治燥门·滋血润燥药》）

白术

白术甘温健胃脾，寒湿热湿尽相宜，
痰痞呕泄肿汗渴，兼补气血安胎儿。

【李梴注】术，浊也，色白而形浊也。味甘而辛苦不烈。无毒。可升可降，阳也。入手太阳少阴经、足阳明太阴经。补脾胃虚弱，不思饮食，去诸经湿。又退胃热，除寒热，消虚痰痞气宿滞，止霍乱、呕逆、泄泻、腹中冷痛，利小便，消水肿胀满。又有汗则能止，无汗则能发。缓脾生津除湿渴，利腰膝间血。上而皮毛，中而心胃，下而腰膝。在气主气，在血主血，故补虚药多用之。兼安胎产，产后中风口噤及大风、痿痹、足胫毒疮，皆效。丹溪云：与二陈同用，则健胃消食，化痰除湿；与芍药、当归、枳实、生地之类同用，则补脾而清脾家湿热，再加干姜，去脾家寒湿。东垣云：佐黄芩有安胎之能，君枳实有消痞之妙，惟伤寒动气不宜用。米泔浸半日，去芦。泻胃火生用，补胃虚土炒。防风、地榆为使。忌桃李雀鸽肉。（《医学入门·卷之二·本草分类·治湿门·补气除湿药》）

白头翁

白头翁苦温无毒，鼻洪痢赤当先服，
更止疟狂消瘕疝，项下瘿瘤头上秃。

【李梴注】处处有之，叶似芍药而大，有风则静，无风则摇，近根处有白茸，状似人白头，故名。可升可降，阴中阳也。治鼻衄血、赤毒痢、蛊痢腹痛极效。又治温疟、狂烊寒热、阴疝偏坠、癥瘕积聚、瘿瘤瘰疬、头秃膻腥。兼止金疮血出及痛，一切风气，百骨节痛。乃逐瘀解毒之剂也。七月采根，阴干，得酒良。茎、叶同功同。（《医学入门·卷之二·本草分类·治燥门·治燥通用》）

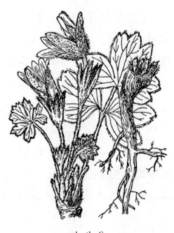

白头翁

白薇

白薇咸苦大寒平，中风忽忽睡多惊，
止疟能祛邪魅惑，益阴精止淋露频。

【李梴注】色白而形微细。无毒。主暴中风
身热支满，忽忽睡不知人。止温疟，治百邪鬼魅
狂惑，寒热酸疼。益阴精。疗伤中淋露不断，及
女子带下，兼下水气。出陕西。米泔浸去须蒸。
恶黄芪、大黄、大戟、干姜、干漆、山茱萸、
大枣。(《医学入门·卷之二·本草分类·治风
门·清热润燥药》)

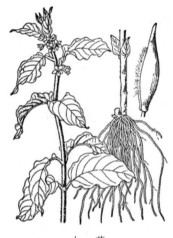

白　薇

白鲜皮

白鲜皮味苦咸寒，风痹湿痹屈伸难，
治诸疥癣清头目，咳逆淋疸尤能安。

【李梴注】白色，鲜。膻气似羊膻，俗呼白
羊鲜。无毒。主风痹手足不举，筋骨弱乏，湿痹
死肌，不可屈伸，一切热毒恶疮风癣，眉发脱落。
又治时行头风目痛，腹热饮水欲狂，咳逆。《日
华》云：通小肠水气，故淋沥黄疸用之。兼疗女
子阴中肿痛，小儿惊痫。昔葛洪治鼠瘘已有口，
脓血出者，煮服一升，吐鼠子而愈。水洗去粗皮。
恶螵蛸、桔梗、茯苓。(《医学入门·卷之二·本
草分类·治风门·治风通用》)

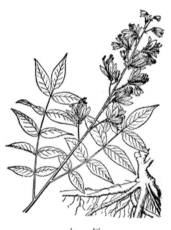

白　鲜

白芷

白芷辛温疗风邪，主头面疾佐疮家，
妇人崩带通经用，血滞心腹痛又嘉。

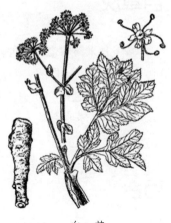

白　芷

【李梴注】《离骚》谓之药，言以芳洁自约而
为止极。无毒。升也，阳也，手阳明本药，足阳
明手太阴解利风寒剂也。主头面皮肤瘙痒，痹痛
风邪，头风眩痛，目痒泪出。作面脂去黯瘢。与
辛夷、细辛同用，治鼻塞。诸疮用以为佐，最能
排脓长肌止痛。妇人血崩、赤白带下、经闭阴
肿、瘀血心腹刺痛，胁痛呕吐，乃去旧生新之剂也。当归为使，恶旋覆花。治带
白芷丸：治肠有脓、带下腥秽不已。白芷一两，红葵根二两，枯矾、白芍各五
钱。为末，蜡丸梧子大。每十丸，空心米饮下，俟脓尽，乃以他药补之。(《医学
入门·卷之二·本草分类·治风门·行气开表药》)

百部

百部微温味苦甘，主除肺热气上炎，
暴嗽久嗽单煎蜜，杀虫伐瘵又治疳。

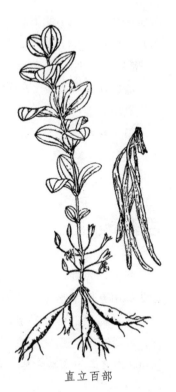

直立百部

【李梴注】言其根多部队成百然，无毒。主肺
热咳嗽上气，能润肺，去肺中虫。一切暴嗽久嗽劳
嗽，俱宜捣汁与蜜等分煎膏含咽。故东垣曰：治肺
热而咳嗽立止是也。又治疳蛔传尸，骨蒸劳虫，杀
寸白虫、蛲虫；亦去虱，煮汤洗，牛犬虱即去。并
治一切树木蛀虫，烬之亦杀蝇蠓。去心，酒洗炒，
或晒干。(《医学入门·卷之二·本草分类·治热
门·治上焦热药》)

百草灰

　　端午日采露取之一百种，阴干，烧灰，以井花水为丸，重烧令白，以醋和为饼，腋下挟之，干即易，当抽一身痛闷，疮出即止。以小便洗之，不过三度，腋臭自无。又主金疮，止血生肌，取灰和石灰为丸，烧令白，刮傅之。(《医学入门·卷之二·本草分类·治疮门》)

百合

百合甘平医百合，消腹胀痃痛心胁，
肺痿寒热遍身疼，喉风癫涕疮痈捷。

　　【李梴注】其根百片，累合而生。无毒。治伤寒坏证，百合病，腹中满痛及阴毒伤寒。消浮肿胪胀痃满，大小便不利，心下急痛胁满，肺痿肺痈，肺热咳嗽，喉痹，烦闷寒热，遍身疼痛。治癫邪涕泣狂叫，及惊悸心胆不宁。兼治乳痈发背，诸疮肿，杀蛊毒，养五脏，补中气，通耳窍，亦渗利中之美药。花白者佳。采根，日干。(《医学入门·卷之二·本草分类·治湿门·行湿利大小便药》)

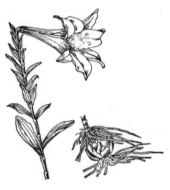

百　合

百药煎

　　味酸，无毒。润肺治嗽，化痰止渴，疗肠风下血，为末掺诸疮，干水敛口。造法：用五倍子十斤，乌梅、白矾各一斤，酒曲四两。又将水红蓼三斤煎水去渣，入乌梅煎，不可多水，要得其所，却入五倍粗末并矾、曲和匀，如作酒曲样，入瓷器内，遮不见风，候生白取出，晒干听用。染须者加绿矾一斤。(《医学入门·卷之二·本草分类·治燥门·治上中下三焦内燥，兼补血和血之剂》)

柏子仁（柏实）

柏实甘辛平润心，滋肾兴阳腰痛深，
利膀胱中冷脓水，安脏除风湿痹侵，
叶苦涩温止诸血，益脾敛肺补真阴。

【李梴注】万木向阳，惟柏西向，故字从白，禀金之正气，木之最坚者也。无毒。主养心神，润心血，止汗定惊。又滋肾水，兴阳道，疗虚损、历节、腰中重痛、腰肾中冷脓宿水。兼安五脏，益气血，除风湿痹，去头风，治百邪鬼魅，小儿惊痫。久服令人肌润聪明，不饥，延年。乾州者佳。去壳取仁，微炒去油。牡蛎、肉桂为使。畏菊花、羊蹄、诸石、面曲。侧柏叶，无毒。主吐血、衄血、血痢、崩中赤白、尿血及七情呕血，胸中疼痛，冷风历节疼痛，大风眉发脱落。久服去湿痹，耐寒暑，止饥，益气轻身。丹溪云：性善守多燥，大益脾土，涩肺补阴之要药也。又止小儿泄痢，杀五脏虫。为末和油涂头，生发。炙热罨冻疮，鼠瘘，肿核。凡采叶随月建方，以取得月令之气也。去梗，糯米泔浸七日，炒。坟墓上者不可用。柏白皮，主中热，油及火灼烂疮，长毛发。为末，猪脂煎涂。柏枝节煮以酿酒，治风痹，历节风，烧汁涂病癞疮。（《医学入门·卷之二·本草分类·治燥门·滋血润燥药》）

败酱草（败酱）

败酱苦咸化脓水，肠痈痔瘘能消补，
逐瘀破癥祛痹风，最益妇人陈良甫。

【李梴注】出近道。叶似稀莶，丛生，花黄，根似柴胡，色紫，作陈败豆酱气。微寒，无毒。能化脓为水。消肠痈，补痔瘘，一切疮痍疥癣，丹毒暴热，火疮赤气，马鞍热气，除痈肿、浮肿、结热，破多年凝血，消癥结，治风毒、瘘痹。陈良甫云：即苦荬菜，最益妇人。治血气心痛，赤白带下，催生落胎，产后血晕，烦渴腹痛，胎前后诸病，皆治之。兼治赤眼，障目努肉，聤耳，鼻洪吐血。八月采根，干，日锉碎，和甘草叶相拌，蒸半日，去甘草晒用。（《医学入门·卷之二·本草分类·治疮门·治疮毒通用》）

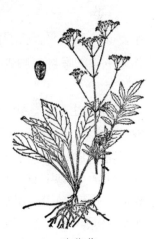

败酱草

斑蝥

斑蝥辛寒须炒熟，内消瘰疬敷癣毒，
破血癥又破石癃，通经堕胎溃人肉。

【李梴注】甲上有黄黑斑纹如猫画也。大毒。
主瘰疬疔肿，恶疮疽蚀，死肌顽癣，生痂痒甚。
破血积癥瘕，利水道，疗石淋，通经堕胎，行蛊
毒。《衍义》云：孕妇不可服。为能溃人肉，治淋
药多用，极苦，人尤宜斟酌。七八月豆盛时采，
阴干，去翅足，入糯米中炒，米黄为度，生则令
人吐泻。马刀为使。恶巴豆、丹参、空青、肤青。
（《医学入门·卷之二·本草分类·治疮门·疮毒
正药》）

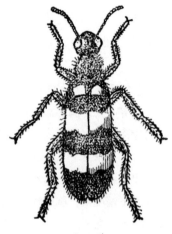

斑蝥

半夏

半夏味辛气亦平，去湿痰健胃脾经，
伤寒呕咳咽喉肿，胸满头疼尽忌生。

【李梴注】夏至第三候生，叶亦半生，天然
妙也。有毒。沉而降，阴中阳也。入足阳明太阴
少阳经。性燥胜水，善去脾经湿痰，痰去而脾胃
主气自健，饮食自进。寒痰、风痰亦用者，辛温
故也。主伤寒寒热，温疟呕吐，咳逆上气，及形
寒厥冷伤肺而咳。治咽喉肿痛。心下坚胀、肠鸣、
胸中痰气痞塞，及痰饮头痛头眩，非此不除。兼
消痈肿、瘿瘤，气虚而面色痿黄有痰气者，加而
用之。凡用，生令人吐，熟令人下，故《局方》
多用熟者。但《本草》云：生微寒，熟温。宜生

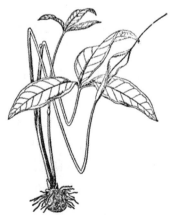

半夏

者，姜佐熟煎可也。凡诸血症及自汗渴者禁用。丹溪云：燥而耗津，虽少阳病，渴者亦忌。惟气症因动火上盛，用半夏调其气而动火伏，而渴自止。腊月热水泡洗，置露天冰过，又泡，共七次，留久极妙。如虚证及孕妇恶阻用曲，免致损血堕胎。射干、柴胡为使。恶皂荚，畏雄黄、生干姜、秦皮、龟甲，反乌头，忌海藻、羊肉、羊血、饴糖。造曲法：先将半夏汤泡九次，晒干为末，随病用药，或煎膏，或绞汁，调末为丸如弹子大，用楮叶或纸包裹，以稻草上下盒七日生毛，取出悬风烟之上，愈久愈良。如治诸痰，用生姜自然汁；风痰用牙皂煎膏，甚者少加麝香；寒痰青，湿痰白，用老姜煎浓汁，少加白矾三分之一；火痰黑、老痰胶，用竹沥或荆沥，少入姜汁；皮里膜外痰核，用白芥子、竹沥；虚劳热痰，用麻油浸三五日，炒为末，面糊为曲。治癫痫，一切健忘，舌强等似风痿症，用腊月黄牛胆汁，略入熟蜜；小儿惊风，加南星等分，用甘草煎膏；脾虚慢惊及郁痰，用香附、苍术、川芎等分煎膏；中风卒厥，伤寒，并诸疮疡内结不便，一切宜下之病，用皮硝、白粉霜十分之三，共用河水煮透，为末，以大黄煎膏，痰积沉痼，取二两，入海粉一两，雄黄五钱，为末蜜丸；一切沉痼痰病，用黄牛肉煮成膏，造曲日干。(《医学入门·卷之二·本草分类·治湿门·调中消导药》)

薄荷

薄荷辛凉最发汗，清头目解皮风绊，
止惊风热劫劳蒸，消食下气除霍乱。

【李梴注】至轻清而薄，荷乃花叶总名。无毒，浮而升，阳也，入手太阴厥阴经。主贼风伤寒发汗，通利关节，清利头目咽喉，一切在上及皮肤风热。又治小儿风涎惊风壮热，大人骨蒸劳热，消宿食，下气壅，心腹胀满霍乱。兼能破血止痢，除瘄疹，疗阴阳毒，能引诸药入荣卫。大病后勿食，令人出虚汗不止。去梗。(《医学入门·卷之二·本草分类·治风门》)

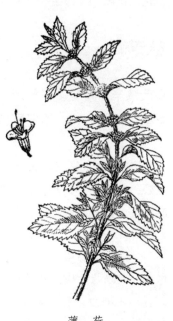

薄　荷

贝母

贝母苦辛平散郁，降火消痰清肺疾，
烦热咳渴咽项风，淋疸疝瘕心腹实。

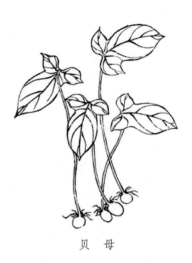

贝　母

【李梴注】形如聚贝子。无毒。丹溪云：贝
母治诸疾者，辛能散结，苦能降火，气血调畅，
而疾自愈，收敛疮口亦此意也。消痰止嗽，润肺
清心，和中气，安五脏，乃怯证之要药也。又主
伤寒洗洗恶风寒，目眩项直，烦热咳嗽，作渴无
汗，喉痹，淋沥，时气黄疸，疝瘕，腹中结实，
心胁满逆。兼治妇人难产，胞衣不下，乳难，乳
痛，去目中肤翳，项下瘿瘤痰核，金疮风痉，人面恶疮。姜汁泡去心，雷公用灰
火炮黄去心，和糯米炒黄熟，去米用。其中有根颗不作两片无皱者，名丹龙精，
损人筋脉。厚朴、白薇为使。恶桃花，畏秦艽、矾石、莽草，反乌头。三母散：
知母、贝母、牡蛎，为末，猪悬蹄汤调服，善下乳汁。又单贝母为末，砂糖丸，
含化，止嗽。(《医学入门·卷之二·本草分类·治燥门》)

荜茇

荜茇热辛除胃冷，下气消痰破积猛，
呕酸泻痢腹心疼，治肾寒疝腰脚膏。

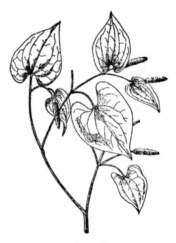

荜　茇

【李梴注】无毒。除胃冷下气，消痰饮宿食，
痃癖，呕逆醋心，水泻，虚痢，霍乱，冷气心腹
满痛。又治肾冷寒疝，核肿阴汗，腰膝酸痛，妇
人内冷无子。又偏头痛，令患人口含温水，取末
一字，随左右鼻吸之，绝妙。此药性急，甚于胡
椒。今人以调食味，多服走真气，令人肠虚下重。
去涎，用醋浸一宿，焙干，刮去皮栗子，令净，
免伤肺令人上气。(《医学入门·卷之二·本草分
类·治寒门·治中焦寒药》)

萆薢

萆薢无毒苦甘平，肾冷停水背腰疼，
阴痿失溺白浊症，风痹恶疮多怒情。

【李梴注】萆，卑下也；薢，解也；言性能
治下部疾也。主肾虚冷，停蓄宿水，腰痛背强，
阴痿失溺，小便混浊，瘫痪软风，关节老血，寒
湿周痹，恶疮不瘥，肠风痔漏，热气伤中，恚怒。
兼补水脏，坚筋骨，益精明目。出川中虚软者佳。
酒浸，或盐水煮焙。干薏苡为使。畏葵根、大
黄、柴胡、牡蛎。(《医学入门·卷之二·本草分
类·治寒门·治下焦虚寒药》)

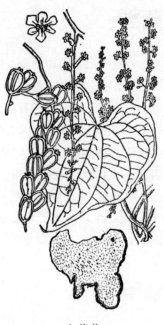

山萆薢

蓖麻子

蓖麻子平甘辛味，偏风肿痛服且熨，
疥癞水证单用之，下胎兼辟痒恶气。

【李梴注】子如牛蜱虫，叶似麻，属阴，能出有
形滞物。有毒。主偏风口噤，一切肿痛，内服外熨疬
风手指挛曲鼻塌，瘰疬丹瘤，疮疥剩骨，榨油涂之，
或服三五粒。惟水肿水癥可研二十粒服之，吐恶沫，
加至三十枚，三日一服，瘥则止。难产及胞衣不下，
取七粒研膏，涂脚心，下即洗去，兼辟尸疰恶气。又
研膏和蛤粉等分，治汤泡，用油调；治火烧，用水调
敷之。盐水煮半日，去皮取子。叶主脚气肿痛不仁，
捣蒸薄裹三次，效。(《医学入门·卷之二·本草分
类·治风门·治风通用》)

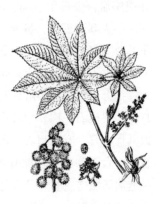

蓖麻

萹蓄

在处有之，苗似瞿麦，叶细绿如竹，茎赤如钗，股有节，花青黄色，可食。味苦，气平。无毒。主热黄五痔，及丹石毒发冲眼肿痛，并捣汁顿服。霍乱吐利不止，以五味调和煮羹食之。又主浸淫疥瘙热肿，恶疮痒痛，并捣敷之。女子阴蚀，小儿蛔虫攻心心痛，面青口中沫出欲死者，空心服之，其虫自下。五月采苗，阴干用。（《医学入门·卷之二·本草分类·治热门·治热杂用》）

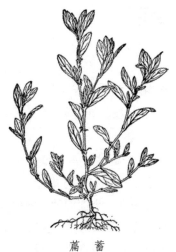

萹 蓄

鳖甲

鳖甲咸平治劳热，止疟破癥下气血，
更消阴蚀与痔疮，堕胎止崩宽儿胁，
肉味虽甘补中气，阴虚之人及可啜。

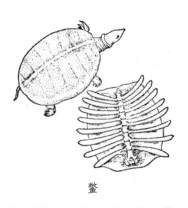

鳖

【李梴注】其听以眼，故称守神。甲，介虫之甲函也。无毒。主尸疰劳瘦骨热，疗温疟劳疟老疟，心腹癥痕坚积寒热，止上气急满，消恶血并扑损瘀血，去鼻中息肉，阴蚀痔恶肉，消疮肿肠痛，妇人漏下五色，羸瘦，催生堕胎，女子经闭，小儿胁下坚、痃疾。又治卒腰痛及石淋，杵末酒下。多忘善误，丙午日取甲着衣带上。丈夫阴痛医不能治，取鳖头烧灰，鸡子白调敷之。历年脱肛及产后阴脱，取灰干掺托上。用九肋多裙重七两者，生剔去肉，取甲酽醋炙黄色。去劳热用小便煮一日夜。恶矾石。肉，主补中益气，峻补阴，去血热及湿痹，但不可久食，则损人，以其性冷耳。有独目者，厌下有如王字者，头足不缩者，三足独足者，目门陷者，皆不可食。胸前有软骨谓之丑，食之令人水肿。若误中其毒，令人昏塞，以黄芪、吴蓝煎汤服之立解。又合苋菜食之，生虫、生鳖痕；合鸡子食之杀人。又江中有阔一二丈者，名鼋，肉补，以盐淹可食。主湿气、诸邪气；血热，杀蛊毒，消百药毒，疗诸恶疮瘰疬，功同鳖甲。（《医学入门·卷之二·本草分类·治热门》）

槟榔

槟榔辛苦善调中，下气坠药杀三虫，
消谷逐水除痰癖，疟痢脚气与诸风。

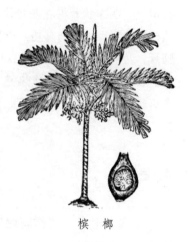

槟　榔

【李梴注】槟榔，男子之称，故向阳者为槟榔，向阴者为大腹子。无毒。降也，阴也。又云阴中阳也。调中健脾，散滞气，泻胸中至高之气，止呕吐醋心，逐出寸白虫，消谷逐水，除痰癖，祛瘴疟。治痢里急后重如神，脚气冲心。治诸风、诸积、诸气。以其性沉，有若铁石之重，故能坠降诸药下行。闽广多服之者，盖以地暖郁蒸气多，居民藏之，气亦上盛，故服此以降之耳。槟榔，白者味辛，多散气；赤者味苦、涩，杀虫。生时甚大易烂，用灰汁煮熟焙干，始堪停久。尖长有紫纹者名槟，力小；圆而矮者名榔，力大。今不复分，但取鸡心正稳、中实如锦纹者佳。刀刮去底，细切。急治生用，经火则无力；缓治略炒，或醋煮过。（《医学入门·卷之二·本草分类·治寒门·治中焦寒药》）

冰片（龙脑）

龙脑辛温百药先，香透肾关及顶巅，
下疳喉痹目肤翳，清心解热散风涎。

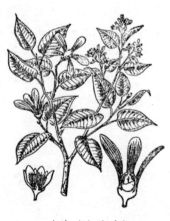

冰片（龙脑香）

【李梴注】即婆律国杉木脂也。脑乃流出香液，药物惟此最贵，故称龙。气味清香为百药先，纯阳，无毒。善散而窜，通利九窍，下则入肾入骨，上透耳目顶巅。人欲死者吞之，气即散尽，盖芳之甚而散之速也。古方治目赤、内外肤翳、耳聋、喉痹，下痔疮及发豌豆疮，一切风疮多用之。又风湿邪气，心腹积聚，及时疾心烦、狂躁惊热，大人、小儿风涎闭塞，妇人难产亦用之者，皆取其辛散故也。丹溪云：龙脑属火。世人误以为寒，而不知其性散甚似乎寒耳。《局方》辄用与麝同，为桂、附之助。人身阳易于动，阴易于亏，且诸香属阳，岂有香之甚者而反寒乎！形似白松脂，作杉木气，明净状若梅花瓣者佳。曾经火逼成片，或如雀屎者次。然非常服之药，独行则势弱，佐使则有功，于茶最相宜。入药另研，合糯米炭贮之则不耗。又龙脑膏，乃根下清液，砍木作坎而承之。专主耳聋，然极难得。又樟脑，乃樟树屑液造成，治疥癣癞疮，作热傅之。(《医学入门·卷之二·本草分类·治疮门·疮毒正药》)

补骨脂

补骨脂辛大温燥，肾伤腰痛阴湿瘙，
精冷髓败便溺频，风虚顽痹尤可靠。

【李梴注】能补骨中脂髓，又名破故纸，因番语呼为婆固脂，即胡韭子也。无毒。主房劳过度，肾经有伤，腰痛，阴囊湿痒，阳衰精冷自流，骨髓伤败，小便利，腹中冷，易泄；又治风虚冷痹，四肢疼痛及妇人血气堕胎，兼明耳目。一切劳伤火衰者用之。《雷公》云：性大燥。酒浸一宿，漉出，用水浸三宿，蒸三时久，日干，紧急微炒，止泄面炒，补肾用麻子仁炒。恶甘草，忌羊肉。(《医学入门·卷之二·本草分类·治寒门·治下焦虚寒药》)

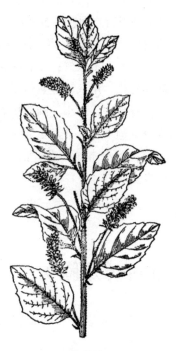

补骨脂

苍耳子

苍耳子味温甘苦，周痹拘挛入骨髓，
瘰疬疥癣肤痒顽，头鼻目齿风皆愈。

【李梴注】色苍，实如鼠耳。《诗》谓卷耳，俗名羊带归。小毒。主风湿周痹，四肢拘挛，毒在骨髓，瘰疬疥癣，瘙痒疔疮，五痔肿痛，恶肉死肌，及时疫风寒，头痛鼻涕不止。凉肝明目，治齿痛且动，久服益气，耳目聪明，强志填髓，暖腰脚。入药去刺略炒，常服用黄精汁蒸三时，忌猪肉。叶微寒，治同。蛇毒，擂酒内服外敷。（《医学入门·卷之二·本草分类·治风门》）

苍术

苍术辛烈苦甘温，主风寒湿痹疸屯，
肿满痰积疟皆散，止呕泻治头目昏。

【李梴注】苍，以色言。无毒。浮而升，阳也。入足阳明太阴经。主风寒湿痹，死肌痉疸，逐皮间风水结肿，心下满闷，腹中胀痛窄狭，消痰饮、痃癖、气块，祛疟，除瘟疫、山岚瘴气，止霍乱吐泻不止。治大风在身面，风眩头痛，目泪出，青盲雀目，内外翳障。久服乌须注颜，壮筋骨、明耳目，润肌肤是验，然此皆为阳虚者言也。丹溪云：辛散雄壮，发汗甚速。以黄柏、牛膝、石膏下行之药引之，则治下焦湿疾；入平胃

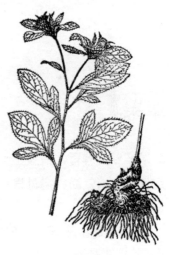

苍 术

散，能去中焦湿疾，而平胃中有余之气；入葱白、麻黄之类，则能散肉分至皮表之邪。惟血虚怯弱及七情气闷者慎用，误服耗气血，燥津液，虚火动而痞闷愈甚。米泔浸七日夜，去粗皮，炒黄色，或童便浸。防风、地榆为使。忌桃李雀鸽肉。抑考《神农经》云：若欲长生，须服山精。言术结阴阳之精，未尝分苍白也。自陶隐居分用，而后贵白而贱苍，善乎！东垣云：补中除湿，力不及白；宽中发汗，功过于白。（《医学入门·卷之二·本草分类·治湿门·调中消导药》）

草豆蔻

草豆蔻辛气亦温，心胃寒痛呕翻翻，
下气温中除霍乱，善进饮食退酒烦。

【李梃注】实结于草上。无毒，浮也，阳也。
入足太阴、阳明经。主风寒邪犯胃口之上，心腹
胃脘作痛作胀，呕吐霍乱，下气温中，补脾胃，
磨积滞，调散冷气甚速，虚弱不能饮食者最宜。
兼消酒毒，去口臭。面包煨熟，去面用。雷公以
茱萸同炒，微黄黑，去萸，取豆蔻皮并子杵用之。
（《医学入门·卷之二·本草分类·治寒门·治中
焦寒药》）

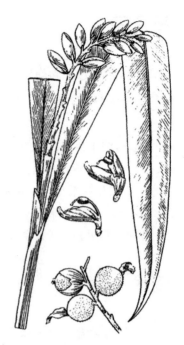

草豆蔻

草果

草果辛温温脾胃，消痰止呕吐酸味，
益气又能消气膨，疟母果积真难费。

【李梃注】东垣云：草果仁温脾胃而止呕
吐，治脾寒湿寒痰之剂也。益真气，又消一切冷
气膨胀，化疟母，消宿食。解酒毒果积，乃其主
也。兼辟瘴解瘟。去内外壳取仁，或用面裹煨熟。
（《医学入门·卷之二·本草分类·治寒门·治中
焦寒药》）

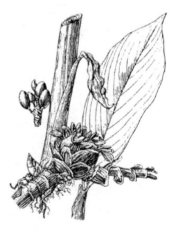

草 果

草乌

　　味苦甘，微温。有毒，生服痹喉。治风湿麻痹疼痛，发破伤风汗。姜汁炒，或豆腐煮，晒干。（《医学入门·卷之二·本草分类·治风门·治风通用·治风杂用》）

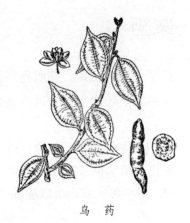

乌　药

茶茗

茶茗苦消痰热渴，爽神头目自能清，
消积止泻利小便，更疗腰痛卒心疼。

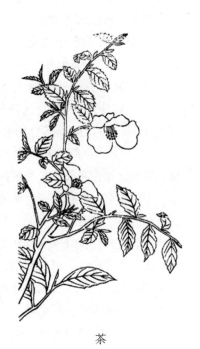

　　【李梴注】早采为茶，晚采为茗。微寒，无毒。入手足厥阴经。主去痰热烦渴，清头目，悦神醒神，令人少睡，下气消食，止泻及赤白痢，利大小便；兼治气壅腰疼，转动不得，心痛不可忍，并浓煎热服，冷则聚痰。《液》云：阴证汤内用此，去格拒之寒，与治伏阳大意相似。诸烂疮及汤火疮，细嚼敷之，或为末香油调搽。瘰疬已破者，用细茶、蜈蚣等分，炙令香熟，为末，先煎甘草汤洗，后以此末傅之。目热赤涩痛，嚼烂贴目两角，其痛即止。久食损人，去人脂，令人瘦。《茶序》云：释滞消壅，一日之利暂佳；瘠气侵精，终身之累斯大。又解炙炒毒，甚妙。（《医学入门·卷之二·本草分类·食治门》）

茶

柴胡

柴胡苦寒泻三焦，在肌行经脏血调，
伤寒温疟胎产主，升清且退内伤潮。

【李梴注】柴，木也；胡，系也，以
木代系相承也。无毒。升也，阴中之阳
也。泻三焦火邪，所以能除手足少阳寒
热，泻肝火也。东垣云：在肌主气行经，
在脏主血调经。凡外感内伤及温疟往来寒
热，胸胁满疼，诸痰热咳，肠胃结气，五
脏游气，皆在经而未入于脏也，宜此行经
和中解肌，佐以人参适宜。凡妇人经脉不
调，用小柴胡汤合四物汤，加秦艽、牡
丹皮辈调之；若有血积，更加三棱、莪
术之类。又经行适外感热入血室，夜潮
谵语，及胎前产后感冒，时行寒热不可
汗吐下者，仲景用小柴合四物四君子和
之。《经》云：推陈致新，除大肠停水作
胀，发黄，饮食积聚，骨节烦疼，肩背强
急，湿痹拘挛，皆在脏而为血分疾也。宜

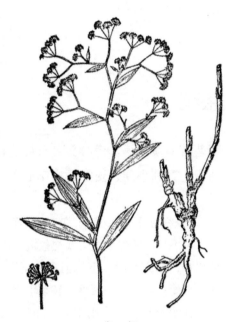

柴　胡

此宣畅血脉，佐以黄芩尤妙。《象》云：除虚劳，去早晨潮热，惟内伤劳役元气
下陷者，佐参、芪升气而祛邪则可。若元气下绝及阴火多汗者，误服必死。抑论
伤寒大、小柴胡汤，以功言也，非柴胡有大小二种。其南柴胡最粗不用，俱用关
陕江湖近道间所产茎长软皮赤黄者佳。外感生用，内伤升气酒炒三遍，有咳汗者
蜜水炒。半夏为使。畏皂荚、女菀、藜芦，忌铜铁。又有一种出银州白色者，治
劳蒸用之，以其色白入肺，质稍实不轻散。《本草》惟言银州者胜，未尝分言也。
（《医学入门·卷之二·本草分类·治热门·治下焦热药》）

蝉蜕

蝉蜕甘咸气清凉，治头目眩皮风痒，
妇乳产难胞不下，主惊癫痫夜啼郎。

【李梴注】此即蚱蝉所脱壳也。蝉者，廉也，饮风露，而廉洁清高气寒。无毒。主风邪头眩，目昏翳膜，皮肤瘙痒疥癞，妇人乳难产难，胞衣不下，小儿惊痫夜啼癫病，浑身壮热，杀疳虫止渴，痘疮不出皆验。去翅足，水洗去土蒸过。蝉花，乃壳中化出，壳头上有一角如花冠状，专主小儿天吊惊风。俗云：五日不鸣，婴儿多定。良有以也。(《医学入门·卷之二·本草分类·治风门·祛风化痰药》)

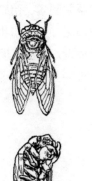

蝉及蝉蜕

蟾蜍（蛤蟆）

蛤蟆味辛寒有毒，痈肿金疮可内服，
破癥治疳攻犬伤，生捣又堪搭打扑，
蟾酥乃是蟾之精，恶疮疳瘦效尤速。

【李梴注】即今癞蛤蟆，又名蟾蜍。形小腹大，皮上多黑点，能跳接百虫食之。时在坡泽中作呷呷声、举动极急者。主痈疽发背，疬癥，恶疮，阴蚀，疥癣，肿毒立消。破癥坚，治小儿疳气骨热，目昏，面黄瘦，狂犬咬毒。生捣烂，搭打扑损伤。丹溪云：属土与水。《本草》言食之不患热病者，或炙、或干、或烧灰，和在药剂用

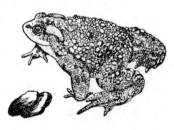

蟾　蜍

之，非若世人煮为羹入盐味而啜其汤。此物湿化，火能发湿，久则湿以化热，戒之戒之！兼治虫蚀。下部穿肠，蛤蟆一枚，鸡骨一分，烧灰，吹下部令深，大

验。又小儿月蚀疮，和猪脂涂之。凡使端午日取东行者，去皮、爪、肠、肚，阴干，酥炙，或酒炙去骨，或烧灰用。蟾酥，即眉间白汁。取法：翻转蟾蜍，四脚向天，勿令射眼，即瞎，用手指于眉间挤出于油纸上，阴干。主痈疽疔肿瘰疬，一切恶疮顽癣，又蛀牙齿缝中出血，以纸祗蘸少许按之立止。又和牛酥，以吴萸苗汁调，摩腰眼并阴囊，治腰肾冷，助阳气。又端午日取眉酥入朱砂、麝香，为丸麻子大，空心服一丸，治小儿疳瘦；如脑疳以乳汁调，滴鼻中。蟾肪，能软玉易斫，仍解诸疮毒。蟾脑，明目，疗青盲。(《医学入门·卷之二·本草分类·治疮门·疮毒正药》)

常山

常山辛苦除寒热，逐水消痰疟可截，
善治腹块并项瘿，老弱虚人忌入舌，
蜀漆即是常山苗，性同更医逆气结。

【李梃注】生常山道中，微寒，有毒。主伤寒、温疟寒热，破胸腹停水水胀，胸中痰结吐逆，凡疟皆痰与水为之，故截疟必用此吐痰去水。又治疟母及腹中积聚邪气，痞结坚癥，鬼毒蛊疰，项下瘿瘤鼠瘘。丹溪云：性暴悍，善驱逐伤气。老弱虚人及久病忌之。凡使细实色黄形如鸡骨者佳。生用令人大吐，酒浸一日，蒸熟或炒，或醋浸煮熟，则善化痞而不吐。畏玉札，忌菘菜、葱。蜀漆，生蜀中，采时茎内有汁如漆，纯阳，有毒。吐疟破癥疗鬼疰，与常山一同，更治咳逆气结。入药用甘草水蒸二次，晒干。栝蒌、桔梗为使。恶贯众。(《医学入门·卷之二·本草分类·治寒门·治中焦寒药》)

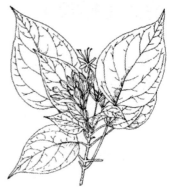

海州常山

车前子

车前子味甘咸寒，止泻通淋治产难，
除湿祛风明赤眼，叶消瘀衄刀伤残。

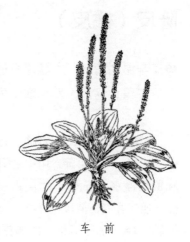

车　前

【李梴注】喜生驾车牛迹中。无毒。止暴泄者，利水道，分清浊也。虽利水而不走气，与茯苓同功。主五淋闭痛，催难产横生。除湿痹，去肝中风热冲目赤痛，翳障肿痛泪出。疗肝养肺，强阴益精，令人有子。叶及根，主鼻衄、瘀血、下血、尿血、血瘕，金疮止血。又能止烦下气，除小虫。热痢用根叶捣汁一盏，入蜜少许煎服；血淋用根叶水煎多饮，名单车前饮。取子叶根完全者力全，用叶瓦上摊干，用子略炒捣碎，用叶勿用子。(《医学入门·卷之二·本草分类·治热门·治下焦热药》)

沉香

沉香辛温能暖中，吐泻转筋痛腹胸，
消风水肿治冷痹，壮阳散滞一身通。

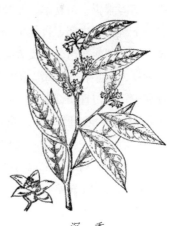

沉　香

【李梴注】出海南及交广，细枝紧实未烂者为青桂香；坚黑中实不枯沉水者为沉香；形如鸡骨，中空，半浮半沉与水面平者为鸡骨香；形如马蹄者为马蹄香；最粗者为栈香；又有削之自卷，咀之柔韧者为黄蜡沉，尤难得。其实一种，有精粗之异耳。沉香无毒。沉而降，阳也。主暖胃调中，止转筋吐泻，心腹痛，气痢，风水肿毒，冷风麻痹，骨节不任，湿风皮肤痒。补右肾命门，壮元阳，暖腰膝，散滞气，保和胃气。用为使，上而至天，下而至泉，无所不至。兼去恶气，破癥癖，补五脏。入汤磨刺，入丸散另研极细。(《医学入门·卷之二·本草分类·治寒门·治中焦寒药》)

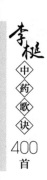
陈皮（橘皮）

橘皮辛温利膀胱，主除痰气逆胸膛，
消导脾胃止呕泻，发表寒湿佐生姜。

【李梴注】橘，色如橘，上有文。无毒。味浓。可升可降，阳中之阴也。除膀胱留热停水、五淋，利小便。主胸中痰热，逆气客气，消痰止气嗽，润肺。和胃健脾，轻则水谷不化，冲胸作呕，或下泄，或气痢，或霍乱；重则癥瘕积滞，皆能消导。兼去白虫，解酒毒。治下焦冷气，脏间虚冷气，脚气冲心。久服去臭，下气通神。丹溪云：与白术、半夏同用，则渗湿而健脾胃；与甘草、白术同用，少用则补脾胃，无甘草、白术而多用、独用，则泻脾胃；与苍术、厚朴同用，去中脘以上至胸膈之邪；再加生姜、葱白、麻黄之类，则能散肉分至皮表有余之邪。陈久者良，隔年者亦可用。留白略炒，健脾胃和中；去白日橘红，消痰泻肺发表；入下焦用盐水浸，肺燥者，童便浸晒。白

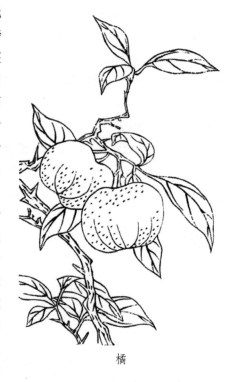

橘

檀为使。又有一种曰柚，比橘差大，不堪入药。青橘叶，导胸胁逆气，行肝气乳肿痛及胁痛，药中用之以行经。橘核，治肾注腰疼，膀胱疝痛，肾冷，炒去壳为末，酒调服。(《医学入门·卷之二·本草分类·治湿门·调中消导药》)

赤芍药（赤芍）

赤芍专能消瘀血，利水下气祛烦热，
大除腹痛通月经，疗眼消痈肝火泄。

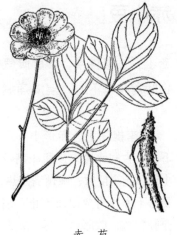

赤 芍

【李梴注】二芍药性亦大同，但色白在西方，
则补而敛涩；色赤在南方，则泻而微散。东垣云：
赤芍药破瘀血而疗腹痛，烦热亦解。仲景方中多
用之者，以其能定寒热，利小便也。宣通脏腑，
利膀胱、大小肠，故月经闭者用之。泻肝火赤眼
暴肿，努肉及诸疮，肠风，痔瘘。生用偏降，酒
浸梢能升发。（《医学入门·卷之二·本草分类·治燥门·滋血润燥药》）

赤石脂

赤石脂甘酸且温，生肌敛口疮无痕，
固肠胃又涩精血，下胎衣为入心源，
白者性味俱相似，青黄黑各应脏论。

【李梴注】赤以色言，脂乃石之膏黏也。无毒。降也，阳中之阴也。傅痈疽、
疮疖、痔瘘，排脓止痛，生肌敛口，固肠胃，疗腹痛泄澼、寒滑疳泻、下痢赤
白、涩精益精，止小便利及淋沥。又止吐血、衄血及女子崩中漏下，难产胞衣不
下。《经》云：涩可去脱。石脂为收敛涩剂，而又能催生下胞衣者，何也？盖赤
脂入丙，白脂入庚故也。所以赤者主养心气，镇惊悸。凡使色理鲜腻粘舌者佳。
火煅通赤，放冷细研，水飞三次，晒干。恶大黄，畏芫花。白石脂，味甘、酸，
平，无毒，主养肺。青石脂，味酸，平，无毒，主养肝胆气。黄石脂，味苦，
平，无毒，主养脾气。黑石脂，味咸，平，无毒，主养肾气，强阴。《图经》云：
五色石脂，主治并同，后人分之，今惟用赤白二种，余不复识，制法同上。曾
青、燕屎为使。恶松脂、细辛。畏黄芩、黄连、甘草。得厚朴并米饮，止便脓。
（《医学入门·卷之二·本草分类·治疮门·疮毒正药》）

赤小豆

赤小豆甘酸性平，腹肿脚气热寒宁，
止吐泻与卒下血，消渴痈疽亦有情。

【李梴注】色赤形小。无毒。阴中阳也。主下水，大腹水肿，皮肌胀满及脚气肿满入腹；利小便，止小便数；除烦满寒热，止泻及吐逆卒澼、肠痔下血及舌忽出血不止，消渴；大能解毒，排痈肿脓血，散恶血不尽。兼催难产，下乳汁及产后心闷，烦满不食，乃行水通气健脾之剂。久服燥津，令人虚且黑瘦。入药炒用，捣末醋调，或鸡子清调敷疮肿、乳肿、丹毒，取汁洗小儿急黄烂疮。赤豆粉，治烦解热，补血脉，坚筋骨，解小麦热毒。叶，食之明目。花，味辛，平，有腐气，故名腐婢。主下水气，痎疟，寒热邪气，散气满不能食，止泻痢，明眼目，起阴气，止消渴，酒病头痛，兼治小儿丹毒热肿。
（《医学入门·卷之二·本草分类·治湿门》）

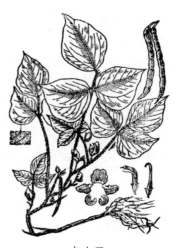

赤小豆

茺蔚子

茺蔚子味甘辛温，行血养血解心烦，
逐水去风止损痛，女药称仙号返魂，
茎可洗疮花治带，叶傅诸疮可无痕。

【李梴注】茺，充实也；蔚，盛貌。无毒。善行瘀血，养新血。治血逆心烦，益心力，逐水气浮肿，去风热疮毒。治折伤内损有瘀，天阴则痛。兼能明目养精，除大热头痛。一名益母者，

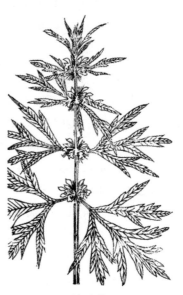

益母草

善救胎前因热病子死腹中，难产，产后血胀血晕，产前诸疾，求嗣调经，无所不效，故曰妇人仙药。单用煎膏，号曰返魂丹，详七卷"妇人小儿外科用药赋"反魂丹。茎，煎汤，洗瘾疹瘙痒；若初生小儿浴之，不生疮疥。花，治妇人赤白带下，每末二钱，空心温汤下。叶，治小儿疳痢垂死、大人痔疮，煮粥或取汁饮之。疗肿、乳痛、丹毒、诸恶疮疖、蛇毒，已破未破，捣汁内服、外敷。面上风刺。为末，用面汤调，烧灰涂之。亦制硫黄。子、苗，入洗面药，令光泽。小儿聤耳，取汁滴之。治马咬，和醋炒为末封之。初春亦可取作菜食。治病，花、茎、子、叶同功。（《医学入门·卷之二·本草分类·治燥门·治燥通用》）

樗白皮

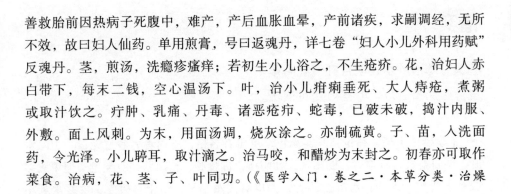

樗白皮寒苦燥湿，久泻久痢皆能涩，
男精女带儿疳虫，肠痔尸疰蛊毒戢，
一种香椿性颇同，洗风疮疥煎取汁。

【李梴注】樗木疏，有花有荚而气臭；椿木实而无花，叶香可啖，发于春首，木之长也。樗根白皮，小毒。性燥而涩，善止滑泻，赤白久痢，男子遗精，小便不禁，女人崩带，小儿疳痢、疳虫、蛔虫。又治痔疾、肠风下血不止，鬼疰传尸蛊毒。但合猪肉、热面频食则中满，盖壅经脉也。入药蜜炙用。椿白皮，味苦温，有毒。动风，熏十二经脉、五脏六腑，多食令人神昏血气微。治男子白痢脏毒，女子血崩赤带、产后血不止，小儿疳蟨。叶，洗疮疥风疽，性与樗木大同，但不涩耳。故雷公云：入药用东行根皮，以生葱同蒸半日，去葱阴干用，偏利溺涩也。（《医学入门·卷之二·本草分类·治湿门·治湿通用》）

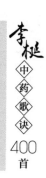

楮实

楮实甘寒治肿水，明目补气壮阴痿，
皮汁生涂疗癣疮，叶茎风疹可煎洗。

【李梴注】楮，楮也，其实赤色，皮斑者名楮，皮白者名榖。无毒。主除水肿，明目益气，补虚劳，助阳气，壮阴痿，健腰膝，充肌肤，益颜色。但单服多服令人骨软。入药，水沉去浮者，去皮酒浸蒸半日，焙干。树皮，主逐水利小便。又可造纸，其纸烧灰酒调服，能止血晕血崩，金疮出血。皮间白汁，疗疥癣，敷蛇虫蜂犬咬。叶，主恶疮生肉，又鼻衄不止，捣汁饮之。痢疾，焙为末，乌梅煎汤下。小儿身热，食不生肌，可作浴汤。枝茎，主瘾疹风痒，煎汤洗浴。（《医学入门·卷之二·本草分类·治湿门·治湿通用》）

川楝子

川楝子苦寒微毒，伤寒大热痛心腹，
利疝气又补血精，皮洗游风根杀蟸。

【李梴注】子，可浣衣练绢，即金铃子。阴中之阳也，入心经。主温疫伤寒大热烦狂，利水道，止上下部腹痛，心暴痛，非此不除。治肾脏气伤，膀胱连小肠气痛。东垣云：治疝气而补精血是也。又治脏毒下血，杀三虫疥疡、酒浸湿蒸软去皮核，取肉晒干。皮、叶治游风疹疮疥癞，小儿壮热，煎汤浸洗。根，杀诸虫，利大肠，以醋磨汁涂疥甚良。俗名苦楝树，今人端午佩叶以辟恶。处处有之，川产者佳，入药当用结子雌树。凡雌树根皮一两，入糯米五十粒煎煮，杀毒。泻多以冷粥止，不泻以热葱粥发。其不结子雄树，能吐泻杀人。（《医学入门·卷之二·本草分类·治热门·治热通用》）

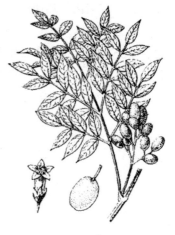

川　楝

川乌

川乌破积除寒热，心腹脐间冷气结，
肩胛诸痹目中疼，消胸痰滞三虫杀，
乌喙专主阴囊痒，能消癥肿医历节。

【李梴注】行经逐寒，治风湿邪，与附子大同。主破诸积聚寒热，心腹脐间冷痛，肩胛痛不可俯仰，一切风痹、血痹、半身不遂皆验。目中痛不可久视，消胸中痰冷，食不下，堕胎，杀三虫。长而有尖者佳，制同附子。远志为使。反半夏、瓜蒌、贝母、白蔹、白及，恶藜芦，忌豉汁。其汁煎之名射罔，味苦。杀禽兽，疗尸疰坚癥，头风痹痛，又主瘰疬疮疮根，结核瘰疬，毒肿及蛇咬。先取药涂四畔，渐渐近疮，习习逐病至骨。疮有热脓黄水出涂之，若无脓水，有生血及新伤肉破即不可涂，立杀人。中之者，以甘草、兰青、小豆叶，冷水解之。乌喙，味辛，微温。主风湿，丈夫肾湿阴囊痒，寒热历节挚引腰痛不能行步，痛肿脓结。乌龙丹：川乌、五灵脂各五两，量入龙脑、麝香。为末，滴为丸，弹子大。每一丸先以生姜汁研化，次暖酒调，日二次，空心、晚食前服。治瘫痪风，手足軃曳，口眼㖞斜，语言謇涩，步履不正，神效。三神丸：乌头三两。一两生，一两炒熟，一两烧存性。为末，醋煮，面糊丸，绿豆大。每五丸，空心服。泻用井花水下；赤痢，甘草汤下；白痢，干姜汤下；赤白痢，生姜甘草汤下。（《医学入门·卷之二·本草分类·治寒门·治上焦寒药》）

川芎

川芎辛温行血气，止头疼破血海瘀，
更散心郁治痈疽，风寒湿痹亦能去，
叶名蘼芜治老风，又主咳逆及蛊疰。

【李梴注】芎，穷也，至高之位，性主头病，故名。无毒。浮而升，阳也。入手足厥阴，少阳本经药。主血虚中风，入脑冷痛，面上游风去来，目泪出，多涕唾。东垣所谓上行头角，助清阳之气而止痛是也。主妇人经闭无子。或崩中不止，或胎动不安，子死腹中，或胎衣不下，或产后血晕，破瘀血，养新血，一切衄吐溺血皆治。东垣所谓下行血海，养新生之血而调经是也。丹溪云：川芎味辛，但能升散而不能下守，血贵宁静而不贵躁动，四物汤用之，以行血药之滞耳，岂有辛散而能养下元之血哉？愚谓东垣、丹溪原不相背，盖行滞破瘀而后新生之血可养。丹溪又曰：痈疽诸疮肿痛药中多用之者，以其入心而能散火邪耳。又开郁行气，止胁痛、心腹坚痛，诸寒冷气，疝气，亦以川芎入心助行气血而邪自散也。古人所谓血中气药，信哉！一切风寒湿痹、气痹、血痹、腰脚软弱、半身不遂皆治。《日华》云：治一切血，一切气，一切风，一切劳损。但

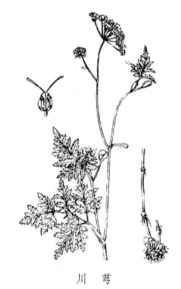

川　芎

单服、多服、久服则走泄真气，多致暴亡。川产形块重实色白者良。水洗，略炒或蒸。生用痹皮风。白芷为使。得细辛疗金疮止痛，得牡蛎疗头风吐逆。蘼芜，辛温无毒。主身中老风、头中久风风眩。又治咳逆，定惊气，辟邪恶，除蛊毒鬼疰。四五月采苗，阴干。（《医学入门·卷之二·本草分类·治燥门·滋血润燥药》）

穿山甲（鲮鲤甲）

鲮鲤甲微寒有毒，蚁瘘痔疮敷且服，
痹风瘴疟血冲心，又治惊邪多啼哭。

【李梴注】产于陵，似鲤，而生鳞若铁甲也。以其好穿地道，又名穿山甲。主诸恶疮疥癣、痔瘘乳痈，烧灰傅之，或水或酒调服。《图经》云：日中出岸，开鳞甲若死，令蚁入中，蚁满，便闭而入水，蚁皆浮出，因接而食之，故主蚁瘘为最。治风痹，疗山岚瘴疟、产后血气冲心血晕，此药能通气和血。兼治小儿惊邪、妇人被邪啼哭及诸疰疾。水洗，细锉，蚌粉炒成珠，为末。（《医学入门·卷之二·本草分类·治疮门·疮毒正药》）

磁石

磁石咸寒能吸铁，起痹开聋通关节，
益肾壮阳补绝伤，散核消痈除烦热。

【李梴注】磁，慈也。吸铁联属，若慈母恋儿也。无毒。主周痹（凡痹随血脉上下。不能左右去者为周痹）及风湿肢节中痛酸，身强筋骨不利。又治耳聋目昏，通关节，养肾脏，壮阳道，止白浊，补绝伤，令人有子；散颈核鼠瘘，咽痛，除满烦大热及小儿惊痫。消肿毒，醋调敷疔肿立验。小儿误吞铁针铜钱，取枣核大钻孔，线穿令吞，针自出。能悬吸针虚连三四者佳。火煅醋淬九次，细研水飞或炼汁饮之，但久服必有大患。柴胡为使。恶牡丹、莽草，畏黄石脂，杀铁毒。（《医学入门·卷之二·本草分类·治寒门·治虚寒通用》）

刺蒺藜（白蒺藜）

白蒺藜苦辛气微凉，诸风疮毒肿且痒，
头痛目昏咽牙痛，破血消癥肺咳伤。

【李梴注】蒺，恶也；藜，刺也。好生道上，人疾恶其刺足也。无毒。主诸风疮疡痈肿，遍身瘙痒癜风，小儿头疮。治头痛目久失明，鼻久塞，咽喉卒痛，齿痛齿落，破瘀血瘕癥奔豚，咳逆肺痿胸满吐脓。兼治遗精溺血，妇人乳难带下，并催生堕胎。有黑白二种，黑者不入药，风家丸散并炒去刺。补肾用沙苑蒺藜，去壳取子微炒，乌头为使。单方：阴溃，用有刺者为末，敷之效。（《医学入门·卷之二·本草分类·治风门·清热润燥药》）

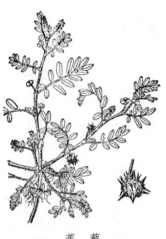

蒺藜

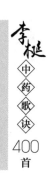
刺猬皮（猬皮）

猬皮无毒苦甘平，痔肿连阴及腰疼，
止血宽膨除疝积，开胃进食补下停。

【李梴注】猬，畏也。周身刺利可畏，虽虎
狼亦不敢伤。主五痔肿痛，不问新久，或连阴肿
痛及腰背疼，阴蚀血汁不止，肠风下血，蛊毒下
血，并酒煮服之。烧灰绵裹塞鼻，止衄。《日华》
云：止汗血是也。又腹胀痛、疝积，烧灰酒下。
善开胃气，止吐逆翻胃，令人能食，补下焦弱。

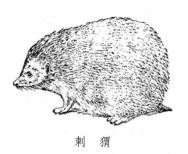

刺 猬

《衍义》云：从虫从胃有义焉。兼治小儿卒惊啼。
凡使猪蹄者良，鼠脚者次。入药烧灰，或炙黄，或炒黑，或水煮，任入汤、丸。
畏桔梗、麦门冬。得酒良。灵脂可煮五金八石，注耳治聋。肉可五味淹食，治同
皮。惟骨食之令人瘦小。又豪猪形似猬而大，取其肚并屎烧干为末，每早空心酒
下二钱，有患水病鼓胀者，服此肚一个便愈。但此猪多食苦参，只治热风水胀，
不治冷胀。（《医学入门·卷之二·本草分类·治疮门·治疮毒通用》）

葱白

葱白辛平发伤寒，阳明额痛痢肠宽，
除风肿治腹心痛，通肾和肝胎自安，
实性辛温补中气，汁止衄溺血相干。

【李梴注】葱，空也，其叶中空，惟虚乃聪
也。一云葱，青白色也。葱白，即茎也。无毒。
气浓味薄，升也，阳也。入手太阴、足阳明经。
主伤寒伤风，头痛欲破，骨节痛，寒热出汗。东
垣云：散伤风阳明头痛之邪，止伤寒阳明下痢之
苦。又治中风面目浮肿，喉痹不通，霍乱转筋，

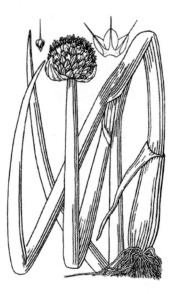

葱

及奔豚、脚气心腹痛。此药利关节，通大小肠，又能通肾阳气，俾阴证回阳，除肝邪气，明目安胎，止血和中，利五脏，杀百药毒及一切鱼肉毒。又茎叶用盐捣，罯射工溪毒，蜈蚣、狐尿刺，蛇虫伤，并扑损金疮水入轵肿痛。大抵发散为功，多食昏人神，拔气上冲，虚人正月食之，发面上游风。若烧葱和蜜食，杀人。葱实，主明目温中，补不足，益精。葱汁，平，主吐衄溺血。解藜芦毒。葱有数种，惟经冬不死，分茎栽植而无子者，入药最佳。（《医学入门·卷之二·本草分类·食治门》）

醋

醋敛咽疮消痈肿，治疸散水破食癥，
产后血晕堪熏鼻，烧酒肉毒吐如倾。

【李梴注】醋，措也，能措五味以适中也。味酸，无毒。主敛咽疮，消痈肿，治黄疸，散水气，消食，破癥块坚积。治妇人血气心痛及产后血虚发晕，用炭烧红，投入醋中，令鼻中常得醋气为佳，酸益血故也。过食烧酒、菜鱼肉毒成病者，即饮醋一杯吐之。兼治伤损金疮，杀邪毒。摩雄黄涂蜂虿，取其收而不散也。多食损颜色，伤肌肤，损齿及筋骨，不益男子。有米醋、麦醋、枣醋，入药多用米醋，谷气全也。陈久者佳。但南方炒米为醋，最酽。入药须以一分醋，二分水和之方可。江北造醋，用晚米一斗为饭，青蒿罯三日出黄，每饭一碗，冷水二碗，烧酒曲四两，入瓮封固，一七后用柳木棍每早搅之。四十九日后，去渣煮熟，其醋不甚酽，初甚苦，故谓苦酒。（《医学入门·卷之二·本草分类·食治门》）

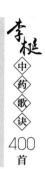
大腹皮

大腹皮辛温无毒，消肿宽膨定喘促，
止霍乱通大小肠，痰膈醋心气攻腹。

【李梴注】腹大而平者名大腹，尖者名槟榔。大腹皮消肿宽胀，定喘，止霍乱，通大小肠，治冷热气攻心腹，大肠毒痢，痰膈醋心，并以姜、盐同煎。入疏气药良，下一切气，调中开脾健胃。丹溪云：性温，疏通脾胃有余之气，虚者不可用。鸩鸟多栖此树，宜先以酒洗，后以大豆汁洗，火焙赤。(《医学入门·卷之二·本草分类·治湿门·调中消导药》)

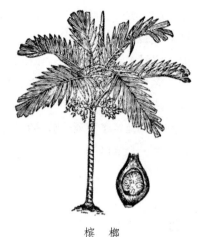

槟榔

大黄

大黄大寒苦善泄，不问痰癥瘕积热，
阳明燥结胀难禁，上走胸顶假舟楫。

【李梴注】色黄大块锦纹者佳。无毒。味极浓，性走不守，阴中之阴，降也，入手足阳明经。主除痰实，下瘀血血闭寒热，破癥瘕积聚、宿食浓味。一切积热，伤寒热入里深，土郁大便燥结，肚腹胀满，服之推陈致新，安和五脏，如戡祸乱以致太平，故有将军之号。丹溪曰：生用则通肠胃壅热，熟用则解诸疮毒，泻心火。又云：仲景治心气不足吐衄用大黄、黄芩、黄连，名曰泻心汤。《衍义》谓邪热因心气不足而客之，故吐衄，以苦泄其热，以苦补其心，两全

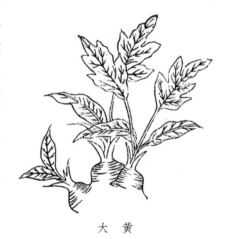

大黄

之。然心之阴气不足而阳火亢甚，肝肺各受其火而病作，故芩、连救肝肺，大黄泻亢火，而血自归经，非既泻心而又补之谓也。《液》云：酒浸入太阳，酒洗入阳明，余经不用酒。盖酒浸良久，稍薄其味，而藉酒上升巅顶至高之分，太阳经也。酒洗亦不至峻下，故承气汤俱用酒浸，惟小承气生用。是酒亦大黄之舟楫，不独桔梗能载而浮至胸中，去湿热结热也。古有生用者，热去而患赤眼，河间谓其所用大黄未经酒制，而上热不去也。杂用量人虚实，或生，或面包煨熟，或酒浸蒸熟。黄芩为使，无所畏。得芍药、黄芩、牡蛎、细辛、茯苓疗惊恚怒心下悸气，得消石、紫石英、桃仁疗女子血闭。（《医学入门·卷之二·本草分类·治热门·治中焦热药》）

大戟

大戟苦甘寒有毒，消十二肿宽胸腹，
破癖逐瘀通经孕，祛风散肿辟瘟疫。

【李梴注】枝茎似戟，处处有之。春生红芽，叶似初生杨柳，根似苦参。秋冬采根。大寒。阴中微阳。主利大小肠，消十二水肿，胸腹胀满急痛，破癥结癖块，下恶血，通月水，堕胎孕，治中风，皮肤瘾疹疼痛，吐逆，颈腋痈肿及天行黄病，温疟，蛊毒，头疼便秘。此药能汗且下之。《珍》云：泻肺损真气，与甘遂同为驱逐剂耳。细锉蒸或微炒。赤小豆为使。恶山药，畏芦草、鼠屎，反芫花、海藻，毒用菖蒲解之。泽漆，即大戟苗，生川泽，采时叶有白叶如漆。味苦辛，微寒，无毒。主皮肤热，大腹水气，四肢面目浮肿，利大小肠，止疟，止咳，消痰，杀蛊毒。端午日采，日干。赤小豆为使，恶山药。（《医学入门·卷之二·本草分类·治湿门·行湿利大小便药》）

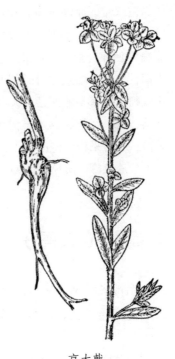

京大戟

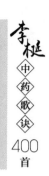
大蓟（蓟根）

蓟根小大甘平论，破血还以养血元，
大者能兼补下气，治带安胎消肿燩，
小者专主九窍血，只宽胸膈退热烦。

【李梴注】出北地蓟门者胜。蓟，冀也。热
则冀凉，冷则冀和，弱则冀强，乱则冀治。大蓟，
大有所冀也；小蓟，小有所冀也。二蓟无毒。俱
治吐呕衄血、暴下血、血崩及九窍出血，金疮流
血不止，乃破瘀血，生新血之剂。故《经》云：
养精保血。大蓟，治血之外兼能补养下气，治女
子赤白沃带、胎动下血，疗痈恶疮。古有阴冷囊
肿，疼痛欲死，不眠，煮汁服之立瘥。叶，治肠
痈腹脏瘀血、血晕、扑损，生捣酒并小便任服。
小蓟，力微，治血之外只能开胃，宽胸膈，退热
烦及衄，鼻塞不能而已。大蓟，高三四尺，叶皱；
小蓟，高一尺许，叶不皱为异，亦可为蔬。四月

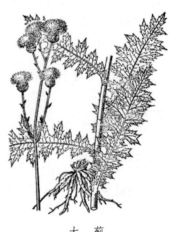

大　蓟

采苗，九月采根，洗净阴干，微焙，亦可生捣汁服。(《医学入门·卷之二·本草
分类·治燥门·治燥通用》)

大青叶（大青）

大青无毒大苦寒，主疗天行口渴干，
大热头疼腰脊强，解金石毒风疹丹。

【李梴注】花浸水昼夜色甚青翠，故名。主天行瘟疫热毒，寒热口干作渴，
头疼心烦，身强腰脊痛，时疾药多用。又治金石药毒及小儿身热、风疹、丹毒。
春生，青紫茎，花似马蓼花，四月采茎叶、阴干。(《医学入门·卷之二·本草分
类·治热门·治热通用》)

大枣

大枣甘温和胃脾，肠澼癖气故能医，
润心肺令神液足，助十二经百药宜，
生枣甘辛动湿热，令人胀泄瘦人肌。

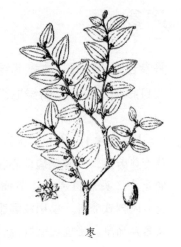

枣

【李梴注】无毒。降也，阳也。养脾平胃，安中，补中益气。治四肢重及肠澼下痢，肠胃间癖气，一切心腹邪气，更疗心悬大惊烦闷。壮神润肺，止嗽，补津液，补气。《珍》云：味甘，补经不足以缓阴血，血缓则脉生，故能助十二经脉，补五脏，通九窍，和百药，杀乌头毒，不但心、肺、脾三经剂也。惟心下痞，中满呕吐，有齿病者忌之。又不宜合生葱食，多食动风，脾反受病，属土而有火故也。入药用红枣，蒸去皮核。生枣动湿热，多食令人气满胀，多寒热注泄，羸瘦者勿食。叶温，覆麻黄能令出汗，散服使人瘦，久即呕吐，捣烂揩热痱疮，煎汤浴小儿壮热。三年陈核中仁，燔之味苦，主腹痛，邪气，恶气，疰忤，小儿患秋痢。与虫枣食之良。（《医学入门·卷之二·本草分类·食治门》）

代赭石

代赭石寒甘且苦，养气血精又善止，
镇肝健脾治惊疳，辟贼风邪及疰蛊。

【李梴注】出代郡；赭，红黑之间色也。无毒。入手少阴、足厥阴经。养气血，除五脏血脉中热，血痹，血瘀。止吐血鼻衄，肠风痔瘘，翻胃泻痢，尿血遗溺，脱精，女子赤沃漏下，带下，月经不止，产难，胞衣不出，堕胎，大人小儿惊气入腹，阴痿不起。《经》云：怯则气浮，重以镇之。怯者惊也，肝气浮也。小儿惊痫疳疾，服之健脾。兼治贼风瘾疹痒疼，鬼疰蛊毒。赤红青色，如鸡冠有泽，上文头有如浮沤丁者，谓之丁头代赭，最胜。火煅醋淬七次，研粉水飞用。干姜为使。畏附子、天雄。无真者，以牡蛎代之。（《医学入门·卷之二·本草分类·治燥门·治燥通用》）

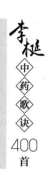

丹参

丹参苦寒治热狂，主癥瘕结水鸣肠，
头目腰脚诸疮毒，胎经崩带益妇娘。

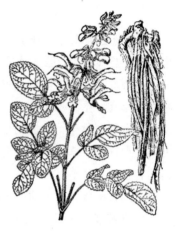

丹　参

【李梴注】赤参也。无毒。治风邪留热狂闷，及冷热劳热，主破癥瘕，心腹痼疾。邪气入肠鸣如走水，头痛目赤，骨节痛，腰脊强，四肢不遂，风脚软痛者，单用浸酒服之。可逐奔马，故又名奔马草。恶疮瘿瘤肿毒，排脓止痛生肌，安生胎，落死胎，止血崩带下，调经脉不匀，益气养血，通利关脉，去旧生新之剂也。茎方棱青色，叶相对似薄荷有毛，一苗数根，根赤大如指，长尺余，处处有之，十月采根，酒洗晒干。畏咸水，反藜芦。(《医学入门·卷之二·本草分类·治热门·治上焦热药》)

淡豆豉

淡豆豉苦寒无毒，表汗吐烦及劳复，
定喘止痢更安胎，脚痛痈肿敷且服。

【李梴注】即常用豆豉，不入盐者佳。纯阴。主伤寒头痛寒热，一切时行瘴毒，和葱白服之，发汗最速。又能吐虚烦躁闷，心中懊侬，劳复食复，兼定虚劳喘急，暴痢腹痛，血痢，胎动血下。两脚疼冷，浸酒服之，以渣外敷。作饼灸发背痈肿。又杀六畜胎子诸毒，中毒药蛊气，殴跌瘀血聚腹，疟疾骨蒸，犬咬。单方：治阴茎疮痛烂，豉一分，蚯蚓湿泥二分，水研涂，干则易之。又中蛤蟆毒，便闭脐痛，水煮服之。头风痛煎汤浴之即瘥。(《医学入门·卷之二·本草分类·食治门》)

当归

当归甘辛头止血，破血用尾和用身，
随所引用上头角，中理胸腹下荣筋，
兼治风疮及气逆，金疮胎产更称神。

【李梴注】气血昏乱服之各有所归，出当州者良。大温，无毒。可升可降，阳也。入手少阴、足太阴、厥阴经。以心主血，肝藏血，脾裹血也。头止血而上行，身养血而中守，尾破血而下流，全活血而不走，又头硬者亦破血。大抵去旧生新之剂全用。引以川芎、细辛之类，则治血虚头痛、眼痛、齿痛，合诸血药。入薏苡、牛膝，则下行而治血不荣筋，腰痛足疾，合诸血药。入人参、川乌、乌药、薏苡，则能荣表以治一身筋寒湿毒。在参、芪则补气血虚劳而止汗长肌；在芍、术、地黄则养血滋阴而补肾；合芍药、木香，则能和肝而止痛治痢；合鳖甲、柴胡，

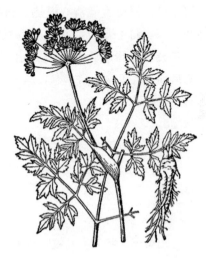

当　归

则定寒热而除温疟；合陈皮、半夏，则能止呕；合远志、酸枣，则能养心定悸。在桂、附则热而温中散冷；在硝、黄则寒而通肠润燥；在莪、棱、牵牛则破恶血而消癥痞。是皆随所引药为用，盖味辛甘而气疏畅无定故也。兼治客血内塞，中风痉汗不出，湿痹，中恶客气，金疮跌扑，诸恶疮痏及风癣在皮肤中。《经》云：本血药而又治胸中咳逆上气。主妇人漏下绝子，脐腹急痛，癥瘕，胎动下血，心腹疼痛，逆产，死胎，产后恶血上冲。《别说》云：于补虚最速，于产后备急。又有言曰：补女子诸不足，说尽当归之用。患大虚冷，加而用之。肥润不枯燥者佳。治上酒浸，治外酒洗，血病酒蒸，痰用姜汁炒。畏菖蒲、海藻，恶牡蒙、茴茹、热面。一云：川产者力刚可攻，秦产者力柔可补。（《医学入门·卷之二·本草分类·治燥门·滋血润燥药》）

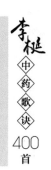
灯心草

灯心草甘寒无毒，清心利水通淋缩，
烧吹喉痹止儿啼，破伤嚼涎敷一掬。

【李梴注】丛生江南泽地，茎圆细长直，穰
可燃灯，根苗生煮清心退热，利水道，通五淋。
丹溪云：灯心属土。火烧灰存性，取少许吹喉
痹甚捷。涂母乳上与儿吃，治夜啼。和唾嚼烂
敷破伤。(《医学入门·卷之二·本草分类·治湿
门·治湿通用》)

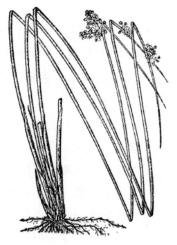

灯心草

地胆

出梁州。状如大马蚁，有翼。味辛，寒，有毒。主寒热鼠瘘，恶疮死肌，蚀
疮中恶肉，鼻中息肉，鼻齆，能宣瘰疬根，从小便出。兼破石淋、癥瘕，堕胎，
散结气，杀鬼疰蛊毒。恶甘草。抑考陶隐居云：此一虫五变，疗皆相似。二三月
在芫花上，呼为芫青，颇似斑猫，但纯青绿色，背上一道黄文，尖喙；四五月在
王不留行上，呼王不留行虫，六七月在葛花上，呼为葛上亭长，形似芫青，但身
黑而头赤，如亭长之着玄衣赤帻也；八月在豆花上，呼为斑猫；九月、十月欲还
地蛰，呼为地胆，随时变耳。各以时采，阴干，制同斑猫。(《医学入门·卷之
二·本草分类·治疮门》)

地肤子

地肤子苦利膀胱，治癥疝兮又兴阳，
皮风目痛皆堪洗，叶主淋痢及疮疡。

【李梴注】苗弱不举，布地而生。堪为扫蒂。
气寒。无毒。主膀胱热，利小便，疗疝癥，补中
强阴益精。《本草》云：与阳起石同用，治丈夫
阴痿及阴卵溃疾。煎汤洗皮肤中风热，令人润
泽；洗目去热暗雀盲涩痛。叶主大肠泄泻，止赤
白痢，和气涩肠，解恶疮毒，客热丹肿及妊娠患
淋，小便热痛，手中烦疼。形如蒿，茎赤叶青，
大如荆芥。十月采实阴干，入补丸。(《医学入
门·卷之二·本草分类·治热门·治下焦热药》)

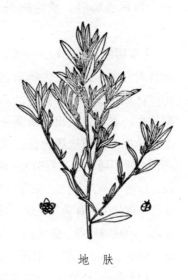

地　肤

地骨皮

地骨皮苦寒无毒，入肾泻火退晡潮，
有汗骨蒸惟比妙，表风肌痹亦堪调。

【李梴注】即枸杞根。大寒。升也，阴也。入足少阴、手少阳经。海藏曰：
地为阴，骨为里，皮为表。惟属阴也，故泻血中之火，阴分日晡潮热；惟主里
也，故治传尸有汗骨蒸，独此与知母最妙，凡肌热在外皆能治之；惟走表也，故
治在表无定风邪、风湿痹痛。能坚筋骨，益精，止渴，利肠，凉血止血。凡痈
疽出血脓不止，刮粗皮煎汤，洗令血净，以中心白瓤贴之立愈。有瘤疾人勿用。
全州者佳。去骨水洗，刮去粗皮，焙干，忌铁。(《医学入门·卷之二·本草分
类·治燥门·解热生津药》)

地龙

地龙咸寒治热狂，蛊毒蛇瘕服之良，
更医肾风注脚胫，粪治痢丹及犬伤。

【李梴注】即蚯蚓。无毒。丹溪云：属土
而有水与木，性寒。大解诸热毒，行湿病及
伤寒伏热狂谬，大腹黄疸。杀伏尸鬼疰、蛊
毒蛇瘕，去三虫长虫。治肾脏风，下注脚风
不可缺也，仍须盐汤为使。又治中风痫疾喉

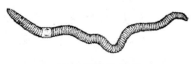

缟蚯蚓（地龙）

痹，小便不通，及交接劳复阴缩，并绞汁服之。中蛊吐下血若猪肝欲死者，取十
枚，以苦酒渍汁饮之。一方将地龙入葱叶中，紧捏两头，频摇动即化成水，涂蜘
蛛咬，点耳中治耳聋及蜒蚰入耳。粪，主赤白热痢，取无砂者炒令烟尽，水沃滤汁
服之。治热疮丹毒、蛇犬伤，并盐捣敷之。入药炒用。取白颈自死者，去土，盐水
洗，微炙。雷公用糯米泔浸一宿取出，又用酒浸一日取出焙干。凡制二两，入川
椒、糯米各一分同熬，令糯米熟，去椒米用。若人被其毒，以盐汤饮之。并洗伤处
即解。(《医学入门·卷之二·本草分类·治热门·治热通用》)

地榆

地榆甘苦酸微寒，治下热痢血诸般，
妇人崩带乳硬痛，止渴诸疮脓可排。

【李梴注】叶似榆而初生布地。味厚。无毒。
沉也，阳中微阴。东垣云：主下部积热之血痢。
止下焦不禁之月经。一切吐血衄血，肠风便血，
妇人血崩带下一十二病，胎前产后诸般血疾，及
妇人乳痉硬痛，消酒止渴，补绝伤，治诸瘘恶疮
热疮，除恶肉，排脓止痛。熬膏敷金疮，煎汤浸
代指逆肿，煮浓汁饮治小儿疳热泻痢，酿酒服治

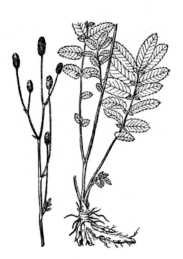

地 榆

风痹，惟虚寒冷痢禁用。热痢初起，亦不可用，恐涩早故也。去芦。恶麦门冬，
得发良。(《医学入门·卷之二·本草分类·治热门·治下焦热药》)

丁香

丁香辛热快脾胃，止呕逆乱泄肺秽，
入肾壮阳暖膝腰，风肿牙疳及冷痹。

【李梴注】形似钉，纯阳。无毒。入手太阴、
足阳明、少阴经。主温脾胃，快积滞，消痃癖，
杀酒毒，善止翻胃呕吐，干湿霍乱，心腹冷痛，
泻肺寒咳逆上气、口气，补肾壮阳，治腰疼膝冷，
风毒诸肿及齿疳䘌骨槽。《液》云：与五味子、
莪术同用，亦治奔豚气，兼疗五痔、五色毒痢、
鬼疰蛊毒，乌须杀虫，能发诸香。雄者颗小，煎
膏中用之，去丁盖，免发背痈；雌者颗大，如枣
核，谓之母丁香，味佳力大，故《局方》多用之。
单方疗妇人阴冷痛，取雌者为末，缝纱袋中，纳
阴内，中病即已。（《医学入门·卷之二·本草分
类·治寒门·治中焦寒药》）

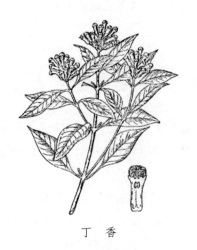

丁 香

冬瓜（白冬瓜）

白冬瓜甘寒无毒，除热止渴性最速，
更利水胀治诸淋，久病瘦人最忌服，
子醒脾胃悦人颜，更消脓血聚肠腹。

【李梴注】初生青绿，经冬则皮白如涂粉，
故名。主解胸中积热烦闷，止消渴，除小腹水
胀，疗五淋，利大小便。压丹石毒、鱼毒，并绞
汁服之。又煮食，练五脏，为下气故也。欲瘦健
者可长食，欲肥者勿食。丹溪云：性急而走，久
病与阴虚者忌之。《衍义》云：发背一切痈疽，

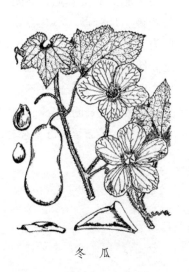

冬 瓜

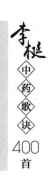

削一大块置疮上，热则易之，分散热毒，亦取其走而急也。九月食霜瓜令反胃。叶，杀蜂螫肿毒。藤，烧灰洗黑䵟并疮疥湿。子，甘平，无毒。醒脾滞，除烦满不乐，令人悦泽，好颜色。《别录》云：主腹内结聚，破溃脓血，最为肠胃内壅要药。又去皮肤风刺、黑䵟，润肌肤，可作面脂。多年损伤不差，熬末温酒调服。入药须霜后取，置之经年，破出核，洗燥，去壳取仁，微炒用之。凡瓜皆能寒中，惟冬瓜则温中也。(《医学入门·卷之二·本草分类·食治门》)

冬葵子（葵子）

葵子甘寒滑小肠，催生下乳穿疮疡，
根主疮淋解椒毒，叶堪作菜莫多尝。

【李梴注】葵，揆也。《左传》：能卫其足者，知也。惟知所以能揆，此即常食葵菜。覆养经冬，至春作子，故谓之冬葵子。无毒。性滑利。宣导热壅，利小肠，通癃闭及卒关格二便不通、支满欲死。妊娠患淋，或卒下血，倒产难产，子死腹中，或乳难内闭，乳汁不通，并微炒捣碎煮浓汁服之。一切疮肿疖毒未出脓者，水吞三四粒，即作窍出脓。根主恶疮、淋闭，利小便，止消渴，解蜀椒、丹石毒。小儿吞钱，煮汁饮之，立出。叶为百菜主，其心伤人，小儿发斑恶肿，绞汁饮之。性冷利，不可多食。又霜葵多食吐水，动五饮。四季食生葵令饮食不消，发宿疾，动风气，天行病后食之丧明。合鲤鱼食害人，又无蒜勿食。

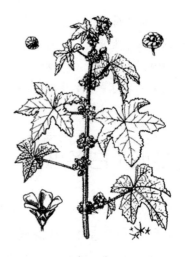

冬葵

黄芩为使。(《医学入门·卷之二·本草分类·治燥门·滋血润燥药》)

豆蔻

白豆蔻味辛大温，上焦气冷补还元，
散肺中滞退云翳，助脾消积止胃翻。

【李梴注】色白，形如豆。凡物盛多谓之蔻，一颗内子有百粒，故名。无毒。升也，阳也。入手太阴、太阳经。别有清高之气，补上焦元气不足，散胸中冷气，破肺中滞气，退白睛中红翳，如赤眼暴发则不宜用。东垣云：温中止霍乱而助脾。主消冷积，止心腹冷痛，宽胸进食。若冷吐翻胃，遇食即吐，单用二三枚为末，酒调服之，立效。去皮用。(《医学入门·卷之二·本草分类·治寒门·治中焦寒药》)

红豆蔻辛温无毒，肠虚水泻痛心腹，
霍乱呕酸酒毒醒，更辟瘴雾忌多服。

【李梴注】云是高良姜子，微带红色，主肠虚水泻、心腹搅痛，霍乱，呕吐酸水，解酒毒，去宿食，辟瘴雾气毒，兼治冷气腹痛，吐泻痢疾。不宜多服，令人舌粗，不思饮食。(《医学入门·卷之二·本草分类·治寒门·治中焦寒药》)

独活

独活甘辛平苦温，诸风痹痛无久新，
头项齿颊皆能疗，金疮疝瘇及奔豚。

【李梴注】一茎直上，得风不摇。无毒。沉而升，阴中阳也，足少阴行经药。主诸风掉眩，百节痛挛，肌肉皮痒，风寒湿痹，两足不能动。《汤液》云：独活气细而低，治足少阴伏风，而不治太阳，故足痹尤验。一切风邪，不论久新，头眩目晕，齿痛颊肿，颈项难伸，金疮奔豚，瘿痈瘇，女子疝瘕。蠡实为使，得细辛治少阴头痛。(《医学入门·卷之二·本草分类·治风门·行气开表药》)

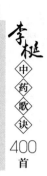

杜若

杜若微温气味辛，风脑头疼涕泪频，
温中下气平胸胁，益精明目更轻身。

【李梴注】杜，土也，处处土产，若细辛
芳香，故又名土细辛。无毒。去皮蜜水浸，晒
干用。(《医学入门·卷之二·本草分类·治风
门·治风通用》)

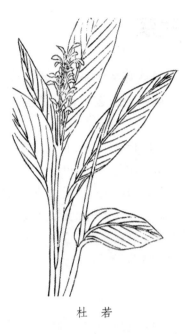

杜 若

杜仲

杜仲辛甘温无毒，肾虚风冷背腰缩，
脚弱阴痒小便遗，强志坚筋精自足。

【李梴注】昔有人姓杜名仲，用治腰痛而愈，
故名。沉而降，阳也。治肾虚冷生风，腰疼背痛，
甚则腰脊挛缩，浑身强直，脚膝酸疼不欲践地，
阴下湿痒，小便余沥，强志，坚筋骨，益精气，
兼治妇人胎脏不安，产后诸疾。削去粗皮，酥蜜
涂炙，或姜汁涂炙，以丝断为度。恶蛇蜕、玄
参。叶嫩时采食之，主风毒脚气及久积风冷，肠
痔下血。(《医学入门·卷之二·本草分类·治寒
门·治下焦虚寒药》)

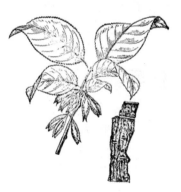

杜 仲

莪术（蓬莪）

蓬莪苦辛能逐水，治心脾病破气痞，
定霍乱又止奔豚，消瘀调经益妇女。

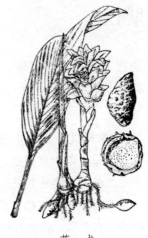
莪术

【李梴注】蓬蓬然茂盛，即莪术。气温。无毒。消水行气，破积为最。主心腹痛，中恶疰忤鬼气，痃癖冷气，霍乱吐酸，饮食不消，开胃化食。治一切气，丈夫奔豚，妇人血气心痛。通月经，消瘀血，妇人药中多用。兼止扑损下血及内损恶血，解诸毒。色黑属血，破气中之血。入气药能发诸香，虽为泄剂，亦能益气。孙用和治气短不能接续及滑泄小便数，莪术、金铃肉各一两，硼砂一钱，为末，空心盐汤下二钱，名术铃散。陈醋煮熟锉，焙干，或火炮醋炒，得酒醋良。（《医学入门·卷之二·本草分类·治湿门·调中消导药》）

防风

防风气温味甘辛，通疗诸风痛满身，
头目胁痛并胸满，除湿止汗住崩津。

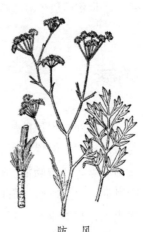
防风

【李梴注】凡药必先识其立名之义，而后审其治疗。防风者，预防风疾也。无毒。浮而升，阳也，治脾胃二经及太阳经。乃卒伍卑贱之职，随所引而至者也。主诸风邪在表，恶风，周身节痛，四肢拘挛，一切风邪头眩目盲流泪，胁痛诸疮，泻上焦风邪之仙药也。又疏泄肺窍，解胸膈烦满，通五脏关脉，药中润剂。误服泻人上焦元气。兼理劳损盗汗，女人崩带。除经络间留湿，风能胜湿故也。诸风药皆然。坚润者佳，去芦及叉头叉尾者。恶干姜、藜芦、白蔹、芫花，畏萆薢。杀附子毒。得泽泻、藁本治风，得当归、芍药、阳起石治妇人子脏风。（《医学入门·卷之二·本草分类·治风门·行气开表药》）

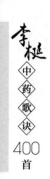

防己

防己苦辛气亦平，善治腰脚肿且疼，
风湿热寒邪可利，疟喘疮痛用亦灵。

【李梴注】己，止也，防止足疾也。无毒。沉也，阳中之阴也，太阳本经药，通行一十二经。主腰以下至足血分湿热肿疼脚气，中风手足挛急，诸痫，伤寒，寒热邪气，通腠理，利九窍。膀胱有热、二便不利者最宜。风湿头汗、身重便难者必用之。又治风寒温疟及水肿风肿，肺气喘嗽，膈间支满，肺痿咯血多痰，杀痫肿疥癣虫疮。出汉中，纹如车辐，黄实而香者胜；出华州，青白虚软者名木防己，次之。但汉主水气，木主风气，古方亦通用之。酒洗去皮，治肺生用。雷公

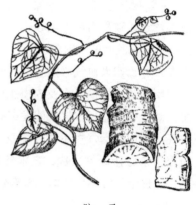

防 己

以车前根同蒸，去车前用。殷蘖为使，恶细辛，畏草薢、女菀、卤咸，杀雄黄毒。(《医学入门·卷之二·本草分类·治热门·治下焦热药》)

防葵

出兴州，根似防风，叶似葵，每茎三叶，一本十茎，中发一干，花如葱花，与狼毒相似，但置水不沉耳，世亦稀有。味苦辛，气平寒。无毒。主膀胱热结，溲溺不下，疝瘕肠泄。疗五脏虚气，小腹支满胪胀。止癫痫惊邪狂走，咳逆湿暗鬼疟。消气血瘤，杀百邪。久服益气强志，坚筋骨，除肾邪。中火者不可服。去虫末，甘草水浸一宿，晒干。(《医学入门·卷之二·本草分类·治热门·治热杂用》)

榧子仁（榧实）

榧实甘平进饮食，能通荣卫助筋力，
五痔三虫是主方，啖多引火伤肺极。

【李梴注】榧，文木也。《尔雅翼》云：有美实，而材光文彩如柏，斐然成章也。无毒。主消谷，令人能食，行荣卫，助筋骨，明目轻身。五痔人常如果食之愈。东坡诗云：驱除三彭虫，已我心腹疾。治寸白虫，日食七颗，七日满，其虫皆化为水。兼治蛊毒鬼疰。丹溪云：属土与金而有火，多啖引火入肺，大肠受伤作泄。(《医学入门·卷之二·本草分类·食治门》)

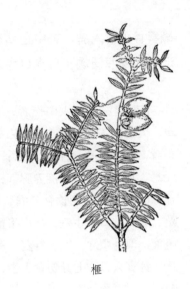

榧

枫香

枫香脂味苦辛平，瘾疹风痒齿痛轻，
皮能止痢并霍乱，又云浮肿可疏行，
子甘性热燥痰血，杀虫癞疥用相停。

【李梴注】遇风善摇；香，言其气也。又名白胶香。无毒。主瘾疹风痒，齿痛，浮肿及吐血不止。丹溪云：属金而有水与火。性疏通，故木易有虫穴。其脂液为外科要药。凡使另研。枫皮，味辛、平，涩，小毒。止水痢，霍乱。消肿，无非疏通，非涩也。大枫子，味甘，性热。主疠风、癞疥、疮癣，杀虫。多服燥痰伤血。入丸药去壳，纸捶去油，外调疮药带油。(《医学入门·卷之二·本草分类·治疮门·疮毒正药》)

蜂蜜

蜂蜜甘平喜入脾，补中止痛痢痫奇，
消烦除渴润便燥，目赤口齿诸疮宜。

【李梴注】有木中作者，有土中作者，有石上作者，有人家养者，其蜜一也。但土蜜味咸；家养者取之数，而气味不足；山蜜多石中、古木中，经一二年得者，气味纯厚。《衍义》云：蜡取新，蜜取陈也。新收者稀黄，经久则白而砂。无毒。甘苦入脾，故能养脾气，补中诸不足，止腹痛，治肠澼、赤白痢，诸惊痫痓，除心烦闷不能饮食，润肺燥、消渴、便难及肛门肿塞。又治目生珠管、肤翳、赤肿，口舌生疮，牙齿疳䘌。火烧、汤泡、热油烧，丹毒，阴头生疮，诸恶疮癞，俱外敷之。兼和百药，解诸毒，安五脏，久服强志不老。惟中寒有湿者禁用。孙真人云：七月勿食生蜜，令暴下发霍乱，多食亦生诸风。凡炼蜜必须用火熬开，以纸覆经宿，纸上去蜡尽，再熬变色，大约一斤只得十二两为佳，不可过度。(《医学入门·卷之二·本草分类·食治门》)

蜂蜡（蜜蜡）

蜜蜡甘温炼去黄，止血益气续绝伤，
下痢胎漏金疮妙，长肉生肌厚胃肠。

【李梴注】蜡，猎也。蜂猎百花酿蜜，渣为蜡。初极香软，经酒、醋煮炼便黄赤，再煎炼，水中烊十数过即白。无毒。主下痢脓血后重，妊孕胎动，漏血不绝欲死，金疮出血，皆能止之。兼补中益气，续绝伤，小儿尤宜。久服耐老不饥。恶芫花、文蛤。治雀目方：黄蜡溶化，入蛤粉相和得所，每二钱以猪肝二两批开，掺药在内扎定，煮熟取出，乘热熏眼至温冷，并肝食之，以平为度。(《医学入门·卷之二·本草分类·治燥门·治燥通用》)

佛耳草

味酸热。治风寒嗽及痰，除肺中寒，大升肺气。少用，过服损目。款冬花为使。(《医学入门·卷之二·本草分类·治风门·治风通用·治风杂用》)

伏龙肝

伏龙肝味气辛温，消痈散肿醋涂痕，
止诸血下咳逆气，时疫胎产水调吞。

【李梴注】伏龙，灶神也。历家云：伏龙日，忌作灶。《容斋随笔》云：以猪肝和泥作灶。立名之意本于此。微毒。主消痈疽肿毒，发背乳痈，丹毒，鸡子黄或醋调涂之。腋臭，小儿脐疮，干末敷之。止咳逆上气，吐血衄血，肠风尿血，泄精及妇人崩带，有孕时疫热病令胎不安，水和涂脐中，内又服之。催生下衣，小儿夜啼，大人中风不语，心烦恍惚，手足不随或腹中痛满，冷水搅汁服之。《雷公》云：是十年已来灶额内火气自然结积，如赤色石，中黄有八棱。凡使火煅、水飞两遍，令干。自陶隐居以为灶心土，其实《雷》之说有理，当从之。(《医学入门·卷之二·本草分类·治疮门·疮毒正药》)

伏翼

伏翼味咸平无毒，主儿魁病明眼目，
止久嗽又通五淋，常服延寿无忧辱，
夜明砂辛寒治疳，更疗疬疮子死腹。

【李梴注】即蝙蝠也。夜直庚申乃伏翼。善服气能寿，主小儿病。取血滴目，令人夜视有精光。止久嗽上气，治五淋，利水道，久服令人喜乐，媚好无忧，延寿，兼治金疮出血，内瘘。立夏后采山谷及古屋间者阴干，重一斤色白倒悬者佳。先拭去肉上毛及肠肚嘴脚，然后用酒浸一宿取出，以黄精自然汁涂之，炙令焦干。苋实，云实为使。夜明砂，又名天鼠屎，无毒。小儿无辜疳，熬捣为末，拌饭吃；治瘰疬，略炒，为末，茶调服；子死腹中，烧灰酒下。兼治面黑面癀，皮肤洗洗时痛，腹中血气，破寒热积聚，除惊悸五疟。(《医学入门·卷之二·本草分类·治寒门·治虚寒通用》)

茯苓（白茯苓）

白茯苓甘平渗湿，消痰润肺伐肾邪，
养心神又调脾脏，益气助血补虚家，
赤者须知破气血，利溲入丙功尤赊。

【李梴注】茯，伏也；苓，灵也。松脂伏于地中而生，治病有灵验也。味甘、淡，气平。无毒。浮而升，阳也。入手太阴、足太阳少阳经。东垣曰：白茯苓补虚劳，多在心脾之有准。又云：白者入壬癸，是三焦通行药也。渗湿者，利小便，消浮肿，暴病行水之圣药也。消痰润肺者，主胸胁逆气，烦满咳逆，口焦舌干，消渴津少，一切痰壅痰饮、肺痿肺火不可缺也。肾邪者，淋沥淋结白浊，腰胫肿痛，无力等症，皆肾经停蓄邪水之所为也。惟此药能伐去邪水，以安真水。养心神者，治忧恚惊邪，恐悸健忘好睡，心下结痛，保神养神安魂之主药也。调脾胃脏气者，小便涩而能利，小便多而能止；大便结而能通，大便多而能止。一切脾胃不和，水谷不分，寒热无定，呕逆不止，须用之。补虚者，《本经》云：长阴益气力。《日华》云：补五劳七伤，安胎，暖腰膝。丹溪云：凡药气重者主气，味重者助血。茯苓虽曰淡渗，而味甘且重，不走真气。佐以人参等补剂下行，亦能补虚固肾。阴虚者少用无害。养生家，每取白者蒸暴三次，为末，以牛乳汁和膏服之。或蜜浸，或酒浸，封固百日后，常服不饥延年，肠化为筋，通神致灵。要知虚而上有痰火，下有湿热者最宜。若劳役阳虚，小便多、汗多者，禁用。赤茯苓，味淡，入足太阴、手少阳少阴经。东垣云：赤者入丙丁，主破结血结气，泻小肠火，利小便，分水谷。阴虚者切忌，盖白补而赤泻。出云南，似人形、龟鸟，味甘者佳。去粗皮杵末，水飞浮去赤膜，晒干，免致损目。有生山之阴，味苦者，须热汤淋去苦味。马刀为使。恶白蔹，畏牡蒙、地榆、雄黄、秦艽、龟甲，忌醋及酸物。得甘草、防风、芍药、紫石英、麦门冬，共疗五脏。(《医学入门·卷之二·本草分类·治湿门·补气除湿药》)

茯神

茯神能疗风虚眩，恚怒惊悸善忘健，
补虚劳乏辟不祥，心下坚满亦可羡。

【李梴注】假松之气，津盛发泄于外者，结为茯苓；津气不甚盛者，抱根而生，名为茯神，言专能敛伏神气也。味甘，气平。无毒。阳也。治风眩、风虚、心虚之要药。止恚怒、惊悸、善忘，开心益智，定魂魄，养精神；疗五劳口干，补虚乏，辟不祥；又治心下急痛坚满。人虚而小便不利者，加而用之。去皮及根，畏恶同茯苓。（《医学入门·卷之二·本草分类·治湿门·补气除湿药》）

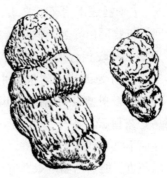

茯苓（菌核）外形

浮萍（水萍）

水萍辛酸治诸风，瘫痪瘙痒恶疮痈，
利水胜酒长须发，时行发汗有奇功。

【李梴注】浮生水面，与水相平。气寒，无毒。歌云：不在山兮不在岸，采我之时七月半，选甚瘫风与缓风，些小微风都不算，黑豆淋酒下三丸，铁幞头上也出汗。一切恶疮痈肿煎汤洗之。发背痈疽初起及面生细疮，汤火疮，和鸡子清贴之。治水肿及中水毒，小便不利者，日干为末，服方寸匕，或捣汁饮之。时行热病发汗速于麻黄，兼能胜酒，长须发，止消渴。孙真人云：五月采浮萍阴干，烧烟去蚊。叶圆寸许，紫背者佳。（《医学入门·卷之二·本草分类·治风门·治风通用》）

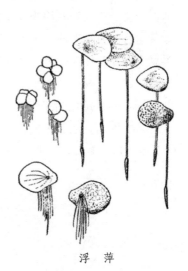

浮　萍

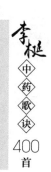

附子

附子辛甘咸热毒，虚寒风湿行经速，
咳逆厥冷腹心疼，霍乱呕痢筋蜷缩。

【李梴注】附子、乌头、乌喙、天雄、侧子，五物同出异名。似乌鸟头者为乌头，俗名川乌；两歧相合如乌之嘴者为乌喙；细长至三四寸者为天雄；附根而生者为附子；小者为侧子。补虚多用附子，风家多用天雄、川乌。东垣云：附子有大毒。阳中阳也。其性浮而不沉，其用走而不守。本手少阳三焦、命门药也。能治六腑沉寒，五脏痼冷。主中寒及伤寒阴证阴毒，四肢厥冷，心腹疼痛，烦躁迷闷不省，风寒咳逆邪气，霍乱转筋，下痢赤白，脾胃虚冷，脾胀翻胃呕逆，久泻不止，头痛头风。坚筋骨，治偏风半身不遂，及寒湿痿躄拘挛，腰脊膝痛，脚疼冷弱不能行步，诸痹瘫痪，痰涎。得白术，治肾寒湿；得干姜，补中回阳。为百药之长，通行诸经，引用取效最速。丹溪云：八味丸用为少阴向导，其补自是

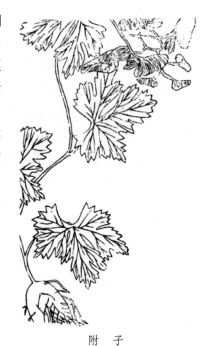

附　子

地黄，后世因以为补，谬哉！孕妇误服堕胎。取端平圆大重一两以上者力全，用黑豆煎水浸五日夜，去皮尖并脐，切作两片，以姜渣包夹，外又用面包，灰火中炮熟。如外黄内白，劣性尚存，须薄切，炒令表里皆黄。有用童便煮而浸之，以助下行。俗方每用附子，皆须甘草、人参、生姜相配者，正制其毒故也。惟古姜附汤生用之。地胆为使。恶蜈蚣，畏防风、黑豆、甘草、人参、黄芪、乌韭。
（《医学入门·卷之二·本草分类·治寒门·治上焦寒药》）

覆盆子

覆盆子甘性微热，阴痿肾虚精气竭，
补肝明目治肺虚，妇人宜子须频啜。

【李梴注】《衍义》云：益肾脏，服之小便当复溺盆。无毒。主男子肾虚精竭，阴痿能令坚长；治肝经风虚，明目去翳；治肺气虚寒少力。取汁入蜜作煎点眼，妇人食之有子，久服轻身发不白，悦颜色，和脏腑。入药水洗去皮蒂，酒蒸日干。苗，名蓬虆，味酸、咸，平。功力同子。疗中风身热大惊，又烂弦血风，冷泪浸淫，青盲目暗或有虫等症，取苗日干为末，薄绵裹之，以男乳汁浸如人行七八里久，用注目中，仰卧，不过三四日，视物如少年，忌酒面。（《医学入门·卷之二·本草分类·食治门》）

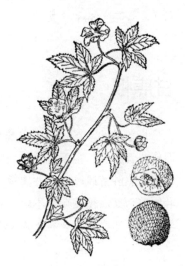

覆盆子

甘草

甘草甘平生泻火，炙之健胃可和中，
解毒养血坚筋骨，下气通经消肿红。

【李梴注】甘，甜草也。性缓，能解诸急。热药用之缓其热，寒药用之缓其寒。善和诸药，解百药毒。故又名国老。无毒。可升可降，阴中之阳也，入足三阴经。生则分身、梢，泻火。梢子生用，性寒，能泻胃火，解热毒，除胸中积热，去茎中痛。节，生用消肿导毒，治咽痛；炙则性温，能健脾胃和中。身大者，补三焦元气，止渴止嗽及肺痿吐脓。腹中急痛，赤白痢疾。又养血补血，坚筋骨，长肌肉倍力，下气除烦满逆

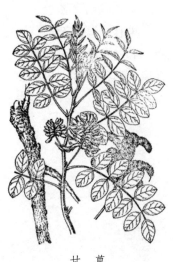

甘 草

气，通经脉。消诸痈疽疮疡红肿，与黄芪同功，若未溃者宜生，已消与不红肿者宜灸。大抵脾胃气有余，如心下满及肿胀呕吐，痢疾初作，皆不可用。下焦药亦少用，恐缓不能达。凡药宜少用，多用则泥膈而不思食，抑恐缓药力而少效。白术、苦参为使。恶远志，反大戟、芫花、甘遂、海藻。忌菘菜、猪肉。(《医学入门·卷之二·本草分类·治湿门·补气除湿药》)

甘焦根

即巴焦也。岭南者有花有实，味极甘美；北地者但有花而无实；他处虽有，而作花者亦少。主天行热狂烦闷，消渴黄疸。患痈毒并金石发热闷，口干，并绞汁服；热肿游风风疹，并捣敷之。油，无毒。治暗风痫病、晕闷欲倒者，饮之得吐便差。又涂须发令黑不落，及汤火疮，取法：用竹筒插皮中，如取漆法。(《医学入门·卷之二·本草分类·治热门·治热杂用》)

甘松香

味甘，温，无毒。主冷气，卒心腹痛，胀满，下气。兼治面黑风疳，齿𧏾，野鸡痔。用合诸香，得白芷、附子良。(《医学入门·卷之二·本草分类·治寒门·治虚寒杂用》)

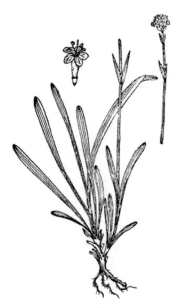

甘　松

甘遂

甘遂苦寒善攻决，消水肿满开胸结，
化痰饮与食宿留，又破癥坚及痞热。

【李梴注】甘者，土之味；遂者，田沟行水之道。
纯阳。有毒。此药专能行水攻决，下五水，散膀胱留
热，面目肌肤遍身浮肿，心腹坚满。伤寒水结胸证非
此不除，以其气能直透达所结处也。化痰饮、宿食、
留饮，破癥坚积聚、大腹疝瘕，痞热气肿满。虚者慎
用。皮赤肉白，作连珠实重者，麸炒。雷公用甘草
汤、荠苨汁同浸三日，东流水洗净焙干。盖欲其相激
而力尤胜也。瓜蒂为使，恶远志，反甘草。(《医学入
门·卷之二·本草分类·治湿门·行湿利大小便药》)

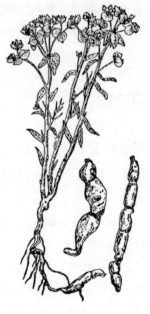

甘　遂

干姜

干姜生用发寒邪，利肺咳逆身痹麻，
炮苦守中温脾肾，疟利霍乱腹疼佳，
炒黑止血又生血，产后潮热退无些。

【李梴注】大热，无毒。可升可降，阳中阴也。生用味辛，发散寒邪，与生姜
同功。利肺冷气咳嗽，咳逆胸满。除风寒湿痹，一切风邪诸毒，皮肤间结气。《唐
本》云：治风下气，宣诸脉络，微汗是也。水洗慢火炮制，则味微苦，止而不移，
非若附子行而不止，能守能补，与生姜异。温脾胃，治里寒水泄，下痢肠澼，久疟
霍乱，心腹冷痛胀满，又下焦寒湿，沉寒痼冷，肾中无阳，脉气欲绝，佐以附子立
效。伤寒阴阳易病，单服之。童便炒黑，止鼻衄、唾血、血痢、崩漏。与补阴药同
用，能引血药入气分生血，治血虚发热及产后大热。丹溪云：多用能耗散元气，壮
火食气故也。须生甘草缓之。畏恶同生姜。造干姜法：取生者水淹三日，去皮，置
流水中六日，更去皮晒干，酿瓷瓮中三日，内紫色乃成。蜀地者佳。白姜，即蜀姜

去皮未经酿者，色白，味极辣，治肺胃寒邪功多。干生姜，乃留皮自干者，治脾胃寒湿。(《医学入门·卷之二·本草分类·治寒门·治中焦寒药》)

干漆

干漆辛温毒而益，破久瘀血年深积，
治痹止咳及心痛，利疝祛虫通经脉。

【李梃注】木汁如水滴下，可以漆物，阴干如蜂房，孔孔隔者佳。有毒。降也。阳中阴也。东垣云：破日久闭结之瘀血，削年深坚固之沉积。兼治五缓六急、风寒湿痹，止咳嗽及九种心痛、腹肋积滞气、小肠膀胱疝痛，去蛔虫，通经脉。丹溪云：属金而有水与火，性急能飞，补用之中节，积去后补性内行。故《经》曰：补中续筋填髓。《日华》云：治传尸，生者去长虫。凡使干者须捣碎炒烟出，不尔，损人肠胃；湿者煎干。素畏漆者忌服。或毒发，饮铁浆及甘豆汤并蟹解之。半夏为使，畏鸡子，忌油腻。验漆以物蘸起，细而不断，断而急收，又涂干竹上阴之，速干者真。二圣丸：干漆末一两，湿漆一两，熬食饭久，和丸如梧子大。每一丸，酒下无时。治妇人不曾生长气血，脏腑痛甚，男子疝痛牙紧，灌下即安。(《医学入门·卷之二·本草分类·治燥门·治燥通用》)

高良姜

高良姜辛苦大温，冷冲心痛腹相牵，
霍乱呕痢宿食化，脚气冷痹亦堪论。

【李梃注】出高良郡，形似山姜。纯阳，无毒。主胃中暴冷、逆冲心痛，或腹内亦痛、霍乱转筋、翻胃呕食、泻痢，消宿食，解酒毒，兼去风冷痹弱脚气。大抵温中下气，消积健脾，与诸豆蔻同功。锉碎，麻油拌炒。(《医学入门·卷之二·本草分类·治寒门·治中焦寒药》)

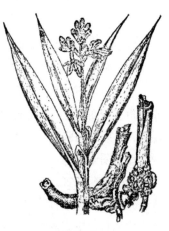

高良姜

藁本

藁本辛温治巅风，顶面皮肤一样功，
专辟雾露兼通血，疝瘕腹痛阴肿同。

【李梃注】根上苗下似枯藁。无毒。升也，
阳也，太阳本经药。主风邪巅曳疼痛，痫风、金
疮，大寒犯脑巅顶痛，或引齿痛。一切头面皮肤
风疾，及酒渣粉刺，中雾露清邪，必用之。既治
风，又治湿也，兼通妇人血脉、疝瘕腹急痛，阴
中寒肿。长肌悦颜，可作面脂。去芦，出宕州
者佳。恶蔄茹，畏青葙子。（《医学入门·卷之
二·本草分类·治风门》）

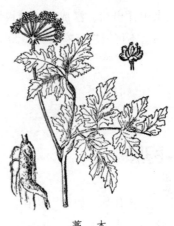

藁　本

葛根

葛根甘平善解肌，阳明头额痛乃宜，
呕渴疟痢酒毒解，痹风胁痛亦能医。

【李梃注】葛，革也，藤也可为绤绤也。无
毒。浮而微降，阳中阴也，足阳明经药。善解肌
发汗。目痛鼻干，身前大热，烦闷欲狂，头额痛
者，阳明证也，可及时用之。若太阳穴痛而用此，
是引邪传入阳明也。止呕吐干呕不息，生津止渴
者，能升胃气，除胃热故也。胃虚者少用。治热
毒血痢，温疟往来，解酒毒、诸菜毒、诸药毒、
野葛巴豆毒。诸风痉痹风胁痛用之，胃阳升而邪
自散也。兼通小便，排脓破血止血，故金疮家亦
用之，罯箭毒，敷蛇虫咬，亦验。五月采入土深
者，去皮晒干用。生根汁大寒，治天行时病，壮

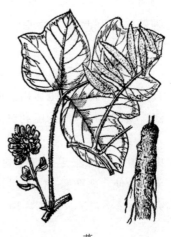

葛

热烦渴，热毒吐血，及妊娠热病心闷，小儿胎热；叶主金疮止血；葛壳，主下痢十岁以上；花主消酒，并小豆花干末服方寸匕，饮酒不知醉；葛粉甘寒，主压丹石，解鸩毒，水调三合；去烦热，利大小便，止渴。取粉以冬月采生葛，于水中揉出粉，澄成片，擘块，下沸汤中，以蜜生拌食，酒客渴，炒。又一种野葛，不可缉者，有毒，堕胎杀人。(《医学入门·卷之二·本草分类·治热门》)

钩藤

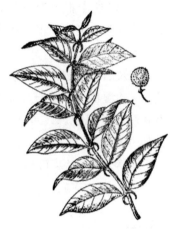

茎有刺，如钩。味甘苦，气微寒。无毒。惟疗小儿十二惊痫，天吊客忤，胎风寒热。(《医学入门·卷之二·本草分类·治风门·治风通用·治风杂用》)

钩　藤

狗脊

狗脊草苦甘微温，断诸疮血治痹顽，
强膂坚脊利腰脚，失溺伤中补肾元。

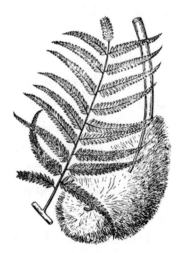

【李梃注】形如狗脊，黄毛者佳，名金毛狗脊。无毒。能止诸疮血出，治周痹寒湿，膝痛脚软，腰背强痛。此药能利机关，坚筋骨，颇利老人。疗失溺不节，伤中肾虚，亦补益之剂也。恒山者胜。火燎去毛，细锉酒拌，蒸半日，晒干。草薢为使，恶败酱。(《医学入门·卷之二·本草分类·治疮门·疮毒正药》)

金毛狗脊

枸杞子

枸杞子寒滋肾精，补气养血眼自明，
退热宽胸润肠胃，疮毒风痹脚腰疼。

【李梴注】枸，狗也。《尔雅》云：其根久如狗形，服之大有灵异。杞，即杞柳之杞。多刺，又名枸棘。味苦、甘，微寒。无毒。古谚云：去家千里，勿食枸杞。言其滋益清气，强盛阴道也。内伤大劳，嘘吸少气，肝风血虚，眼赤痛痒昏翳。除烦，止虚劳寒热，下胸胁气，治五内邪气、热中消渴，利大小肠，散诸疮毒，去皮肤骨节间风、周痹、风湿腰脚疼痛。兼治客热头痛、齿痛、满口出血。煎膏久服，轻身不老，坚筋骨，耐寒暑。其叶甘，春初可作菜食。甘州者佳，去蒂晒干。（《医学入门·卷之二·本草分类·治燥门·滋血润燥药》）

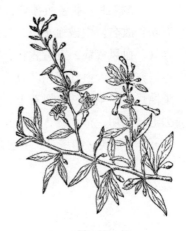

枸　杞

谷精草

生田中。主喉痹齿痛诸疮，兼治翳膜遮睛；又和面水调，贴偏正头痛。（《医学入门·卷之二·本草分类·治风门·治风通用·治风杂用》）

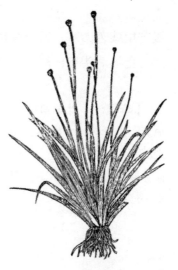

谷精草

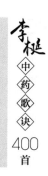

李梴
中药歌诀
400
首

骨碎补

骨碎补苦温无毒，破血止血折伤续，
劳极骨内血风疼，下虚齿痛耳鸣促。

【李梴注】本名胡孙姜，唐明皇以其主折伤
有功，故名。主破血止血，补伤折骨碎，疗骨中
毒气，血风疼痛，五劳六极，右手不收，上热下
冷。亦入妇人血气药用。兼治下虚齿痛耳鸣及恶
疮蚀烂肉，杀虫。生树石上，五月采根，铜刀削
去毛，细切，蜜水蒸，晒干。(《医学入门·卷之
二·本草分类·治寒门·治虚寒通用》)

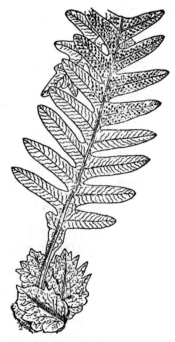

骨碎补（槲蕨）

羖羊角

羖羊角咸苦微寒，退心肝热治惊痫，
止血止泄清头目，解蛊又令产后安。

【李梴注】牡羊角也，牛羊之字，以形举也。无毒。退心热，治惊悸，小儿
惊痫；退肝热，止吐血止泄，疗百节中诸风头痛，青盲明目。又解蛊毒瘴毒，烧
之辟邪魅虎狼与蛇。又妇人产后瘀血烦闷，腹中余痛，烧灰酒调服之。青羖者
佳。取无时，勿使中湿，湿即有毒。菟丝子为使。(《医学入门·卷之二·本草分
类·治热门》)

瓜蒂

瓜蒂苦寒能吐痰，风痫喉痹不须探，

果积蛊毒心腹胀，咳逆浮疝鼻息拈。

【李梴注】凡蔓生者为瓜，此甜瓜蒂也。有毒。善吐。凡风痰暴塞胸膈，头眩喉风，风痫风疹，咳逆上气，及诸果积蛊毒，病在胸中，皆吐下之。治黄疸及暴水肿，和赤小豆、丁香为末，吹鼻中，少时黄水自出，亦可服方寸匕。治鼻中息肉，为末，羊脂调少许敷之。青绿者佳，水煮去皮，麸炒黄色。花主心痛咳逆。(《医学入门·卷之二·本草分类·治风门·祛风化痰药》)

瓜蒌（栝楼实）

栝楼实苦甘润肺，消痰治嗽宽胸痹，

止血止痢补虚劳，伸手面皱通经闭，

叶茎清暑解热中，穰入茶煎降痰气。

【李梴注】俗名瓜蒌仁。无毒。丹溪云：属土而有水。《本草》言：治胸痹者，以其味苦甘性润，治痰嗽，利胸膈，甘能补肺，润能降气。胸有痰者，以肺受火逼，失降下之令，今得甘缓润下之助，则痰自降，宜为止嗽之要剂。又洗涤胸膈中垢腻郁热，治消渴之神药。《日华》云：治吐血肠风下血，赤白痢疾，补虚劳，疗手面皱，生津液，通月经，下乳汁。茎叶，疗中热伤暑最效。瓢干者煎茶化痰降气；又湿者和葛粉拌炒熟为末，沸汤下。治肺燥热渴，大便秘。十月采黄老实，取子炒，去壳去油用。枸杞为使。恶干姜，畏牛膝、干漆，反乌头。(《医学入门·卷之二·本草分类·治燥门》·解热生津药)

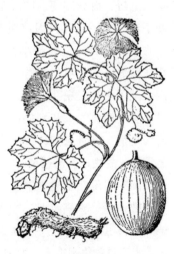

瓜 蒌

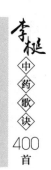

贯众

生山谷阴处，苗赤叶绿，如叶茎干三棱，似雉尾，根大如瓜，紫黑色，有毛，凌冬不死，又谓之贯节。味苦，微寒。有毒。主腹中邪热气诸毒，除头风，破癥瘕，止鼻血金疮，杀三虫，去寸白。二八月采根，阴干，去毛皮。赤小豆使。(《医学入门·卷之二·本草分类·治热门·治热杂用》)

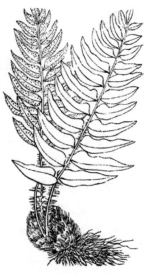

贯 众

龟甲

龟甲咸甘治劳蒸，补阴自能去瘀癥，
崩痔疟痢血分痹，小儿合囟头疮灵。

【李梴注】龟，收藏义也；甲，函也。气平，无毒。主内伤阴虚骨蒸寒热，及劳倦骨痿，伤寒劳复肌体寒热欲死。力猛能去瘀血，破癥瘕、疟疾、五痔、血分湿痹，四肢重弱不能久立。妇人漏下赤白，阴疮难产及产前后痢。又治惊恚气，心腹痛，腰背疼，兼治小儿囟不合。头疮不燥，烧灰敷之。久服益气资智且能食。丹溪云：龟乃阴中至阴之物，禀北方之气而生，故能补阴血不足。阴足而血气调和则瘀血自去，癥瘕崩痔疟痢痹疾自消，筋骨自健，故曰大有补阴之功。以其灵于物，故用以补心甚验，令人有灵。入汤作丸，取江湖中水龟，生脱水中湿者良。其次卜师钻过

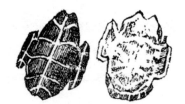

药用部分

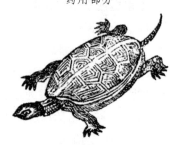

龟及龟板

者名败龟板，大者亦佳。酥炙，或猪脂、酒皆可。恶沙参、蜚蠊，畏狗胆。肉酿酒服，主大风挛急，或瘫痪不收。作羹食，主久咳嗽，大补而有神灵。不可轻杀，十二月食龟肉杀人。血治脱肛。骨带入山，令人不迷路。尿主久嗽断疟。又一种秦地所产山龟，极大而寿，今四方亦有之，味苦无毒，主除湿痹身重，四肢关节不可动摇。(《医学入门·卷之二·本草分类·治热门·治下焦热药》)

桂圆（龙眼）

龙眼味甘平无毒，归脾宁心益神智，
五脏虚邪从此安，除蛊杀虫核止涕。

【李梴注】形如龙之眼也。味甘。归脾而能益智宁心，去五脏邪气、厌食，除蛊毒，去三虫，久服聪明通神。核烧烟熏鼻，治流涕不止。（《医学入门·卷之二·本草分类·食治门》）

桂枝

桂枝辛甘热且浮，微解风寒汗自收，
一样嫩枝名柳桂，善治上焦热不留，
薄桂专行肢节滞，横行肩臂必须求。

【李梴注】桂，犹圭也，为诸药之先聘也。木叶心皆一纵理，独桂有两纹，形如圭。诸家论桂不同，惟陈藏器云：菌桂、牡桂、桂心，同是一物。出交趾、南海、桂林、桂岭、桂阳、柳州、象州者佳。菌桂正圆，如竹卷二三重，味烈肉厚者，即今肉桂。菌，竹名，言其卷如竹筒，故又名筒桂。半卷多脂者，名板桂，即今铁板桂也。牡乃老桂，味稍淡，皮薄少脂，乃桂品中之最高者，故又名官桂。桂心，即牡桂去皮一半，取中心近里味辛者。桂枝乃细薄而嫩者。薄桂比桂枝稍厚，柳桂比桂枝更薄。桂枝有

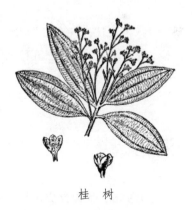

桂 树

小毒。浮而升，阳也。气、味俱轻。入足太阳经，故能上行头目，发散表邪。凡伤风伤寒有汗者，用以微解表邪，邪去而汗自止，非固表止汗之谓也。柳桂，乃小枝嫩条，尤善行上焦，补阳气，虚人服之使不生热也。薄桂，乃细薄嫩枝，入上焦，横行肩臂，治痛风，善行肢节凝滞，兼泻奔豚。凡使略刮去粗皮。（《医学入门·卷之二·本草分类·治寒门·治上焦寒药》）

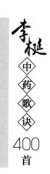

蛤蚧

蛤蚧咸平有小毒，肺虚劳嗽交喘促，
壮元阳辟传尸邪，更通月水下淋沥。

【李梃注】生城墙或大树间，首若蛤蟆，背有细鳞，长四五寸，尾与身等，形如大守宫，雌雄相随，常自呼其名曰蛤蚧。最护惜其尾，或见人欲取之，自啮断其尾。凡采者，须设法存其尾则力全。补肺虚劳嗽有功，治久嗽不愈，肺间积虚热，久则成疮，故嗽出脓血，晓夕不止，喉中气塞，胸膈噎痛，上气喘急，辟传尸邪气鬼物。壮元阳，通月经，利水道，下石淋。去头足，酒洗去鳞鬣内不净，酥炙用。雄者口大身小，雌者口尖身大，入药亦须两用，或男用雌，女用雄。口含少许，奔走不喘者真。(《医学入门·卷之二·本草分类·治寒门·治虚寒通用》)

孩儿茶

味苦、甘，气寒。无毒。消血，治一切疮毒。古方儿茶、薄荷叶、细茶为末，蜜丸，饭后含化三五粒消痰。(《医学入门·卷之二·本草分类·治热门·治热杂用》)

海带

生东海。比海藻更粗长，如带，作下水药速于海藻、昆布。主催生，治妇人及疗风。凡海中菜，皆治瘿瘤结气。青苔、紫菜皆然。水洗用。(《医学入门·卷之二·本草分类·治湿门·治湿杂用》)

海狗肾（腽肭脐）

腽肭脐咸热无毒，疗痨尸疰攻心腹，

精冷面黑膝腰疼，补中破癖并血宿。

【李梴注】腽，温也；肭，内也；脐，剂也，温内之剂。又水物多以脐交，言其性也。东垣云：疗痨瘵，更壮元阳，脾肾虚损极有功也。主鬼气尸疰，梦与鬼交，鬼魅狐魅及中恶邪气，心腹作痛，肾衰精冷，阴痿面黑，腰膝酸疼，脾衰脐腹积冷，少气羸瘦，痞块疰癖。此药补中益气，又兼消导，能破宿血，治惊狂痫疾。出东海，状若鹿，长尾，两足，头似狗，故名海狗。遇日出，浮于水面，弓矢采之，取其外肾，上有红紫斑点，两重薄膜裹其肉核。收密器中，常润湿如新，取置睡犬旁，犬忽惊跳若狂者真。又严冬置盂水浸之，不冻者真。凡使火燎去毛，酒浸一日，微微火上炙令香，细锉另研用。如无真者，以黄狗肾三枚可代一枚。（《医学入门·卷之二·本草分类·治寒门·治虚寒通用》）

海金沙

味甘，平。无毒。主通利小便，得栀子、马牙硝共疗伤寒热狂。收全料，纸衬晒干，以杖击之，其砂自落。（《医学入门·卷之二·本草分类·治热门·治热杂用》）

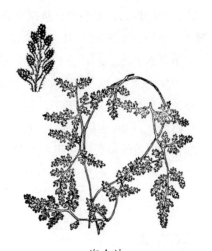

海金沙

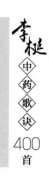

海马

出西海。大小如守宫虫，首若马，身如虾，背伛偻有竹节纹，长二三寸，色黄褐，以雌雄各一为对。性温，平，无毒。主妇人难产，带之于身神效，或烧灰酒下。亦入血气药中。采之日干，酥炙。(《医学入门·卷之二·本草分类·治疮门》)

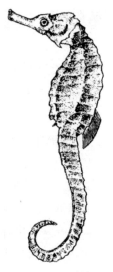

线纹海马

海螵蛸（乌贼骨）

乌贼骨温燥脓汁，阴痛耳聋目翳泣，
止痢杀虫心腹疼，消肿更治崩漏急，
通经破癖令生儿，肉味酸平志气立。

【李梴注】又名墨鱼，性嗜乌，噀出腹中墨以混水自卫，乌见以为死，往喙之，乃卷取入水而食之，故谓之乌贼，骨名海螵蛸。味咸，微温，无毒。止疮多脓汁不燥，丈夫阴头痛久不愈者，为末敷之良。妇人阴蚀肿痛，烧末酒调服之。又治耳聋有水，目中赤白，浮翳泪出，小儿疳眼。止下痢，为末，粥中调食之。杀小虫并水中虫，惊气入腹，腹痛环脐，水肿。主女子崩漏赤白，血枯经闭寒热，血癥血瘕，阴寒无子。凡使水煮一时，炙令黄，去皮，细研，水飞，日干。恶白蔹、白及、附子。腹中墨，主血刺心痛，醋磨服之，甚者醋炒服之。肉，味酸、平，益气强志，常服令人有子。有无骨者谓之柔鱼，须长直，味尤佳，风浪稍急，即以须粘石为缆。(《医学入门·卷之二·本草分类·治疮门》)

海桐皮

味苦平。无毒。主腰膝脚痹痛风。浸水洗眼除肤赤，疥癣牙齿虫痛，并煮服含之。兼治霍乱久痢。(《医学入门·卷之二·本草分类·治风门·治风通用·治风杂用》)

海藻

海藻咸寒利小便，消水下气破瘕疝，
瘿瘤颈核单服之，化痰通血尤堪羡。

【李梴注】海中之草，色黑如乱发，叶类水
藻而大。无毒。沉也，阴中阴也。利小便闭结，
下十二水肿及气疾急满，脚气，奔豚气，腹中上
下鸣，癥瘕坚气，疝气疼痛，核肿。破结气痈肿，
瘿瘤气，颈下核如梅李。或卒结囊，单用酒渍数
日，稍稍饮之。又消宿食，化五膈痰壅，通妇
人血结月闭、石淋。孟诜云：起男子阴气，可
常食之，惟北人不宜。洗去咸味，用黑色紫背
天葵同蒸一时晒干。反甘草。（《医学入门·卷
之二·本草分类·治湿门·行湿利大小便药》）

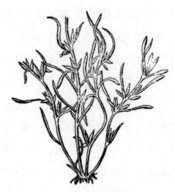

羊栖菜（海藻）

寒水石（凝水石）

凝水石寒甘辛味，火烧丹毒醋调敷，
解胃伏热及身热，时行烦渴立消除。

【李梴注】又名寒水石。出常山，色白，有纵理者，有横理者，投水中，与
水同色凝动者佳。大寒，无毒。治小儿丹毒，火烧为末，醋调敷之。能解胃中及
五脏伏热，身热皮中如火，时行烦渴，伤寒劳复发热。兼荡腹中积聚邪气，水肿
小腹痹，压丹石毒。火煅七次，水飞。《雷公》以生姜汁煮干，研用。畏地榆，
解巴豆毒。（《医学入门·卷之二·本草分类·治疮门·疮毒正药》）

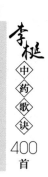
诃子（诃梨勒）

诃梨勒温通肺津，泻逆消痰敛咳频，
开胃涩肠消食胀，肾积胎漏崩带神。

【李梴注】梵语云诃梨勒，俗名诃子。味苦，微酸。无毒。沉而降，阴也。苦多酸少，能泻肺敛肺而不能补。故但通利津液，泻气上逆，胸膈结满，消痰除烦。治久咳、火伤肺郁、胀满喘嗽，开胃调中，涩肠脏，止水道、久痢、气痢、久泻肛痛、霍乱，消食下气，除冷气心腹胀满。又治奔豚肾气，胎漏胎动，气喘胀闷，产后阴痛，和蜡烧熏及煎汤熏洗。一切崩中带下，肠风泻血并治，盖有收涩降火之功也。气实者最效，气虚及暴嗽初泻不可轻用。六棱黑色肉厚者良。水泡，

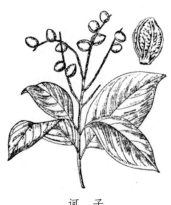

诃子

面包煨熟，去核，或酒浸蒸去核，焙干。子未熟时风飘堕者，谓之随风子，曝干收之。治痰嗽咽喉不利，含三数枚，殊胜。（《医学入门·卷之二·本草分类·治燥门·解热生津药》）

合欢花

上半白，下半肉红，散垂如丝，树似梧桐，枝柔叶繁，互相交结，每一风来，辄似解了不相牵缀，树之阶庭，使人不忿。其叶至夜而合，故又谓之夜合花。味平，无毒。主安五脏，利心志，耐风寒，令人欢乐无忧，久服轻身明目。丹溪云：合欢属土，而有水与金，补阴之有捷功也。兼治磕损疼痛。皮主肺痈唾脓，心胸甲错，又能杀虫，续筋骨。煎膏消痈肿，叶汁可洗衣垢。（《医学入门·卷之二·本草分类·治寒门·治虚寒杂用》）

何首乌

何首乌温味苦涩，主治诸疮头面风，
益精气血令有子，产后带疾酒调浓。

【李梴注】即夜交藤，因姓何人服之生子，久则须发黑也。无毒。升也，通十二经。主诸痈肿，疥癣瘰疬，头面风疮，遍身瘙痒，及五痔肠风，骨软风。益精髓气血，令人有子，黑须发，强腰膝。凡男子积年痨嗽痰癖，风虚冷气，脏腑宿疾，久痢皆宜。兼治妇人产后带下，面黄心腹痛，瘀血诸疾，为末酒调服。有雌雄二种，雄者紫红，雌者略白，凡修合须雌雄二种相合，米泔浸经宿，晒干捣碎。如作丸用黑豆拌，九蒸九晒，去豆。茯苓使，忌诸血、萝卜铁器、无鳞鱼。得牛膝则下行。(《医学入门·卷之二·本草分类·治风门·祛风化痰药》)

红蓝花

红蓝花辛温散血，胎死产晕口噤结，
兼治诸风及痹喉，少用补血东垣诀，
若作胭脂功又奇，小儿聤耳不可缺。

【李梴注】色红，叶如蓝，即今染红及作胭脂者，俗名红花。无毒。阴中阳也。《衍义》云：辛温则血调和，故少用则能入心养血；过于辛温则血走散，故多用则能破血。治胎死腹中及产后血晕口噤，腹内恶血不尽绞痛，经闭腹内血气刺痛，并酒煮服，兼治三十六种风及产后中风，血热烦渴，喉痹壅塞不通，一切肿毒及蛊毒下血，生绞汁或煎服之。东垣谓：补血虚者，佐补血药而少用也。搓碎用。苗生捣碎，敷游肿。子吞数粒，主天行痘子不出。胭脂点小儿聤耳，滴耳中。(《医学入门·卷之二·本草分类·治燥门·滋血润燥药》)

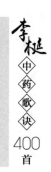
厚朴

厚朴苦温除痰湿，最散心腹胀痛急，
霍乱积痢并头疼，治痹消瘀通经禽。

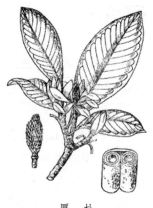

厚朴

【李梴注】皮厚，质朴。味苦、辛。无毒。可升可降，阴中阳也。消痰下气，除胃湿，逐结水，泻膀胱，泄五脏一切气。治心腹烦痛胀满，散结之神药也。疗霍乱转筋，胃中冷逆，胸中吐不止，或呕酸水，消宿食，厚肠胃，走积年冷气，腹内肠鸣，止泻止痢。又治中风伤寒头疼寒热，气血痹，死肌，调关节，破宿血。通妇人月经，及产前后腹脏不安。兼定惊悸，下淋露，去三虫。《本经》云：与枳实、大黄同用，则能泄实满而解热胀，是消痰下气也；与橘皮、苍术同用，则能除湿满而平胃气，是温中益气也；与解利药同用，则治伤寒头痛；与泄利药同用，则厚肠胃。大抵用苦则泄，用温则补。胃弱气虚者终不敢用，以其味苦而辛，能散人元气也。此丹溪谓平胃散用之，不使胃土太过而复其平，以至于和而已，非温补之谓也。吁！竹沥、山药，凉而能补；橘皮、厚朴，热而能泄，用者悟之。肉厚色紫者佳。去粗皮。入汤药，用生姜汁炒；入丸药，用醋炙或酥炙。干姜为使。恶泽泻、寒水石、硝石。忌豆。(《医学入门·卷之二·本草分类·治湿门·调中消导药》)

胡黄连

胡黄连苦性亦平，伤寒咳嗽疟骨蒸，
补肝明目理腰肾，主儿疳痢镇痫惊。

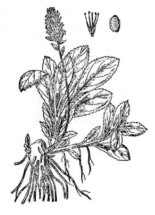

胡黄连

【李梴注】出胡地。无毒。主伤寒发热咳嗽，劳复身热，大小便赤如血，温疟骨蒸，内伤五心烦热。补肝胆明目，理腰肾，去阴汗，小儿久痢成疳，惊痫寒热。兼治妇人胎蒸虚惊。外黄内黑，折之尘出如烟者真。恶菊花、玄参，忌猪肉。(《医学入门·卷之二·本草分类·治热门·治中焦热药》)

胡椒

胡椒辛热去胃寒，消食化痰利膈间，
霍乱冷痢腹心痛，壮肾和脏忌多餐，
荜澄茄尤温膀肾，本是同根性一般。

【李梴注】出胡地。其味焦辣也，无毒。除脏腑中风冷，去胃寒痰吐水，食已即吐尤验。消食下气宽胸，止霍乱腹心冷痛，大肠寒滑寒痢亦用。调五脏，壮肾气，过餐伤肺走气。饮食中用之者，杀一切鱼肉鳖蕈毒。凡使内无皱壳者力大，石槽中研末用。荜澄茄，胡语也。向阳者胡椒，向阴者澄茄，治与胡椒一般，尤能助脾胃，温肾与膀胱冷气，心腹卒痛及染须用之。去柄及皱皮，酒浸蒸半日，细杵。(《医学入门·卷之二·本草分类·治寒门·治中焦寒药》)

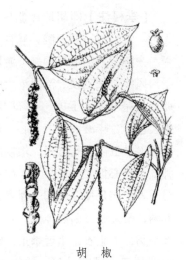

胡 椒

胡芦巴

胡芦巴热治肾冷，面青腹胁膨如鲠，
膀胱疝痛肾虚寒，壮阳消痰力最猛。

【李梴注】即番萝葡子也，胡俗呼为芦巴。味苦，气大温。纯阳，无毒。得硫黄、附子，治肾虚冷，面色青黑，腹胁胀满；得茴香、桃仁治膀胱冷，疝气，甚效；得补骨脂、肉豆蔻，治元脏虚寒易泄；得硫黄、茴香，治阳衰阴痿，冷痰壅上。酒洗微炒用。(《医学入门·卷之二·本草分类·治寒门·治下焦虚寒药》)

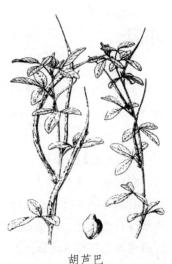

胡芦巴

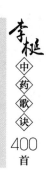
胡麻

胡麻甘平润五脏，治癞风落发无量，
巨胜子专补髓精，调肺镇心虚家尚。

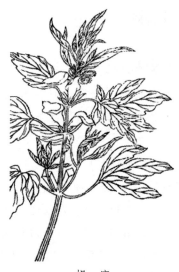

胡　麻

【李梴注】即胡地黑脂麻，又名壁虱胡麻。
无毒。调肺气，润五脏，暴食利大小肠，久食即
否。去陈留新，逐风湿气、游风、头风，合苍耳
子治风癞，长毛发。治温疟大吐后虚羸，催生堕
胎，金疮止血。巨胜子，即胡麻中七棱、两头
尖，色赤，味酸涩者。八谷中最为大胜。主伤中
虚羸，补五内，益气力，填髓脑，坚筋益精，补
肺气，止心惊。久服轻身，耐饥渴寒暑，有益于
男子者也。凡使，汤淘去浮者，酒蒸半日，晒干，舂去粗皮，微炒。服食家九蒸
九晒，蜜丸服，名静神丸，除一切痼疾。油，微寒。主天行热秘，肠内结热，利
大小肠，下胞衣，生者杀虫，摩疮肿，生秃发。苗名青蘘，味甘、寒，无毒。主
五脏邪气、风寒湿痹，益气血，补脑髓，坚筋骨。作汤沐，润毛发，滑皮肤。
(《医学入门·卷之二·本草分类·治燥门·滋血润燥药》)

油麻

油麻甘寒炒则热，通血行气肠胃滑，
去浮风疾润肌肤，油能解毒疗疮疖。

【李梴注】子可榨油。生则寒，炒则热。通血脉，行风气，去头浮风，滑肠
胃，润肌肤。久食抽人肌肉。麻油，又名香油。杀五黄，下三焦热毒，通大小
肠，治蛔心痛，敷一切疮疖疥癣。煎膏，生肌止痛，消痈肿，补皮裂，治疮。食
物须逐日熬熟用，经宿即动气，有牙齿并脾胃冷疾，消渴、精滑者，切不可吃。
况煎炼服之，与火无异，人家积油百石则生火。油麻亦有二种，白者润肺，黑者
润肾。(《医学入门·卷之二·本草分类·治燥门·滋血润燥药》)

胡荽

胡荽辛温微有毒，善止头疼热四肢，
消谷更通心腹气，喷痘酒煎不用医。

【李梴注】胡，狐也；荽，臊也，久食令人腋气如狐臊也。止头疼，拔四肢热，消谷，通心窍，通大小肠，通小腹气。小儿痘疮不出，用酒煎沸，以物盖定，候冷去渣，微微从项已下遍身喷之，除面不喷，其痘速出。久食损人精神、多忘，发胡臭、脚气、痼疾。子，主肠风五痔，蛊毒，及食肉中毒，下血不止，顿瘀黄者，煮冷汁服之。齿痛，煎汤含之。小儿秃，油煎傅之。入药炒用。又石胡荽，俗名鹅不食草，气寒，无毒。通鼻气，利九窍，吐风痰，不任食。又熟挪纳鼻中，去翳膜。（《医学入门·卷之二·本草分类·食治门》）

胡桃

胡桃甘温滋肺肾，润肌黑发解腰病，
通经活血治扑伤，多食动风痰火盛。

【李梴注】出羌胡。生时外有青皮，形如桃也。无毒。滋肺止嗽，润肌。治酒齄鼻赤，和橘核研酒服之。补肾，治腰痛，黑发，通经络，活血脉。疗压打损伤，捣烂和酒顿服便差。多食动风，利小便，能脱人眉，生痰伤肺，助右肾相火。丹溪云：属土而有火，性热也。单方：治瘰疬，取肉烧存性，和松脂研傅。汤泡去肉上薄皮，研去油用。夏至后不堪食。（《医学入门·卷之二·本草分类·食治门》）

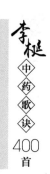

虎杖

虎杖甘平破瘀血，通经能散暴癥结，
止痛排脓利小便，暑渴煎令冰冷彻。

【李梴注】在处有之。茎如竹笋状，上有赤斑点如虎斑纹，初生便分枝丫，根皮黑色，破开即黄，亦有高丈余者。无毒。主破留血，月候不通，产后恶血不下，心腹胀满，血晕暴结，癥瘕，扑损，肠痔疮疖，痈毒恶疮，排脓止痛。治大热烦躁，止渴，利小便，压一切热毒。夏月和甘草同煎为膏，如琥珀色，令冷彻如水，服之极解暑毒。兼破风毒结气及风在骨节间，孕妇禁用。八月采，根和叶裹一宿，取出晒干。或浸酒服之，效尤速。(《医学入门·卷之二·本草分类·治燥门·治燥通用》)

琥珀

琥珀甘平脂化成，利水通淋破坚癥，
安心清肺燥脾土，明目治癫逐瘀凝。

【李梴注】琥，瑞玉也；珀，白也。有安魂定魄之功。乃松脂入地千年化成。无毒。利小水，通五淋，破结癥，安心神，止心痛，定魂魄，清肺气，运化下降，燥脾土，明目磨翳，治癫邪、杀鬼魅百邪。《本草》云：主安五脏者是也。逐瘀血，产后血晕闷绝，儿枕痛者最妙。兼解蛊毒，金疮止血生肌。但血少而小便不利者，服之反致燥急之苦。《别说》云：茯苓、琥珀皆自松出，然茯苓生成于阴，琥珀生于阳而成于阴，故皆治荣而安心利水也。如血色，以布摩热拾得芥者真。凡用先以水调柏子仁末安磁罐内，次入琥珀于末中，煮半日久，别有异光，另捣如粉，重筛用。单琥珀散：为末，灯心、薄荷煎汤调服二钱，治小便尿血，神效。(《医学入门·卷之二·本草分类·治湿门·治湿通用》)

花椒（蜀椒）

蜀椒辛热散风寒，齿目肤顽肠澼安，
咳呕疟疸并癥结，壮阳缩便达下关，
子名椒目专渗水，秦椒止痛逐风瘫。

【李梴注】出四川，谓之蜀椒，皮红肉厚里白，气味浓烈；出关陕，谓之秦椒，色黄黑，味短，不及蜀椒。有小毒。浮也，阳中阳也。能发汗散风寒，除六腑沉寒，伤寒时疫亦用之。治齿痛目翳泪出，骨节皮肤死肌痹痛，腰脚不遂，肠澼下痢水泻。止咳逆咳嗽，呕吐，温疟，黄疸，水肿；破癥结宿食，心腹冷痛；壮阳疗阴汗，缩小便，涩遗精。东垣曰：川椒达下是也。兼治产后宿血诸疾，下乳汁，杀虫鱼毒，鬼疰蛊毒，乃温脾胃与肾，开腠理，通关益气，通血之剂也。调食蒸鸡豚，味佳。多服令气乏气喘，十月食椒，损心多忘。丹溪云，服椒者无不被其毒，以其久久火自膀胱起也。凡使去目及闭口者，酒拌湿蒸两时久，取出入瓮阴干，勿令见风，或微炒出汗，乘热入竹筒中，以杵舂去附红黄壳。杏仁为使。畏款冬花、雄黄、附子、防风。椒目，味苦、辛，有小毒。主十二水肿，胀满水蛊。利小便及膀胱急，治盗汗。此药止行渗道，不行谷道，所以能下水最速。入药微炒，不宜久服。椒叶，热，无毒。治奔豚伏梁气及内外肾钓痛，霍乱转筋，和艾及葱捣烂，醋汤拌罨。秦椒，味辛、苦，生温熟寒，有毒。治与川椒大同，主腹中寒痛，风邪痿痹，喉痹。通妇人月经，利五脏。服食当用蜀椒，畏恶制法同。（《医学入门·卷之二·本草分类·治寒门·治中焦寒药》）

花蕊石

花蕊石黄白点见，止血生肌须煅炼，
卒中金疮刮末敷，产中血晕斯为善。

【李梴注】出陕华诸郡，形大小方圆无定，色似硫黄中有淡白点如花之蕊。东垣云：治金疮，血行则却。合和硫黄同炼服之，或只用火煅亦好。仓卒不及煅炼者，但刮末傅之即合，仍不作脓溃，其效如神。又疗产后血晕、恶血，另研极细。（《医学入门·卷之二·本草分类·治疮门·治疮毒通用》）

滑石

滑石甘寒治湿热，利便兼通脏腑结，
行积逐瘀下乳难，膈热身热多烦渴。

【李梴注】石乃土之精，石滑而细腻也。无毒。性沉重而降，阴也，入足阳明经。燥脾湿，降胃火，主小便癃闭淋沥，通九窍六腑津液，上气令下行，荡胃中积聚食毒瘀血，而泄澼自止。除膈上烦热身热燥渴，兼滑女子难产，下乳汁，妊娠小便转胞。白色者佳，余色有毒。研粉，或以牡丹水煮，飞过晒干。凡用必以甘草和之，石苇为使，恶曾青。(《医学入门·卷之二·本草分类·治热门·治中焦热药》)

桦木皮

桦木皮苦平无毒，初肿乳痈调酒服，
时行热毒豌豆疮，诸黄疸症浓煎熟。

【李梴注】皮有花纹，北来者佳。治乳痈初发，肿痛结核欲破脓者，为末，酒下一钱即睡，一服而愈。伤寒时行热毒，发豌豆疮及诸黄疸症，浓煮汁饮之良。又烧灰合他药治肺风毒。(《医学入门·卷之二·本草分类·治疮门·治疮毒通用》)

槐花

槐花苦平清肺汤，肠风痔痢最为良，
心痛眼赤俱炒用，杀腹虫治皮肤疮，
胶化风涎治口噤，四肢顽痹与破伤。

【李梴注】槐花，又名槐鹅。无毒。阴也。润肺脏，凉大肠。治风肠下血、五痔便血、血痢甚佳，不可过剂。又治心痛、眼赤，杀腹脏虫，治皮肤风热，微炒用。槐胶，主一切风，化涎。治肝脏风、筋脉抽掣及急风口噤，或四肢不收、顽痹，或毒风周身如虫行，或破伤风、口眼偏斜、腰背强硬。任作汤、散、丸、煎，杂诸药用之，亦可水煮和药为丸。槐树上菌，又名槐耳。无毒。主五痔脱肛下血，心痛，妇人阴中疮痛。(《医学入门·卷之二·本草分类·治燥门·滋血润燥药》)

槐豆（槐实）

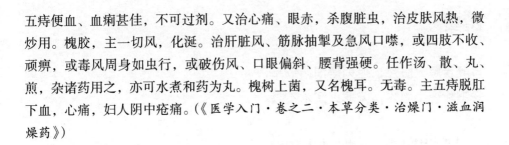

槐实苦酸咸气寒，湿热肠风痔痢宽，
疏五内邪清头目，疝痛阴疮胎产难，
皮主牙疳根喉痹，枝治风痿崩带安。

　　【李梴注】槐木，虚星之精，叶大则黑，昼合夜开，故从鬼。又名守宫实，即荚中子，大如豆，坚而色紫，俗名槐角。无毒。主湿热肠风下痢、五痔，疏导五内邪气，风热烦闷。兼明目，除热泪，头脑风眩，心头吐涎如醉，漾漾如立舟车上者。又治疝痛及男妇阴疮湿痒，妇人乳瘕，子脏急痛，堕胎催生，吞七粒即效。《本草》云：补绝伤益气，亦治中带补之剂也。微炒用。槐白皮，味苦。主口齿风疳蜃血，浆水煎含之。阴疝、卵肿、气瘤及痔有虫，或下脓血，煎汤淋洗槐根皮，平。主喉痹寒热，中风强直，皮肤不仁。煎汤洗五痔并一切恶疮，妇人产门痒痛及汤火疮。煎膏，消痈肿，止痛长肉。槐枝，煮汁酿酒疗大风、痿痹甚效。崩中，带下赤白，烧灰，酒调服。九种心痛，水煎服。又煎汤洗疮及阴囊下湿痒。煅炭揩齿去虫，烧沥涂癣，和麻油磨浓点赤眼。槐叶，平。煎汤，治小儿惊痫壮热，疥癣疔肿，鼻气窒塞。(《医学入门·卷之二·本草分类·治燥门·滋血润燥药》)

黄蘖

黄蘖苦解五脏热，疸痢痔崩诸疮疬，
安蛔除痿小腹疼，无非火泻水不越。

【李梴注】蘖，巨也。木大而皮厚实鲜黄者佳，俗名黄柏。气寒，无毒。沉而降，阴也。足少阴手厥阴本药，足太阳引经药。主五脏肠胃中结热，黄疸，肠中痔，止泄痢，女子崩中，带下赤白。阴伤蚀疮，男子茎上疮，煮汁洗，更为末敷之。蜜炙为末治口疮，佐以细辛尤神。又蜜炙入青黛、龙脑一字，治颊舌疮，吐涎而愈。眼赤、鼻齄、喉痹及痈疽、发背、乳痈、脐疮亦用。东垣云：泻下焦隐伏之龙火，安上出虚哕之蛔虫。单制而能补肾不足，生用而能补阴痿厥。凡下体有湿，瘫痪肿痛，及膀胱有火，小便黄，小腹虚痛者，必用之。兼治外感肌热，内伤骨热，失血遗精阴痿。抑考黄连入

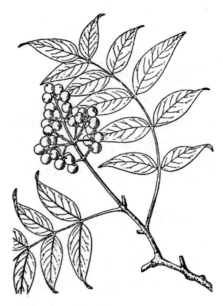

黄 蘖

心，栀、芩入肺，黄柏入肾，肾苦燥停湿，柏味微辛而能润燥，性利下而能除湿，故为肾经主药。然《本经》谓其主五脏热者，盖相火狂越上冲，肠胃干涸，五脏皆火。以上诸证，皆火之所为，湿亦火之郁而成也。用以泻火，则肾水自固而无狂越漏泄之患。所谓补肾者，亦此意也。丹溪谓：肾家无火而两尺脉微，或左尺独旺者，皆不宜用。惟两尺脉俱旺者最宜。铜刀削去粗皮，生蜜水浸半日，取出炙干，再涂蜜慢火炙之，每两炙尽生蜜六钱为度。入下部盐酒炒，火盛者童便浸蒸。恶干漆。(《医学入门·卷之二·本草分类·治热门·治下焦热药》)

黄精

黄精无毒味甘平，大补劳伤心肺清，
除风湿益脾胃气，十年专服可长生。

【李梴注】得太阳之精也。补五劳七伤，润心肺，除风湿，益脾胃，补中益气，安五脏，耐寒暑，服十年乃可延年不饥。其花胜其实，但难得耳。二月采正精，阴干入药，生用。若单服之，先用滚水淖去苦汁，九蒸九晒。但此物与钩吻相似，误用杀人。钩吻即野葛，蔓生，叶头尖处有两毛钩子。黄精如竹叶相对，根如嫩姜，黄色。又偏精不用。（《医学入门·卷之二·本草分类·治寒门·治虚寒通用》）

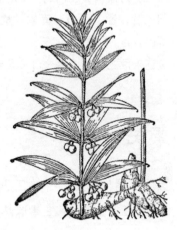

黄　精

黄连

黄连苦寒清心胃，目赤口疮胸痞滞，
热呕热痢热毒疮，妇阴肿痛儿疳气。

【李梴注】黄，晃也，象日光色也；连珠而生，上草也。无毒。味厚气薄，阴中阳也，入手少阴经。火就燥也，然泻心实泻脾胃，子令母实。心火因脾湿热而盛，故目为中焦使。药酒浸炒，则上行头目口舌；姜汁炒，辛散冲热有功，消心下痞满，伏梁积。热郁中焦欲吐不吐，恶心嘈杂吞酸，惊悸健忘，或卒心痛，热呕热泻热痢。一切湿热形瘦气急，一切时行热毒暑毒，诸般恶毒秽毒，诸疮疡毒，俱以姜和其寒，而少变其性，不使热有牴牾也。生用，治实火斑狂烦渴。

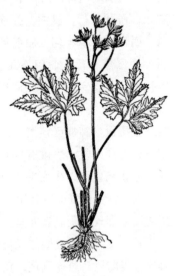

黄　连

吴萸水炒，调胃厚肠，治冷热不调，久痢久泻，肠澼腹痛下血，益胆镇肝，止血行滞。黄土炒，治食积，安蛔虫，小儿疳病有虫好食泥土。盐水炒，治下焦伏火，妇人阴中肿痛。心去，疗下焦虚，坚肾。《日华》云：治五劳七伤，皆泻南补北之谓也。丹溪谓黄连治病，清心胃也。肠胃有寒及伤寒下早。阴虚下血及损脾而血不归元者，皆不可用。黄芩、龙骨为使，恶菊花、芫花、玄参，畏款冬花，胜乌头，解巴豆毒，忌猪肉、冷水。单方：治小儿鼻下两道赤，名曰蜃鼻疳，以米泔洗，用黄连末敷之。(《医学入门·卷之二·本草分类·治热门·治中焦热药》)

黄芪

黄芪甘温性无毒，补益三焦呼羊肉，
内托痈疽外敛汗，生津退热效尤速。

【李梴注】黄，色；耆，老也，服之延年。又名芪者，底也，补下元也。可升可降，阴中之阳也，入手少阳、手足太阴经。东垣云：温肉分而实腠理，益元气而补三焦。盖补肺，皮毛自实。治上焦虚喘短气者，泻肺中火也；中焦脾胃虚弱，脉弦，血脉不行，羸瘦，腹痛；下焦久泻痢，肠风，崩带，月事不匀，胎前产后诸虚疾，小儿百病。补三焦、肾、命门不足，呼为羊肉。又云：内托阴证之疮疡，外固表虚之盗汗。治痈疽久败，排脓、止痛、生肌收口。逐五脏恶血，大风癞疾，五痔鼠。肺痈已溃者，用此从里托出。有汗则止，无汗则发。表虚有邪发汗不出者，服此则

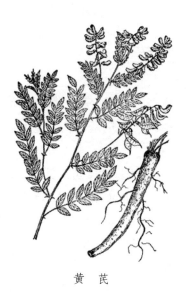

黄 芪

汗。兼止渴生津，生血补中。泻阴火，退虚热之圣药也。惟苍黑气盛者禁用，表邪旺者亦不可用，用之反助邪气。阴虚者亦宜少用，用之以升气于表，则内反虚耗矣。皮微黄，肉白柔软。出绵上者，服之长肉。疮疡生用，肺虚蜜炙，下虚盐水炒。恶龟甲、白鲜皮，畏防风。风能制芪，芪得防风，其功愈大，盖相畏而相使者也。(《医学入门·卷之二·本草分类·治湿门·补气除湿药》)

黄芩

黄芩苦味枯飘者，泻肺除风热在肌，
坚者大肠除热用，膀胱得助化源宜。

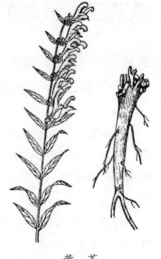

黄芩

【李梴注】芩，金也；黄色，应秋金也。气寒。无毒。可升可降，阴也；入手太阴经。中空而烂者名腐肠，泻肺受火邪气逆，消膈上痰热及胃中湿热黄疸。中破而飘者名宿芩，泻肺痰火，利气，除时行风湿热邪在表，寒热往来，诸疮乳痛，背发疔肿火疡，用之排脓。一切上部实热痰热积血，假此降散。细实直而坚者名条芩，泻大肠火，逐水消谷，止热泻下痢脓血、腹痛后重，养阴退阳。细实圆而坚者名子芩，去膀胱热，滋化源，利小肠，治五淋小腹绞痛，及女子血闭下血。又安胎者，由其能降上中二焦之火，使之下行也。故曰得厚朴、黄连止腹痛；得五味子，牡蒙、牡蛎令人有子；得黄芪、白蔹、赤小豆疗鼠瘘；得川芎调平心血，心平而热自退，血不妄行矣。酒炒上行，便炒下行，寻常生用。山茱萸、龙骨为使，恶葱实，畏丹砂、牡丹、藜芦。(《医学入门·卷之二·本草分类·治热门·治上焦热药》)

黄蜀葵花

黄蜀葵花治便淋，用子催生待产临，
疮家要药惟敷傅，能消脓水久浸淫。

【李梴注】近道处处有之。另是一种，非蜀葵中黄者，叶尖狭，多刻缺，夏末开花淡黄色，叶心下有紫檀色，六七月采，阴干或日干。治小便淋。难产催生，取子四十九粒，焙为末，温水下；根煮浓汁冷服亦好。《衍义》云：疮家要药。诸恶疮脓水久不差者，作末敷之即愈。又有一种龙葵，苦寒，无毒。北人谓之苦葵，叶圆花白，子若牛李子，生青熟黑，食之解劳少睡，去虚热肿。其子疗疔肿，其根为末，入麝少许，敷发背痈疽甚，差。(《医学入门·卷之二·本草分类·治燥门·滋血润燥药》)

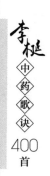

黄药子（黄药）

黄药苦平主恶疮，瘘疮喉痹犬咬伤，
取根研汁随含傅，治马原来用此方。

【李梃注】其根初采湿时红赤色，暴干则
黄。无毒。主诸恶肿疮瘘，喉痹，蛇犬咬毒，取
根研，内服外傅，亦治马心肺热有功。子肉，味
酸。治咯血，鼻衄不止。又浸酒服之，治瘿气神
效。略消即止，不可过剂。(《医学入门·卷之
二·本草分类·治疮门·治疮毒通用》)

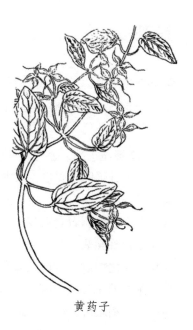

黄药子

火麻子

火麻子甘无毒平，润肠能破积血凝，
治痹宽膨止消渴，催产下乳救脉停，
花性大同却有毒，食久令人见鬼精。

【李梃注】又名麻子仁，四棱，处处有之，皮可为布及履。东海者大如莲
实，北地者大如豆，南地者子小。入足太阴、手阳明经。主大肠风热结燥，小便
淋闭。破积血，治皮肤顽痹，风癞骨髓疼痛，风水腹大，脐腰重痛。止消渴。治
妊娠心痛腹疼、逆生倒产、产后恶露不尽、腹胀。古方脉代用之者，以其能复血
脉而益中气也。兼治小儿赤白痢。长肌肉，益毛发，但多食反损血脉，滑精，痿
阳，发带病。凡使以布包沸汤中浸，汤冷取出，垂井中一夜，勿令着水，次日晒
干，新瓦上挼去壳用。花名麻贲，又名麻勃，即麻花上勃勃者。主利五脏，下
血破积，止痹散脓。久食令人见鬼狂走。(《医学入门·卷之二·本草分类·治燥
门·滋血润燥药》)

藿香

藿香辛温散寒气，霍乱心疼并呕哕，
消风水肿辟瘴邪，行气入肺专开胃。

【李梴注】藿，豆叶，叶似藿，或言主疗霍
乱，故名。无毒。可升可降，阳也。入手足太阴
经。能发汗散寒湿，温中止霍乱心腹痛、吐逆最
要药也。又消风水毒气浮肿，辟恶气瘴气，兼止
疟，进食，治口臭。本芳香开胃助脾之剂，但入
发表散药则快气，入补脾药则益气，入顺气药则
理肺滞。水洗去土梗，用叶。(《医学入门·卷之
二·本草分类·治寒门·治中焦寒药》)

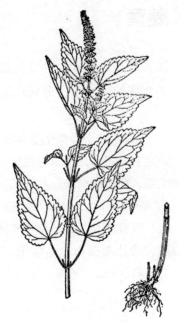

藿 香

鸡冠花

鸡冠花子凉无毒，泻肝热治肠脏风，
更主血脓红白痢，妇人带下及崩中。

花形似鸡冠。子入药，微炒。(《医学入
门·卷之二·本草分类·治燥门》)

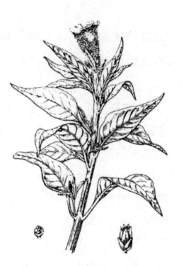

鸡冠花

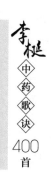
姜黄

姜黄气烈似郁金，治冷气胀痛腹心，
破血积能通经水，退风热消痈肿深。

【李梴注】形似生姜而色黄。《日华》云：海南生者名蓬术，江南生者为姜黄。味苦、辛，气大寒，功力烈于郁金。治气为最，冷气宿食，心腹结积胀痛用之。破恶血、血块、癥瘕，通月经，产后败血冲心尤验。兼除风热，暴风疼痛，消痈肿，治扑损瘀血。醋炒用。（《医学入门·卷之二·本草分类·治寒门·治中焦寒药》）

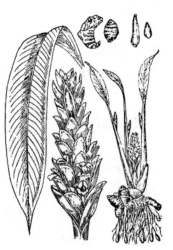

姜 黄

僵蚕

僵蚕辛咸散痰结，中风喉痹疮瘢灭，
阴易崩带产余痛，儿惊夜啼口噤撮。

【李梴注】人家养蚕，有合箔自僵直死，小白色似有盐度者，即晒干，勿令中湿，湿则有毒。气平，无毒。浮而升，阳也。主散风痰。丹溪云：能助金清化之气，治相火结滞之疾，故《日华子》以治风及劳瘦也。治中风失音，半身不遂，并一切风疾头风，口疮面黚，喉痹欲死，灭诸疮瘢痕，及遍身病疹，瘰疬，发背，痔疮痔肿，火丹金疮，皮肤风动如虫行。男子伤寒后阴易病，女子崩中带下，产后余痛，乳汁不通，小儿惊风夜啼、口噤撮口，兼去三虫，能发汗。头番干久者佳，糯米泔浸去涎嘴，火焙或姜汁炒。治面上疮瘢，僵蚕、衣鱼、鹰屎白等分，为末涂之。（《医学入门·卷之二·本草分类·治风门·祛风化痰药》）

金银花

金银花即忍冬草，甘温无毒阴疽宝，
消渴虚风寒热宁，腹胀血痢叶可捣。

【李梴注】处处有之。其藤左绕附木，名
左缠藤。凌冬不凋，又名忍冬草。花有黄白二
色，又名金银花。主痈疽疮肿，止消渴要药也。
叶，煮汁酿酒，补虚疗风及寒热身肿腹胀；浓煎
服，主热毒、血痢、水痢，兼治五遁飞尸。去梗，
阴干。（《医学入门·卷之二·本草分类·治疮
门·疮毒正药》）

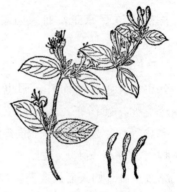

金银花

金樱子

金樱子酸涩性平，燥脾益肾止遗精，
和血调脏治痢泻，久服耐老身亦轻。

【李梴注】色如金，形如罂。无毒。疗脾泻
下痢，止小便利，涩精气，久服养精益肾，调和
五脏，活血驻颜，耐老轻身。丹溪云：属土而有
金水。经络隧道以通畅为和平，昧者反取涩性为
快。中寒有痞者禁服。凡采，须十月半熟时，不
尔，复令人利。煎膏法见六卷"金樱膏"。花，
平。止冷热痢，杀寸白虫。皮，止泻血及崩带。
（《医学入门·卷之二·本草分类·治湿门·治湿
通用》）

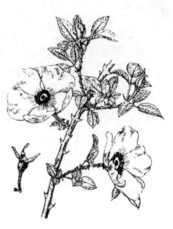

金樱子

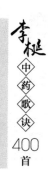

荆芥

荆芥辛温疗诸疮，暴伤寒证发汗良，
除痹破气专凉血，血风血晕是仙方。

【李梃注】俗名荆芥，本名假苏，气味似紫苏也。无毒。浮而升，阳也。主诸疮癞疮，风疹瘰疬，暴伤寒，头疼目眩，手足拘急，气壅寒热等症，发汗即散，惟有渴者不宜。除湿痹脚气，筋骨烦疼，破结气，下瘀血，通血脉，凉血止血，妇人血风要药。产后血晕，为末，童便调热服。产后中风身强，酒调服神效。又为末和醋，封风毒疔肿。取花实成穗者，日干用。（《医学入门·卷之二·本草分类·治风门·行气开表药》）

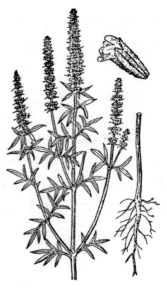

荆　芥

景天

叶似马齿苋而大作层，上茎极脆，开红紫花，今人以盆养于屋上以辟火，故又名慎火草。味苦酸。气平。无毒。主大热身热烦，邪恶气，诸蛊毒痂疕，寒热诸不足。治火疮风疹恶痒，游风疮毒。小儿丹毒赤肿，生捣敷之。其花主女人漏下赤白。七月采，阴干。（《医学入门·卷之二·本草分类·治热门·治热杂用》）

酒

酒味苦甘辛大热，大扶肝胃活气血，
破癥行药辟恶邪，痰火病人宜撙节，
糟性温中宿食消，一切菜蔬毒可杀。

【李梴注】酒，酉也。酿之米曲、酉醴，久而味美也。味辛者，能散，为导引，可以通行一身之表，至极高之分；味苦者，能下；甘者，居中而缓；淡者，利小便而速下也。陶隐居云：大寒凝海，惟酒不冰，性热甚也。大扶肝养脾，厚肠胃，润皮肤，散胸中郁气，活肢体滞血，破癥癖。行药势，引入诸经，不止与附子同。杀百邪恶毒气，御风寒雾露。昔有三人触雾晨行，空腹者死，食粥者病，饮酒者健。此酒之辟恶也。《东垣十书》云：醇酒冷饮有三益，一得温中之寒以养肺，二得寒中之温以养脾，三则令人不得恣饮，惟好饮及中寒者不可。丹溪云：本草止言其大热有毒，不言其湿中发热近于相火，醉后恶寒战栗可见矣。其性善升，大伤肺气，助火生痰，变为诸病。病之浅者，或呕吐，或自汗，或疼痒，或鼻齇，或衄血，或泄痢，或心脾胃痛，尚可散而出也；病之深者，为消渴，为内疽，为肺痿，为内痔，为鼓胀，为失明，为哮喘，为劳嗽，为癫痫，为痰膈，为吐血，尤有为难名之病。陶隐居云：多饮伤神损寿，不可撙节以卫生乎？诸米酒有毒，酒浆照人无影者不可饮。合乳汁令人气结；合牛肉食，令腹内生虫。酒后不得卧。凡酒忌诸甜物。酒毒，葛花、红豆解之。酒类甚多，惟糯米面曲造者，可入药用。甜糟，味咸、温，无毒。主温中冷气，消食杀腥，去一切菜蔬毒；藏物不败，糅物能软，润皮肤，调脏腑。三年已下陈酒，以物承之，摩风瘙，止呕哕，御风寒，罨扑损瘀血，浸洗冻疮及傅蛇蜂叮毒。红曲酒，大热，有毒。发脚气、肠风、痰喘诸疾。惟破血杀毒，辟山岚寒气，疗打扑伤则尤妙也。（《医学入门·卷之二·本草分类·食治门》）

桔梗

桔梗苦辛提气血，头目鼻咽皆肺热，
胸胁腹肠多有痰，又定惊痫排疮疖。

【李梴注】桔，结也；梗，缬也，其文缔结如缬也。气微温。小毒。浮而升，阴中阳也，手太阴引经药。《衍义》谓其开提气血。凡气血药中宜用，载诸药不致下沉，为舟楫之剂。主肺热气促嗽逆，脓血寒热，肺痿肺痈，及头目不清，鼻塞鼻衄，口疮牙风，喉痹咽肿，胸胁痛如刀刺，腹满积块，肠鸣下痢，中冷食不消，霍乱转筋，皆气凝血滞痰壅也。兼定大人惊恐风痹，小儿客忤惊痫，一切疮疖痈疽在表实证，假此引药行上行表。抑论本草云补气血，又曰养血补内漏。许旌阳谓其能升水降火。愚亦谓其有桔槔之义，故仲景用治少阴咽痛咽干。然则《衍义》所谓能开散气血凝滞，而痰亦疏通，能升提行

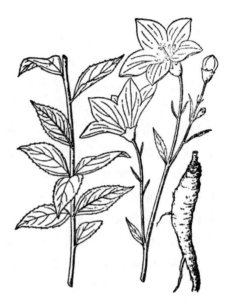

桔　梗

上行表，而升中有降，故丹溪曰：惟下虚及怒气上升者不宜。去头及两畔附枝，米泔浸一宿，焙干，节皮为使。畏白及、龙眼、龙胆。与牡蛎、远志同用疗恚怒，与石膏、葱白同用能升气于至阴之下，与硝、黄同用能引至胞中至高之分，利五脏肠胃。又有一种甜桔梗，即荠苨根，足以乱人参。见后卷。(《医学入门·卷之二·本草分类·治热门·治上焦热药》)

菊花

菊花味甘气平寒，诸风温痹皮肤顽，
头眩目泪胸烦痛，久服滋阴肠胃安。

【李梴注】菊，鞠也。《尔雅》云：鞠如聚金不落。花，萼也，后凡言花者，仿此。无毒。可升可降，阴中阳也。主诸风湿痹，腰痛去来，四肢游风，皮肤死肌。治头风眩痛，两目欲脱泪出。去翳养血明目要剂也。又宽胸膈烦热，止心痛。丹溪云：能补阴气，治头目胸热诸症者，补其水而清气升，风火自降也。久服安肠胃，黑发延年，兼治疗肿，取根叶绞汁内服外傅。白菊，润肺黑须发，和巨胜子蜜丸服。正月采叶，五月采茎，九月采花，阴干，味甘单叶黄花，应候开者入药；野菊味苦，大伤胃气不用。桑白皮为使。（《医学入门·卷之二·本草分类·治风门·清热润燥药》）

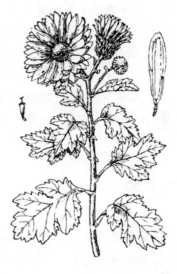

菊

卷柏

卷柏无毒辛甘平，止血用炙破血生，
血闭瘕淋阴内痛，咳逆风痿脱肛宁。

【李梴注】生石上，处处有之。卷屈如鸡足，青黄色，叶似柏。生用破血，炙用止血。主妇人经闭无子，癥瘕，淋结，阴中寒热痛。兼治咳逆、头中风眩、痿厥、脱肛、尸疰、五脏邪气，强阴益精，和颜色。七月采，去近石沙土处，阴干用之。（《医学入门·卷之二·本草分类·治燥门·治燥通用》）

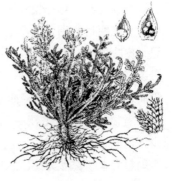

卷 柏

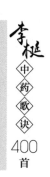

决明子（草决明）

草决明咸甘苦平，治肝风热冲眼睛，
唇青头痛兼止衄，消痰省睡益阴精。

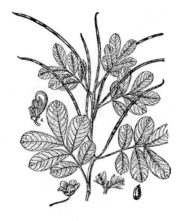

决明子

【李梴注】治眼决然而明也；言草者，别于石决明也。无毒。主肝风热毒冲眼，青盲赤障肿痛，泪出肤翳，治唇口青色。用涂太阳穴止头痛，贴脑心止鼻衄，兼消痰止渴。久服益精，令人不睡。如绿豆大而锐，微炒。芪实为使，恶火麻仁。（《医学入门·卷之二·本草分类·治风门·清热润燥药》）

苦参

苦参气寒吐大热，平胃能除心腹结，
逐水利疸破癥瘕，大风恶疮虫疥杀。

【李梴注】味至苦，入口则吐。无毒。沉也，纯阴，入足少阳经。主时气恶病大热，伏热结胸，用此为末，醋调吐之。平胃气补中，养肝胆气，安五脏，定志益精，利九窍。治疸逐水，除心腹结气，癥瘕积聚，及大风赤癞眉脱，遍身胸胫脐腹、近阴处生风热细疥痒痛，杀疥疮虫、下部䘌。又能明目止泪，治卒心痛、肠澼热痢、热毒风，皮肤烦躁，止渴醒酒，狂邪发恶，饮食中毒。丹溪云：苦参属水而有火，能峻补阴气。有用揩齿而致腰重者，以其气降而不升，非伤肾之谓也。

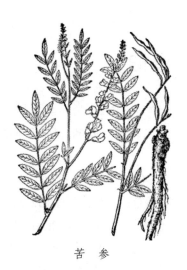

苦 参

胃弱者慎用。糯米泔浸一宿，蒸三时久，晒干，少入汤药，多作丸服。治疮，浸酒；治肠风，炒至烟起为末。玄参为使，恶贝母、菟丝子，反藜芦。（《医学入门·卷之二·本草分类·治热门·治下焦热药》）

款冬花

款冬花温味辛甘，止劳嗽喘唾稠粘，
肺痿烦渴心惊悸，洗肝明目咽如挽。

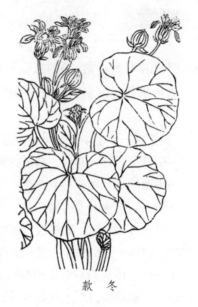

款　冬

【李梴注】款，至也，至冻时开花，故又名
颗冻。纯阳无毒。主咳逆上气，善喘息，呼吸连
连不绝，涕唾稠黏，消痰止嗽。治肺痿肺痈吐脓
血，消渴烦热，寒热。润心肺，益五脏，补劳
劣。古今治嗽之最要者也。有人病久嗽，用款冬
花于无风处烧，以笔管吸其满口则咽，数日效。
兼治心虚惊悸，发痫，洗肝明目，治咽喉肿痛如
挽。花半开者良。去枝土，甘草水浸一宿，阴干。
杏仁为使，恶皂荚、消石、玄参，畏贝母、辛夷、麻黄、黄芪、黄芩、黄连、青葙
子，得紫菀良。(《医学入门·卷之二·本草分类·治燥门·解热生津药》)

昆布

昆布咸酸性冷寒，能消水肿利溺难，
瘿瘤结硬真良剂，阴癫煮汁咽之安。

【李梴注】昆，大也；形如布。无毒。主十二水
肿，利水道，散瘿瘤聚结气，疮瘘坚硬者最妙，咸
能软坚故也。项下结囊，和海藻等分蜜丸含咽。癫
癫卵肿者，单煮汁咽之。久服令人腹痛，发气吐沫，
以热醋少饮解之。凡海菜寒中，有小螺者尤损人，
胃虚者慎服。东流水煮半日，去咸味，焙干。昆布
臛：取一斤以米泔浸一宿，切细煮烂，入葱、盐、
椒、豉、橘皮，和粳米饭食，极下气，治膀胱急妨
海藻亦根据此法。(《医学入门·卷之二·本草分
类·治湿门·行湿利大小便药》)

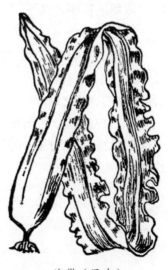

海带（昆布）

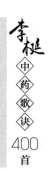

腊雪

腊雪甘寒解诸毒，善祛天行大热疫，
酒后暴热或发黄，小儿狂痫可温服。

【李梴注】雨下遇寒，气凝而为雪，春雪不堪收，十二月者佳。无毒。主解一切毒，治天行时气，瘟疫热疾，及丹石发动，酒后暴热黄疸；小儿热痫狂啼，仍小温服之。藏淹一切果实良。冬霜无毒。主解酒后诸热、伤寒鼻塞；治暑月汗渍，腋下赤肿及痱疮，和蛇粉敷之立愈。凡用瓦木上霜，以鸡翎扫取，收磁瓶中，时久不坏。秋露水，味甘美，无毒。在百花上者，止消渴，愈百疾，调五脏，润肌肤；在柏叶上者，主明目，俱于朝露未晞时拂取之。正月雨水，夫妻各饮一杯，还房当获时有子神效。若煎服之，令人阳气上升。夏冰，味甘大寒无毒，主去热烦，熨人乳石发热肿。暑夏盛热与气候相反，当时暂快，久皆成疾。（《医学入门·卷之二·本草分类·治热门·治热通用》）

兰草

兰草芳平辛更甘，止渴生津去癖痰，
利水散郁消诸痹，久服可与神明参。

【李梴注】叶似马栏，故名兰草。即今人栽植座右，花开时满室清香者，无毒。善止消渴，除胸中痰癖。丹溪云：散久积陈郁之气甚有力，利水道。《经》云：消诸痹，治之以兰是也。兼杀蛊毒，辟不祥。和油煎膏，泽头长发。久服益气润肌，轻身不老，可通神明。盖禀金水清气而似有火，方药俗人并不识用，惟东垣常用之。五六月采，阴干。入药煎煮。（《医学入门·卷之二·本草分类·治燥门·解热生津药》）

蓝实

蓝实甘寒苦杀魃，解毒解结最适宜，
叶主热狂并吐血，解毒杀虫更出奇。

【李梴注】蓝字从监，《月令》仲夏无刈蓝，以伤生长之气；实，子也。无毒。主小儿魃病鬼痊，解经络中结气及败血。叶汁，主天行热狂烦躁，吐血衄血，赤眼，及小儿壮热、疳热、丹热，游风热肿，疔肿头秃，一切热毒；解诸药毒、箭毒、金疮血闷，产后血晕。杀鳖瘕虫蛇伤、蜘蛛蜂螫毒，捣汁一碗，入雄黄、麝香少许，点咬处，或细服之。又治噎病不下食有虫者，单服其汁，虫化为水。真青布烧灰，敷恶疮经年不瘥，灸疮出血，令不中风。（《医学入门·卷之二·本草分类·治热门·治上焦热药》）

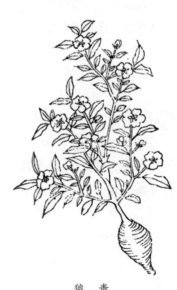

狼毒

味辛，平，有大毒。能杀飞禽走兽，狼鼠中之即死。消水气，止咳逆上气，破痰饮积聚癥瘕，饮食寒热，胁下积癖，心腹胀痛，脏腑内一切虫病。兼治恶疮鼠瘘，干癣，疳蚀，鬼精蛊毒。川产陈而沉水者良。（《医学入门·卷之二·本草分类·治湿门·治湿杂用》）

狼　毒

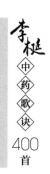

雷丸

雷丸咸苦冷微毒，逐皮热毒杀诸虫，
摩膏疗儿百种病，久服伤阴男女同。

【李梴注】雷，累也；丸，圆也，累累相连如圆状也。主散皮肤中热结毒气，胃中邪热。杀疮疥中虫及寸白三虫。作摩膏除小儿百般积病。《本草》云：利丈夫，不利女人。疏利男子元气，不疏利女子脏气，非利益之利也。故又曰：久服令阴痿。要之，疏利之剂伤阴损血，男女中病则已，皆不宜过服。兼治癫痫狂走，蛊毒。出汉中，白者佳，赤者杀人。醋浸泡，去黑皮，焙。《雷公》以甘草汤浸二日，刮去黑皮，酒拌蒸半日，焙干用。芫花、厚朴、荔核为使。恶葛根。（《医学入门·卷之二·本草分类·治疮门·疮毒正药》）

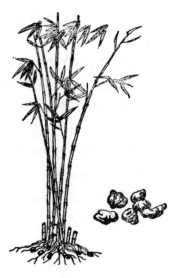

雷　丸

藜芦

藜芦苦寒亦善吐，风痫蛊毒与喉痹，
诸疮癣秃鼻息肉，止痢治疸除逆哕。

【李梴注】藜，黑色；芦，虚也。茎中虚如葱管，故俗名鹿葱。有毒。大吐上膈风痰，中风不语，暗风痫病，喉痹及蛊毒，浓煎防风汤浴过，焙干微炒为末，温水下五分，以吐为度。兼治诸疮疥癣马刀，鼻中肉头秃，及久痢肠澼，黄疸，咳逆哕逆，杀诸虫。去芦头，糯米泔浸一宿微炒，不入汤药。黄连为使，反细辛、芍药、五参，恶大黄。单方：牙疼，为末，纳牙孔中勿咽。又烧灰煎膏点黑痣。（《医学入门·卷之二·本草分类·治风门·祛风化痰药》）

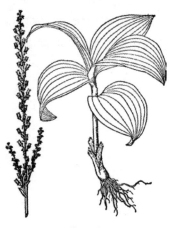

藜　芦

连翘

连翘苦寒散心火，脾经湿热特轻可，
排脓消肿用作君，治血通淋为之左。

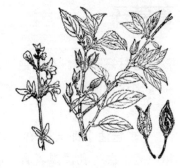

连　翘

【李梴注】片片连合如鸟尾。无毒。浮而升，阳也，手足少阳阳明经药。入手少阴经，散心经火郁客热，降脾胃湿热，专能排脓消肿，瘰疬瘿瘤、痈肿恶疮不可缺也。治血证实者，与黄连同为中焦佐使，防风为上使，地榆为下使也。兼利月经。通五淋，消蛊毒，诸证皆心火凝滞而成。此药气味俱轻，而能散火解郁，虚者慎用。小儿诸疮客热最宜，去穰。根名连翘，苦寒，《本经》不见注，惟仲景《伤寒》用治身热发黄。(《医学入门·卷之二·本草分类·治热门·治中焦热药》)

莲子

莲子无毒甘平味，涩精养神补中气，
止渴止痢治腰疼，遇食须先去苦薏。

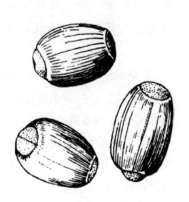

莲子（种子）外形

【李梴注】鲜者绿房紫的，相连而成实也。止泄精白浊，安心养神，补中益气，醒脾内滞，止渴止痢，治腰疼。一切五脏不足，伤中内绝，补十二经气血，除百病。生食微动气，蒸食之良，令人欢心。食与入药，俱宜去心，免成霍乱。但《局方》亦有用水浸裂，生取其心，以治心热及血疾作渴，产后作渴，暑热霍乱者。盖有是病，服是药也。莲花蕊，暖，无毒。镇心，固精，益气，驻颜，催产。忌地黄、蒜。石莲子，即鲜莲经秋就蓬中干而皮黑沉水者。味苦，寒。取其肉于砂盆中，干，擦去浮上赤色，留青心为末，少入龙脑为汤点服，宁心志，清神。单用炒为末，止痢，治腰痛，止哕逆。树生一种皮黑坚而肉多油者不用。方书言：石莲子者，皆老家莲子也。(《医学入门·卷之二·本草分类·食治门》)

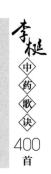
莨菪子

莨菪苦甘寒有毒，专能截风治痫搐，
杀虫齿痛定癫狂，多服放荡无拘束。

【李梴注】即天仙子，多服久服善走。先
用醋煮，次牛乳浸黑者真。晒干，生用泻火。
(《医学入门·卷之二·本草分类·治风门·治
风通用》)

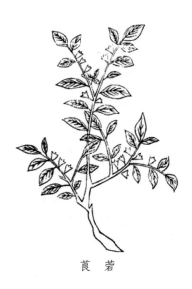

莨　菪

蓼实

蓼实辛温能下水，明目温中去寒暑，
霍乱转筋腹内疼，破癖消痈及疮瘰，
叶洗脚肿敷蛇伤，肠蛭马蓼独可取。

【李梴注】蓼，蓼也，至秋柯枝高硕寥寥然。茎赤叶大，上有黑点，生水泽
中。《衍义》云：即水蓼之实也。无毒。下水气面目浮肿，明目温中，治风寒及
夏月喝中心闷欲死，霍乱转筋，心腹疼痛，并水煮服之。又治疝癖、痈疮、瘰
疬，久服则效，效则已。小儿头疮敷之良，除大小肠邪气，通五脏壅。多食令人
吐水，损肾阳气。二月食之发心痛寒热；合鱼鲙食，令人阴冷疼，气欲绝。入药
微炒研碎。叶，煮汤捋脚，消气肿及脚痛成疮；生绞汁服，治蛇毒入内心闷，仍
捣敷伤处。马蓼，去肠中蛭虫。抑考蓼有七种：香蓼可作菜食，治腰脚；青蓼，
可酿酒，主风冷；红蓼，可作酱；水蓼，一名大蓼，即水红蓼，主恶疮，去痹
气，诸蓼叶俱狭小，惟马、水二种阔大，花皆黄白，子皆青黑。(《医学入门·卷
之二·本草分类·治湿门·治湿通用》)

羚羊角

羚羊角味苦咸寒，主伤寒热清肺肝，
痛风毒痢皆能止，又消食噎辟邪干。

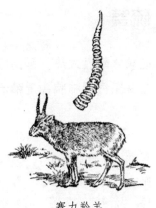

赛力羚羊

【李梴注】羚，聆也，耳边听之有声，然他角亦有声，但取角节蹙圆，绕挛中深锐，紧小有挂痕者真。无毒。入足厥阴经。主伤寒时气寒热，热在肌肤。清肺，能止热毒下痢血痢；清肝，能治风毒伏骨，疼痛蜷挛。古法为末，酒调服之，催产难；烧灰服之，治产后血冲心烦，又治食噎不通。雷公云：角有神，能辟蛊毒梦魇惊狂，小儿惊痫，山岚瘴气，故又曰羱羊，言有神灵也。入药勿令单用，须要不拆原对，以绳缚定，锉为末，勿令犯风，研极细入药，免刮人肠。（《医学入门·卷之二·本草分类·治热门·治中焦热药》）

刘寄奴

刘寄奴温苦味真，消瘀血治产余屯，
通经宽胀愈腹痛，汤火金疮效若神。

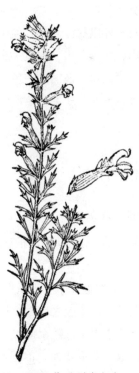

阴行草（刘寄奴）

【李梴注】无毒。主破瘀血。治产后余疾下血，止痛极效，更通妇人经脉癥结，下气，消水胀，止水泄、心腹疼痛。又治汤火疮至妙，先用糯米饮刷患处，后用此为末掺之，不痛无痕。凡汤着处，先用盐末掺之，护肉不烂，然后傅药。所以名刘寄奴，宋高祖裕之小名也。俗用此止金疮出血如神，但多服令人利。生江南，苗、茎似艾蒿，有四棱，高二三尺；叶青似柳，四月开小黄花，七月结实，似黍而细，一茎上有数穗互生；根紫大，七月采。苗、花、子通用。雷公云：去茎、叶，只用实。以布拭去上薄壳皮，酒拌蒸，日干用。（《医学入门·卷之二·本草分类·治燥门·治燥通用》）

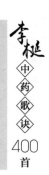

硫黄

硫黄甘酸性大热，杀诸疮虫燥脓血，
壮肾阳气暖肺脾，涩精治痹除呃噎。

【李梴注】硫，流也。助焰硝成火药，流而不返。又硫乃石之液，火之精也。有毒。疗疽痔恶疮，头秃，下部䘌疮，妇人阴蚀，一切疥癣，诸疮，努肉，恶血。杀虫及腹脏诸虫。暖肾壮阳，脚冷疼弱无力，筋骨顽痹，下元虚冷，泄精冷秘。又治脾寒久泻，心腹㽲癖积聚及肺胃俱冷，咳逆上气，鼻衄。一切脾肾元气欲绝，服之皆验。中病即已，不可过剂。能化金银铜铁奇物。《液》云：来复丹用硝石之类，至阳佐以至阴，与白通汤佐以人溺、猪胆汁大意相同。所以去拒格之寒，兼有伏阳，不得不尔。如无伏阳，不必以阴药佐之也。出广州舶上，矾石液也。色黄莹净者佳。凡使溶化入麻油中，或入童便中浸七日，细研水飞，入痼冷药，以雀脑髓拌之则不臭。一法：硫黄四两，用白矾半斤，入瓦罐内，以豆腐浆煮一日，去水慢火熬干，令结成一块。次日挖地坑埋一瓦罐，内贮米醋一碗，另用铁叶一片，钻十数孔于上，盖定罐口，却取前硫黄罐子覆铁叶上，两口相对，外以盐泥封固，候干，以炭火三炷香久，其白矾粘于上罐，硫黄溜于下罐醋内，候冷取出，水浸一宿，阴干，研用。曾青为使。畏细辛、铁。又土硫黄，出广南荣州，溪涧水中流出。味辛、热，腥臭。主疮疥，杀蛊毒。（《医学入门·卷之二·本草分类·治疮门·疮毒正药》）

柳华

柳华寒苦退疸黄，根叶皮攻疗肿疮，
絮止灸疮痛用实，煎枝含汁治牙良。

【李梴注】从木从卯。一云从夘，古酉字也。二月建卯，逢之而荣，故从卯；八月建酉，逢之而零，故或从夘。柳初生时，黄蕊子为花，及花干絮方出。絮之下有小黑子，随絮而飞，以絮为花者误矣。花，无毒。主风水黄疸面热黑，痂疥恶疮，金疮止血，治湿痹，四肢挛急膝痛。叶及枝叶煎膏，涂痛疽肿毒，疗疮，妒乳，反花疮，疥痂，漆疮，长肉止痛，续筋骨，煎洗马疥立愈。又治心腹气血作痛，天行热病，传尸骨蒸劳，汤火疮毒入腹，及服金石药人发大热闷，并下水气。絮，主止血，贴灸疮良，入池阴处化为浮萍。又多积可锤毡，与小儿卧益佳，以性凉也。实，主溃痈，逐脓血，子汁疗渴。枝细锉煎汁含之，治齿痛、洗风毒肿痒。（《医学入门·卷之二·本草分类·治疮门·治疮毒通用》）

龙胆草（草龙胆）

草龙胆寒味苦涩，益肝胆治下热湿，
止痢消疸去肠虫，蒸骨儿疳痈肿急。

【李梴注】叶似龙葵，味苦如胆。无毒。沉而降，纯阴。主益肝胆，止惊痫健忘邪气。酒浸则上行，疗两目赤肿睛胀，翳膜瘀肉高起，疼痛不可忍，眼疾必用之药。治胃中伏热，时气温热黄疸；除下焦湿肿，热泄下痢下血；去肠中小虫，骨间寒热，小儿客忤疳气，痈肿疮疥口疮。又治卒心痛，虫攻心痛，四肢疼痛，止烦益智，杀蛊毒。若空腹饵之，令之溺不禁。铜刀刮去须土，甘草水浸一宿晒，虚入酒炒黑，贯众为使，恶防葵、地黄。（《医学入门·卷之二·本草分类·治热门·治下焦热药》）

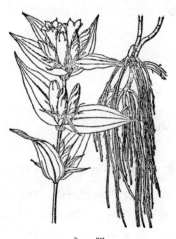

龙胆

龙骨

龙骨味甘平无毒，敛口专消肠内痈，
止精血汗安心志，燥湿除癥医痢脓，
齿攻结气及癫痫，角治中坚瘈疭风。

【李梴注】生晋地川谷及太山岩、水岸土穴中，死龙处得之。李肇《国史》云：春水时鱼登龙门蜕其骨也。主肠痈内疽，阴蚀及诸疮久不敛口，少用最妙。

107

小儿脐疮不差，研末傅之。治遗精白浊，缩小便，止吐、衄、尿血、肠风下血、盗汗、女人崩漏胎漏。安心志，定魂魄，夜卧多梦纷纭者加用之。成无己云：龙骨、黄丹、牡蛎皆收敛神气以镇惊。《雷公》云：龙骨气入肾脏，又能燥湿破癥，止泄痢脓血、老疟。兼治咳逆，心腹鬼疰精魅，小儿热气惊痫。凡使得脊脑作白地锦文，舐之着舌者佳，青白者次，黑者下。火煅细研，或酒煮，焙干用。畏石膏、理石、干漆、蜀椒。得人参、牛黄良。抑论龙骨涩药，去脱固肠而又破癥坚，何也？盖质虽枯涩，而味甘缓血，即如轻粉性寒利肠，质燥又敛肛门。噫！涩药能通，山茱萸、赤石脂之类；通药能止，香附、巴豆之类。犹之天门冬寒而补，厚朴热而泻，此药性之所以难识，而用熟者得之。齿，平，味涩，无毒。主心下结气不得喘息，惊痫，癫狂，诸痉，骨间寒热。镇心安魂，治小儿五惊十二痫，身热不可近。兼杀鬼精蛊毒。角，平。主惊痫瘈疭，身热如火，腹中坚及热泄。(《医学入门·卷之二·本草分类·治疮门·疮毒正药》)

蝼蛄

即月令蝼蝈鸣，俗呼土狗。味咸，寒，无毒。主十种水病肿满，喘促不得卧，通石淋，主难产，溃痈肿，除恶疮，下哽咽，解毒。其腰以前，主涩大小便；腰以后，主利大小便。若箭镞在咽喉胸膈及针刺在肉不得出者，用土狗脑捣汁滴上三五度，箭刺自出。夏至采夜行者，日干，入药炒用。(《医学入门·卷之二·本草分类·治湿门·治湿杂用》)

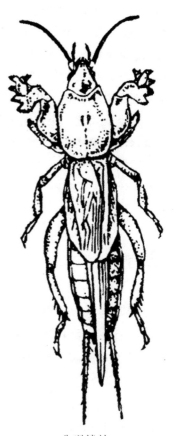

非洲蝼蛄

漏芦

漏芦大寒咸且苦，皮肤风热筋骨偻，
肠风尿血及遗精，通经脉又能行乳。

【李梴注】漏，流动而长也；芦，虚也。无毒。主皮肤风热，恶疮瘙痒。凡痔漏瘰乳痈发背，服之排脓止痛。瘾疹如麻痘者，可作浴汤。又治湿痹不仁，及跌扑续筋骨，傅金疮断血长肉。止肠风尿血泄精，通经脉，下乳汁。兼治赤眼，及小儿无辜疳，泻痢，冷热不调，杀虫。出黄帝葬所乔山及单州者佳。味苦酸者伪。去芦细锉，甘草拌炒，去甘草。南人用苗，北人用根。一云即飞廉。(《医学入门·卷之二·本草分类·治风门·治风通用》)

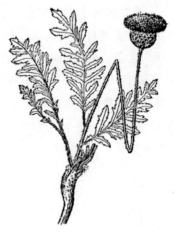

漏　芦

芦根

芦根甘寒清胃热，时行热疫大烦渴，
止霍乱及小便多，孕妇心烦更可活。

【李梴注】芦，疏也，条长而节疏也。在处有之，生下湿坡中，状似竹，无枝，叶抱茎而生，花白作穗，即芦茅也。无毒。主清胃中客热及寒热时疾，烦闷大热消渴，五噎膈气，干呕霍乱，吐逆不下食，止小便利，及孕妇心热烦闷。又治食狗肉不消，心下坚，或膜胀发热妄语，及食马肉鱼蟹中毒，并水煮服之。二八月采，逆流水肥厚根，去节须并土，日干用。(《医学入门·卷之二·本草分类·治热门·治热通用》)

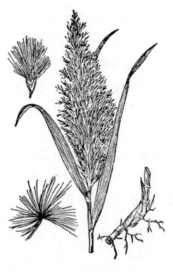

芦　苇

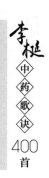
芦荟

芦荟苦寒疗热风，脑疳鼻痒齿䘌空，
目昏颈癣并痔瘘，镇儿惊痫杀疳虫。

【李梴注】芦，黑也；荟，合也。木之脂液凝成，色黑如锡，用数块散至水中，化则自合者为真。以其味苦，故又名象胆。《雷公》云：即番国白象胆也。无毒。主风热烦闷，胸间热气。吹鼻治脑疳，除鼻痒，傅齿䘌。和甘草减半为末，傅颈项耳颊癣疮湿痒并痔疾疮瘘。又明目镇心，治小儿癫痫、惊风、诸热。疗五疳，杀蛔虫、三虫。解巴豆毒。另研用。（《医学入门·卷之二·本草分类·治疮门·疮毒正药》）

鹿角

鹿角咸温仍秘精，止尿血与小腹疼，
逐瘀强筋祛邪恶，疮肿磨傅可复平。

【李梴注】鹿者，仙兽。常自能乐性云泉，至六十年，必怀琼于角下，角有斑痕紫点，盖鹿载玉而角斑。无毒。东垣云：鹿角秘精髓，而腰脊之痛除。止尿血、留血在阴中，除小腹血急痛，治折伤恶血，强筋骨，补绝伤，除邪恶气，治妇人梦与鬼交及胞中余血不尽欲死。诸恶疮、痈肿、热毒，醋磨傅之。或醋煮锉碎为末，或磨水，或烧灰，或炙黄色。杜仲为使。（《医学入门·卷之二·本草分类·治燥门·滋血润燥药》）

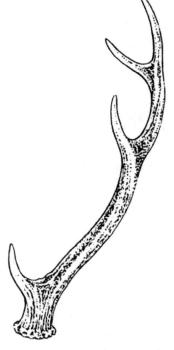

梅花鹿角外形

鹿角胶

鹿角胶甘温而平，虚羸失血四肢疼，
女崩无子安胎孕，淋露折伤用最灵，
霜味咸能补肾气，壮阳专止梦遗精。

【李梴注】即白胶。无毒。主伤中虚羸，劳绝气衰，多汗，咳嗽，吐血、咯血、嗽血、尿血、下血、四肢酸疼，腰痛、女人崩中不止、血闭无子，服之令有子，安胎止痛，淋露，折跌伤损。久服益髓长肌，悦颜色，令人肥健轻身延年。凡肿已溃、未溃者，以白胶一片渍软贴之，头上开孔，有脓即出，无脓自消。鹿角霜，味咸，温，无毒。治五劳七伤羸瘦，补肾益气，固精壮阳，强骨髓，止梦遗。煎胶霜法：取鲜角锯半寸长，置长流水中浸三日，削去黑皮，入砂锅内以清水浸过不露角，桑柴火煮。从子至戌时止，旋旋添水，勿令火歇，如是者，三日角软，取出晒干成霜。另用无灰酒入罐内，再煎成胶，阴干，或炒成珠，或酒化服，或入补药为丸服，功同麋角。得火良，畏大黄。有入药及黄蜡同煎者，非古法也。（《医学入门·卷之二·本草分类·治燥门·滋血润燥药》）

鹿茸

鹿茸甘温生精血，专治崩漏与遗泄，
虚劳如疟脚腰疼，石淋痈肿骨中热。

【李梴注】鹿，六也，为律，律主鹿。六月初生肉角，其毛茸茸。味甘、咸，无毒。补虚羸，生精血，益气强志，女人崩中漏血、赤白带下。男子泄精溺血，小便利，虚劳洒洒如疟，羸瘦，四肢酸疼，腰脊冷痛，脚膝无力。散石淋，痈肿，骨中热，疳痒。又能破留血在腹，坚筋骨，安胎

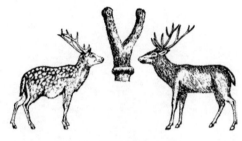

鹿及鹿茸

下气，治寒热惊痫，杀鬼精。生齿不老，乃血家去旧生新剂也。不损破出血，形小如紫茄者佳。或长四五寸，分歧如马鞍形，茸端如玛瑙者亦好。用酥涂匀，火焰中急燎去毛尽，微炙用。有小虫，不可鼻嗅。麻勃为使。按月令，冬至一阳生，麋解角；夏至一阴生，鹿解角。故麋茸补阳，鹿茸补阴。鹿峻，乃牝牡相感之精。其法用初生牡鹿三五只，苑囿驯养，每日以人参煎汤，同一切料草任其饮食，久之以硫黄细末和入，从少至多，燥则渐减，过而复始，大约三年之内，一旦毛脱筋露，气胜阳极，别以牝鹿隔苑诱之，欲交不得，或泄精于外，或令其一交，即设法取其精置磁器内，香黏如饧，随人所宜补药，如补阴丸、固本丸之类，以此峻加炼蜜三分之一，同和为丸，或和鹿角霜为丸。空心盐酒下，起虚羸瘵疾危症甚捷。(《医学入门·卷之二·本草分类·治燥门·滋血润燥药》)

鹿衔草

鹿有疾，衔此草则瘥，又名薇衔。味苦平，微寒。无毒。主风湿痹痛痿蹶，惊痫吐舌，贼风鼠瘘，痈肿暴癥，逐水明目。岐伯治身热解惰，汗出如浴，恶风少气，名酒风，以泽泻十分，薇衔五分，饭后服。叶似芜蔚，丛生有毛，花黄，根赤黑，七月采茎叶，阴干，得秦皮良。(《医学入门·卷之二·本草分类·治风门·治风通用·治风杂用》)

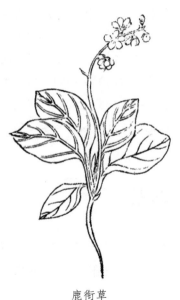

鹿衔草

露蜂房

露蜂房味苦咸平，消疬乳痈及齿疼，
痔漏风疹与癫痫，止女崩中儿咳声。

【李梴注】此即木上黄蜂窠，大者如瓮，小
者如桶。其蜂黑色，长寸许，螫牛、马、人乃致
死者，用此尤效。人家屋间亦往往有之，但小而
力慢，不若山林中得风露气者，故名。有毒。主
瘰疬成瘘作孔，和猪脂调涂。治乳石发则头痛，
烦热，口渴，溺赤，水煎服之，当利诸恶毒，随
小便出。风牙肿痛，盐填满孔，烧灰傅之。肠

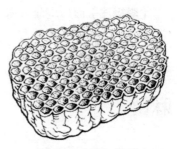

露蜂房（巢）外形

痈痔漏，皮肤瘾疹瘙痒，火熬，酒调服之。惊
痫瘈疭，寒热邪气，癫疾，鬼精蛊毒及妇人崩中漏下，小儿咳嗽，喉痹，并酒调
服之。又疗蜂螫肿毒，解诸药毒。《别录》云：和乱发、蛇蜕，三味烧灰，酒下，
主恶疮疽、附骨疽，根在脏腑，历节肿出，疔肿恶脉、诸毒皆瘥。凡使须十二
月采，洗去蜂粪泥土，蒸半日，晒干，炙令焦黄，细研。恶干姜、丹参、黄芩、
芍药、牡蛎。土蜂窠。不入汤药。治痈肿不消，醋调涂，干即易之。(《医学入
门·卷之二·本草分类·治疮门·治疮毒通用》)

络石藤（络石）

络石味苦性微寒，风热死肌口舌干，
背痈咽肿浆难入，坚筋利窍主腰髋。

【李梴注】根须布络石上而生，叶细圆者良，络木者不用，又名石薜荔。无
毒。主风热死肌，恶疮疥癣，白癜疬疡，口干舌焦，咽肿水浆不入。古方治喉
痹，单用水煎，细细呷之。治背痈和蜜服之。去蛇毒心闷刀伤，内服外封。此物
感阴湿而生，凌冬不凋，故解热毒如是。《本草》云：治大惊入腹，除邪气，养
肾，主腰髋痛，亦以其能坚筋骨，利关节，破瘀血耳。粗布揩去茎叶上毛，甘草
水浸，晒干。杜仲、牡丹为使，畏贝母、菖蒲，忌铁。(《医学入门·卷之二·本
草分类·治风门·治风通用》)

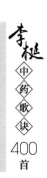
蔄茹

蔄茹寒气辛酸味，主大风热恶疮疽，
杀虫消瘀排脓毒，善忘不乐亦欢娱。

【李梴注】形如庵蔄可茹。小毒。恶肉败疮死肌要药。阴干黑头者良。甘草使，恶麦门冬。(《医学入门·卷之二·本草分类·治风门·治风通用》)

麻黄

麻黄甘苦性微温，主中风邪治不仁，
伤寒表证及嗽喘，理瘴解疟消斑痕。

【李梴注】丛生如麻，色黄也。无毒。浮而升，阳也，手太阴之药，入足太阳、手少阴阳明经，泻卫实，去荣中寒之药也。主中风表证及风毒痿痹不仁，伤寒初证头疼寒热、咳嗽喘逆上气，理岚瘴及瘟疟，消赤黑斑毒风疹，皆发汗而散也。丹溪尝以人参佐用，表实无汗者一服即效。多则令人虚，或衄血亡阳，惟伤风有汗及阴虚伤食者禁用。诸风药大同，兼破坚瘕积聚、黄疸，及小儿痘疮倒靥。发汗用身去节，水煮三沸去沫。止汗用根。厚朴为使，恶辛夷、石苇。(《医学入门·卷之二·本草分类·治风门·行气开表药》)

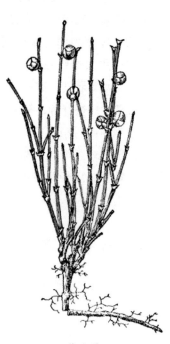

草麻黄

马鞭草

马鞭草凉味苦辛，活血行血利女人，
通经破癥消膨胀，男子阴囊肿可伸。

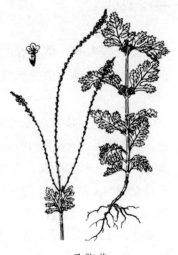

马鞭草

【李梴注】苗类益母而茎圆，抽穗如马鞭梢，故名。无毒。活血行血，治妇人月经不通、气血腹胀、月候不匀，破恶血癥瘕、痞块、肋胀欲死，并煎膏酒下。男子阴肿核痛，捣烂涂之。兼治水肿、久疟，喉痹、臊肿连颊及食鱼脍生肉住膈，结成癥瘕，并捣汁饮之。（《医学入门·卷之二·本草分类·治燥门·治燥通用》）

马勃

即马龙菌也。生湿地及腐木上，虚软如紫絮，弹之粉出。主喉闭咽痛。去膜，蜜水调服。敷诸恶疮马疥甚良。（《医学入门·卷之二·本草分类·治热门·治热杂用》）

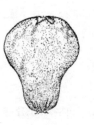
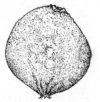

马　勃

马齿苋

马齿苋味酸大寒，散血凉肝退翳漫，
止渴利便攻赤痢，风热痈疮捣汁餐。

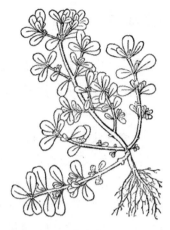

马齿苋

【李梴注】形如马齿，兼治马疥，故名。无毒。能凉肝血，治目盲白翳，退寒热，止烦渴，破癥瘕，杀虫，利大小便，治大人血痢，小儿疳痢，产后血痢。又治诸淋，脚气，心腹胀满，头面浮肿，反胃。治三十六种风结疮，七十二等痈肿毒。生捣汁，服一碗，即下所积恶物细虫，外又煎膏涂之。此药虽寒滑，能行血调气，肥肠，亦美剂也。烧灰和陈醋渣，先灸疔肿以封，即根出。马汗毒疮有虫，内服外傅。凡使勿用大叶者，当用叶小节间有水银者，每干之十斤中，得水银八两者佳。然至难燥，当捶碎晒两三日即干。入药去茎节。子，主青盲目翳，明目，除邪气，去寒热，为末，每一钱煮葱、豉、五味粥和食之，效。(《医学入门·卷之二·本草分类·食治门》)

马兜铃

马兜铃子寒而苦，肺热咳嗽痰无数，
咳逆连连坐卧难，熏痔更医五种蛊，
根即名为青木香，利膈止痛无不愈。

【李梴注】实如马项之铃，作四五瓣。无毒。阴中微阳。主肺热咳嗽，痰结喘促，气上逆连连，不可坐卧。又治血痔疮，以药于瓶中烧烟熏病处。五种蛊毒，水煎顿服吐之，立化蛊出，惟蛇蛊，加麝少许。入药劈开，取向里子，去革膜，微炒。根名土青木香，治气下膈，止刺痛。八月采用。(《医学入门·卷之二·本草分类·治燥门·解热生津药》)

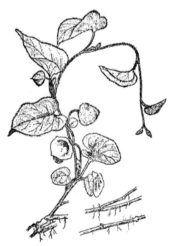

绵毛马兜铃（猴耳草）

马兰花

马兰花甘气亦平，除胃中热咽喉疼，
风寒湿痹并疝痛，带下崩中血妄行。

【李梴注】一名蠡实，生河东川谷。叶似薤而长厚，开紫碧花，结实如麻，赤色有棱，根可为刷，其叶才出土便硬，故牛马不食。无毒。主喉痹肿痛，喘息不通，去白虫，敷鼻衄。《赋》云：治疝有益。多服令人溏泄，入药醋炒。实，主皮肤寒热，胃中热气心烦满。除风寒湿痹，坚筋骨，长肌肤，令人嗜食。治妇人血气烦闷，产后血晕并经脉不止，崩中带下。止鼻洪吐血，通小肠，利大小二便，解酒毒，消一切疖疮肿毒金疮。治黄病，敷虫咬，杀蕈毒。茎叶功同。根，治中蛊毒，下血如鸡肝欲死者，取为末，水下寸匕，随吐效。三月采花，五月采实，阴干。(《医学入门·卷之二·本草分类·治热门·治热通用》)

麦门冬

麦门冬甘气微寒，清肺火令心神安，
养阴通脉医痿蹶，清谷调中治呕干。

【李梴注】形如矜麦。无毒。降也，阳中之阴。入手太阴经。泻肺火，生肺金。治咳嗽烦渴，血热妄行及肺痿吐脓，安心神，清心热及心下支满。夫伏火去则金清自能生水，而阴精日长日固。心神安则血有所统，而客热自散。又脉失及痿蹶必用者，心肺润而血脉自通也。大抵后人治心肺多，古人治脾胃多。《经》云：消谷调中，止呕吐。主心腹结气，伤中伤饱，胃络脉绝，羸瘦短气，身重目黄口干。久服安五脏，美颜色，令人肥健有子。去心用，不令人烦。行经酒浸。地黄、车前为使。恶款冬花，畏苦参。(《医学入门·卷之二·本草分类·治燥门·解热生津药》)

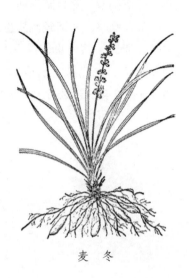

麦　冬

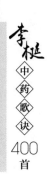

麦芽（麦蘖）

麦蘖甘温破冷积，善止霍乱宽胸膈，
更利上焦瘀与痰，下气宽肠救产厄。

【李梃注】大麦用水渍之，不以理生芽为蘖。无毒。破癥瘕冷气，止霍乱，治宿食停滞，胸膈胀满，行上焦滞血，腹中雷鸣，消痰下气，宽肠开胃，补脾温中之快药也。胃气虚人宜服，以代戊己腐熟水谷。但多食久食消肾，所以妇人催生堕胎，产后秘结，鼓胀不通亦用之。炒黄杵去皮。豆蔻、砂仁、木瓜、五味子为使。（《医学入门·卷之二·本草分类·治湿门·调中消导药》）

蔓荆子

蔓荆子味苦甘辛，主筋骨痹热寒攻，
明目坚齿脑鸣痛，长须利窍杀白虫。

【李梃注】出秦地，六月开花，九月结实，故名蔓。无毒。阳中阴也，太阳经药。主筋骨寒热，湿痹拘挛，除目睛内痛，赤肿泪出，齿痛头痛，头昏脑鸣，凉诸经血故也。兼能长须发，利关节，通窍，杀白虫，胃虚者禁用。酒蒸一时，晒干捣碎，恶乌头、石膏。（《医学入门·卷之二·本草分类·治风门·行气开表药》）

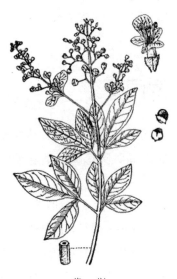

蔓　荆

芒硝

芒硝即朴再煎成，润燥软坚一样情，
伤寒积热方多用，下瘀通淋破月经。

【李梴注】即朴硝取汁，炼之减半，投于盆中，经宿有棱如麦芒，故谓之芒硝，又谓之盆硝；有四五棱白莹如白石英者，又谓之英硝，又谓之马牙硝。辛能润燥，咸能软坚，除五脏积聚久热，停痰瘀血，与朴硝一样，但此经火性稍缓，故古方多用此以代朴硝。下瘰疬黄疸，通月经，破五淋，推陈致新之剂也。石苇为之使。畏麦句姜。（《医学入门·卷之二·本草分类·治热门·治中焦热药》）

朴硝

朴硝大寒辛苦咸，能除大热与停痰，
食鲠积瘀排疮毒，点眼入罐挂屋檐。

【李梴注】朴者，本体未化之义，其诸硝英芒，皆从此出。无毒。沉而降，阴也。力坚性紧，可熟生牛马皮，及治金银有伪。主百病寒热邪气，伤寒女劳复证，膀胱急，小腹胀满，身黄额黑，足热便黑；杂病喉痹口疮，腹胀大小便秘，停痰痞满，食物鲠胸不利，及积聚结癥留癖，胃中热结。破瘀血血闭，消疮肿，排脓软坚。葛洪治风热眼，用新罐先入热水，次以朴硝投之，搅化挂屋檐下，俟硝出，扫之以人乳调一字，点眼效。凡入汤药，先安盏内，俟药熟，乘热搅服。青白者佳，黄赤者伤人，此即隆冬扫地霜淋汁一煎而成者。《本草》云：能寒能热，能滑能涩，能辛能苦，能咸能酸，入地千年不变色。畏麦句姜。单朴硝散，取末二钱，茴香煎汤调服，治小便不通，膀胱湿热。风化硝，即朴硝以沸汤浸化，用绢滤收瓦盆内，悬井中经宿，结成牙子，莹白如水晶也用，否则再化再滤，直待莹白为度。却取硝为末，置竹箕内，单纱掩之置通风处，两月乃化，治一切痰火。（《医学入门·卷之二·本草分类·治热门·治中焦热药》）

硝石

硝石即芒下凝者，治同芒朴亦善泻，

通十二经疗五淋，头痛恶疮真难舍。

【李梃注】即芒硝下凝结如石，状如钗股，长五分者佳，能化诸石为水，故名硝石。烧之成焰，能发烟火，故又曰焰硝。三硝本一物，主治相同，但朴硝性紧，芒硝次之，硝石更缓。《本草》云：疗五脏十二经脉中百二十疾，五种淋疾，诸药不效者，服之立愈。头痛欲死，鼻内吹硝末即效。瘘、蚀疮、发背、疮肿、瘾疹初起，及服丹石发热发疮，并宜用之。恶苦参、苦菜，畏女菀。(《医学入门·卷之二·本草分类·治热门·治中焦热药》)

茅香

生剑南道诸州。三月生，苗似大麦，五月开白花。味苦，温，无毒。傅灸疮、金疮，止血定痛。煎汤止吐血鼻衄，又主中恶，温胃止呕吐，疗心腹冷痛、热淋。苗叶煮作汤浴，辟邪气，令人身香，合诸名香甚奇。(《医学入门·卷之二·本草分类·治疮门》)

没食子（无食子）

无食子又名没石，温苦止泻痢白赤，

养血生精安气神，乌须长肉治痔匶。

【李梃注】出西戎波斯国，其树似桃，三月开花，子如弹，初青，熟乃黄白。虫蚀成孔者入药。土人每食以代果，番胡呼为无食、没石。雷公云：墨石子者是也。无毒。主肠虚，赤白冷痢，肠滑泄泻，神效。益血生精，和气安神，乌须发，长肌肉。治阴毒、阴痿、阴汗疮，烧灰，先用温水浴了，即以帛微裹，后敷灰囊上甚良。凡使勿犯铜铁，并被火惊者。颗小文细者佳，炒用，细研。(《医学入门·卷之二·本草分类·治湿门·治湿通用》)

没药

没药苦平疗疮痍，破血止痛最为奇，
腹心筋骨疼皆用，产后金疮也相宜。

【李梴注】没，沦没也。木之膏液没入地中凝结成块，大小不一，亦波斯国松脂也。但其色黑，无毒。东垣云：没药在治疮散血之科。凡血滞则气壅，经络满急而作痈肿，此药推陈致新，故能破宿血，消肿止痛，为疮家奇药也。又治妇人内伤藏结，脐腹疠刺，堕胎，心腹俱痛，产后血晕、血气痛及历节诸风，骨节疼痛，一切金疮、杖疮、打扑折伤皆宜。兼治卒下血，目中翳晕肤赤。制同乳香。(《医学入门·卷之二·本草分类·治疮门·疮毒正药》)

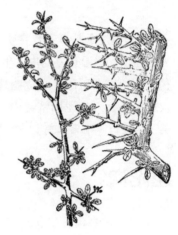

没药树

虻虫（蜚虻）

即今唼牛血者，方家呼为虻虫。味苦寒，有毒。主逐瘀血，破血积坚痞、癥瘕寒热。通血脉，利九窍，女子月水不通，除贼血在胸腹五脏，治喉痹，消积脓，堕胎。去翅足炒，恶麻黄。(《医学入门·卷之二·本草分类·治燥门·治上中下三焦内燥，兼补血和血之剂》)

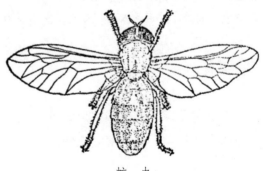

虻虫

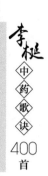

礞石（青礞石）

青礞石疗痰火疮，能消食积滞脏腑，
小儿羸瘦妇人癥，攻刺腹心作痛苦。

【李梴注】其石青青朦朦，味淡，无毒。性好沉坠，得焰硝能利湿热痰积从大肠而出。因湿热盛而皮肤生疮者，一利即愈。得巴豆、大黄、三棱等剂，治食积不消留滞在脏腑，结成癥块，经久不差。兼治小儿食积羸瘦，妇人积年食癥攻刺腹心。入盐泥固济罐内，火煅一日，细研。(《医学入门·卷之二·本草分类·治疮门·疮毒正药》)

密陀僧

密陀僧味咸辛平，乳调涂面没瘢形，
狐臭金疮皆外傅，痔痢可服却嫌生。

【李梴注】陀，僧家语也。色如密，形圆陀陀。有小毒。除面上瘢皯鼻齄，乳调如膏涂之。金疮、口疮、狐臭，干末傅之。久痢五痔及惊痫痰嗽呕吐，茶调服之，或入醋少许。此即煎银炉底，坚重，碎之如金色者佳。外傅生用，内服火煅黄色，细研。(《医学入门·卷之二·本草分类·治疮门·治疮毒通用》)

密蒙花

密蒙花味甘平寒，专去眼中风翳漫，
赤眼青盲皆可用，儿疳痘眼热侵肝。

【李梴注】味甜如蜜，花一朵数十房，蒙蒙然细碎也。无毒。去一切风气肤翳多泪、小儿麸痘及疳气攻眼。出益州，酒浸一宿，候干，加白蜜拌匀蒸之，晒干。(《医学入门·卷之二·本草分类·治风门·清热润燥药》)

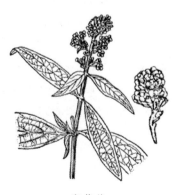

密蒙花

牡丹皮

牡丹皮寒泻火伏，养真血气破结蓄，
专主无汗之骨蒸，又补神志之不足。

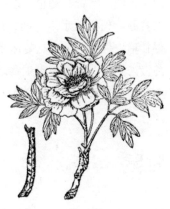

牡 丹

【李梴注】牡丹乃天地之精，群花之首。叶
为阳发生，花为阴成实，丹为赤即火，故能泻阴
中之火。味辛苦，无毒。阴中微阳。入足少阴、
手厥阴经。主吐血衄血瘀血，热留肠胃不散。消
打扑瘀血，续筋骨，女子经脉不通，血沥腰疼，
破坚癥，下胎下胞，产后一切冷热血气。疗疮痈
排脓止痛及下部生疮成洞，皆养真血而破瘀血蓄
血之功也。又治冷气，散诸痛结及中风瘈疭、痓、
惊痫、邪气，除时气头痛客热，五劳劳气，头腰
痛，风禁癫疾，皆固真气而行结气郁气之力也。
易老云：治神志不足。神属心，志属肾，故八味
丸用之以补心肾也。又曰：牡丹皮入足少阴及手厥阴，治无汗之骨蒸；地骨皮入
足少阴及手少阳，治有汗之骨蒸。有二种，白者补，赤者利。出合州、和州、宣
州山中，单叶红花者佳。二八月采根如笔管大者，以铜刀劈去骨，阴干，酒拌蒸
三时，日干用。畏菟丝子，忌蒜。今人家移枝接者，名千叶牡丹，不用。(《医学
入门·卷之二·本草分类·治燥门·解热生津药》)

牡蛎

牡蛎咸寒除寒热，止渴止嗽宽胸胁，
定惊收汗涩血精，更疗痈肿及疝甲。

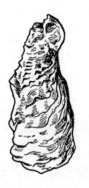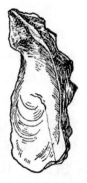

牡 蛎

【李梴注】牡，雄也，咸水结成。又云百岁
鹏化成。无毒。入足少阴经。主伤寒寒热，温疟
洒洒。除留热在关节及荣卫虚热，去来不定。止
烦渴，疗咳嗽，除心痛气结，胁下痞热。定惊恚

怒气，止盗汗，泻水气，除老血，涩大小肠。男子虚劳之损，遗精梦泄，补肾正气，病患虚而多热者，加而用之。女子崩中，赤白带下，疗一切痈肿鼠瘘，瘰疬喉痹，甲疽脓血疼痛，小儿惊痫。久服强骨节，除拘缓，杀鬼延年。《本草》云：咸为软坚之剂，以柴胡引之，故能去胁下硬；以茶引之能消结核；以大黄引之，能除股间肿；以麻黄根、蛇床子、干姜为佐，能去阴汗；以地黄为使，能益精收涩止小便。本肾经药也。取壳以顶向北，腹向南、视之口斜向东者为左顾，尖头大者胜。先用盐水煮一时，后入火红研粉用。贝母为使，恶麻黄、吴萸、辛夷，得甘草、牛膝、远志、蛇床子良。肉主虚损调中，解丹毒，美颜色。于火上炙令沸，去壳食，或姜醋淹生食之。海族中最美且贵者海牡蛎，丈夫食之无须。（《医学入门·卷之二·本草分类·治热门·治下焦热药》）

牡鼠

牡鼠味甘平无青，捣揞折伤筋骨续，
贴诸疮用蜡油煎，肝脑涂针及箭镞，
肉热专消小儿疳，粪治儿痫与劳复。

【李梴注】牡，雄也。其屎两头尖者是，又名猏鼠。生捣全身，揞折伤止血，续筋骨。又大雄鼠一枚，浑用，清油一斤，黄丹五两，黄蜡一两，如常法煎成膏药，贴诸疮肿、冻疮、折破疮、汤火疮，去痛而凉，兼灭瘢疵极良。又治痈疮中冷、疮口不合及蛇刺毒痛，用皮烧灰封之。鼻齆出脓血及破伤风，用头烧灰，猪脂调傅。医针人而针折及箭镞、刀刃、竹木刺入肉，在诸隐处不出者，并捣鼠肝及脑封之即出。又脊骨未长，齿多年不生者效。四足及尾，主妇人堕胎易出。胆汁，点耳治老聋，点眼治晚不见物，但死即胆消，不可得之。肉，热，无毒。主骨蒸痨极，四肢羸瘦，杀虫，小儿疳积，肋露腹大，内有癥瘕，贪食倍常，大人石水鼓胀，妇人乳汁不通，去皮骨取肉，和五味作羹，或煮粥食之。但勿令食着骨，甚瘦人。粪，微寒，无毒。主小儿痫疾大腹，伤寒劳复，室女月水不通，孕妇难产，子死腹中，并烧灰水煮服之。又治鼠瘘，以新屎一百粒收置密器中，六十日杵末，即傅疮孔。鼺鼠，出山都平谷，状如蝙蝠，大如鸱鸢，毛紫色，长尾，夜行飞生，即飞生鸟也。性温，南人取其皮以为暖帽，或取皮与产妇临蓐持之，堕胎令易产。（《医学入门·卷之二·本草分类·治疮门·治疮毒通用》）

木鳖

木鳖甘温疗折伤，消肿生肌愈恶疮，
面刺乳痈腰强痛，洗痔肿痛连及肛。

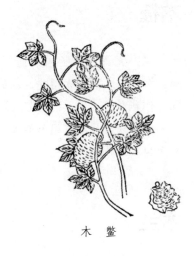

木　鳖

【李梴注】形似鳖，出朗州及南中。无毒，主折伤，消结肿、风毒恶疮，生肌，除粉刺䵟黯、妇人乳痈，止腰痛，洗痔疮及肛门肿痛，醋摩消酒毒。去壳，细锉，麸炒。(《医学入门·卷之二·本草分类·治疮门·治疮毒通用》)

木瓜

木瓜酸温消肿痹，最治霍乱与脚气，
止渴消痰和腹心，入肝养肾滋脾肺。

【李梴注】木实如瓜，良果也，嫩者佳，枝亦可用。无毒。入手足太阴经。消水肿湿痹，霍乱吐泻转筋不止，下气消食最良。治奔豚脚气，止渴，降痰唾，疗冷热痢、心腹痛。东垣云：气脱则能收，气滞则能和。《衍义》云：入肝益筋与血，病腰肾脚膝无力不可缺也。《本草》云：益肺而去湿，和胃而滋脾。雷公云：调荣卫，助谷气，解酒毒。但单服多服损齿及骨。出宣州者佳。忌铅铁，以铜刀削去皮子，用黄牛乳汁拌蒸三时，日干。(《医学入门·卷之二·本草分类·治湿门·行湿利大小便药》)

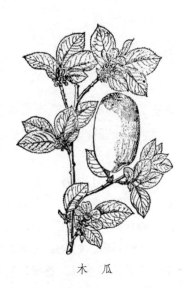

木　瓜

木槿

　　平，无毒。止肠风泻血、赤白痢、痢后热渴，作饮服之，令人得睡，入药炒用。花凉。治同。作汤代茶吃，又治风。（《医学入门·卷之二·本草分类·治燥门·治上中下三焦内燥，兼补血和血之剂》）

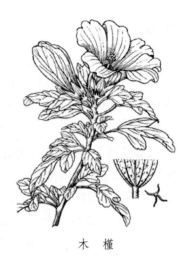

木　槿

木兰

木兰寒苦采皮干，皮风痈癞面满丹，

赤鼻酒齇除湿痒，又消水肿治伤寒。

　　【李梴注】木香如兰，状如浓朴、桂皮。无毒。主风热在皮肤中，面上黯，及痈疽癞风等疾。（《医学入门·卷之二·本草分类·治风门·治风通用》）

木香

木香苦辛健脾胃，气积霍乱并疟痢，

专宽胸腹散肺痰，消痈治疝行肝气。

　　【李梴注】气香，形如木，即青木香也。出舶上，气温，无毒。可升可降，阴中阳也。健脾胃，消食积，治一切气痛，久年冷气疝癖癥块胀痛，九种心痛，妇人血气刺痛难忍，止翻胃呕逆，霍乱吐泻。得草果、苍术，治温疟、瘴疟。佐黄连，治赤白痢为最要。专泄肺经气滞痰结，胸腹间壅塞及冷气不能运转，佐以生姜、肉豆蔻，其效尤速。消痈肿毒及膀胱冷痛、疝气，俱以槟榔

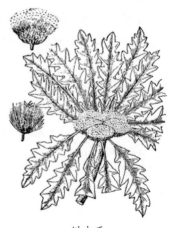

川木香

为使。丹溪谓：木香行肝气。苦入心，辛入肺，心肺气调而肝家郁火自伏，更无攻冲拂逆之患，非肝气之自行也。兼疗淋露羸劣少气，安胎，御雾露，辟疫邪，杀蛊毒。行药之精，久服强志，不梦寤魇寐。抑论调气者，和气也；泄气者，散气、破气也。易老专言破气，东垣以为能补能泄，大抵随诸药佐为用。故曰：以黄连制之，则不过于疏畅；以知、柏制之，则不过于上升。形如枯骨，油重者良。行气，生磨刺服，不见火。止泻实大肠，用湿纸包，灰火中煨。其有芦头丁盖子色青者，是木香神也。又有一种西木香，止痢腹痛尤效。（《医学入门·卷之二·本草分类·治寒门·治中焦寒药》）

木贼

木贼苦甘善发汗，益肝明目除翳缦，
肠风痔痢消积块，女人崩带经不断。

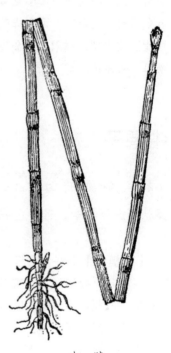

木　贼

【李梴注】作木器者，用之磨光能去木屑，故名贼也。无毒。轻浮发汗至易，近水而生，得阴气多。故益肝胆，明目退翳膜，止流泪，疗肠风久痢痔血。味涩苦，能消积块，治妇人崩中带下，月水不断，然亦必他药佐之乃效。《本草》云：得牛角腮、麝香，治休息痢；得禹余粮、当归、川芎，疗崩中赤白；得槐角、桑耳，疗肠风下血，又与槐子、枳壳相宜，主痔疾出血。单用炒为末服，治小肠膀胱气。去节，以水润湿，火上烘用。（《医学入门·卷之二·本草分类·治风门·清热润燥药》）

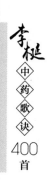
硇砂

硇砂咸苦辛毒大，专去诸疮肉恶败，
破血下痰伐久积，死胎逢之即烂坏。

【李梴注】硇乃卤咸之类，形如砂。出西戎，形如牙硝，光明者良。性大热，专去恶疮息肉，生肌止痛，破结血，下痰气，疗咳嗽，一切血块、气块、肉胀久积、死胎，皆能溃腐，合他药治目中翳。凡用，须细研水飞过，入磁器中重汤煮令自干，以杀其毒；或用黄丹、石灰作匮，火煅通赤，取出另研。若生用，腐烂肠胃，化入心为血。误中其毒者，研生绿豆汁解之。畏一切酸浆水，忌羊血。消五金八石，柔金银，可为焊药。《日华》云：北庭砂，色黄白，味辛、酸，无毒。功能消败去秽，益阳，傅金疮，用者择之。(《医学入门·卷之二·本草分类·治疮门·疮毒正药》)

牛蒡子

牛蒡子辛疏风拥，头面目齿咽喉肿，
皮肤疮疡筋骨挛，补中止渴消痰壅。

【李梴注】牛好食其根，一名恶实，俗名鼠粘子。无毒。疗诸风遍身毒肿，头面目赤肿，齿牙疼痛，咽膈不利，除皮肤疮疹，利腰膝筋骨拘挛，通十二经。吞一粒，可出痈疽头，兼能补中止消渴，宽胸痰，解痘毒。微炒捣碎用。根茎蒸熟，疗伤寒寒热汗出、中风面肿，热中，逐水。叶入盐少许，封疔肿，敷金疮，夏月浴皮肤习习如虫行风。(《医学入门·卷之二·本草分类·治风门·行气开表药》)

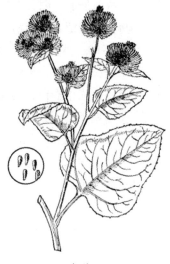

牛蒡子

牛黄

牛黄小毒苦平凉，风痫失音及癫狂，
辟邪治疫催难产，儿惊百病尽相当。

【李梴注】牛口吐出生黄为上，其次有角黄、心黄、肝黄、胆黄，杀而得之，阴干无令见日。主中风失音及痫痉癫狂，除邪逐鬼、天行时疫，健忘虚乏，又堕胎催产难，小儿惊痫夜啼，痰热百病。取摩手中上黄透爪甲，轻松微香者真。另研。人参为使，恶龙骨、龙胆、地黄、常山，畏牛膝、干漆。得牡丹、菖蒲利耳目。(《医学入门·卷之二·本草分类·治风门·祛风化痰药》)

牛角䚡

即黄牛角尖，烧存性用。味苦温，性涩，无毒。主下闭血瘀，血疼痛。止妇人血崩、赤白带下及肠风下血、冷痢泻血、鼠乳疟疾。(《医学入门·卷之二·本草分类·治燥门·治上中下三焦内燥，兼补血和血之剂》)

牛膝

牛膝苦酸气亦平，酸痹拘挛疮疹灵，
男子精虚脑齿痛，妇人经闭结癥瘕。

【李梴注】茎有节似牛之膝。无毒。沉也，阴也。主寒湿痿痹，四肢拘挛疼痛不可屈伸，凡腰腿之疾，必用引下。治恶疮风疹口舌生疮，伤热火烂。又竹木刺入肉，嚼烂罨之即出。皮肤疾亦用之。男子肾虚阴消失溺，多渴，脑痛，发白早，齿常痛，服之填精益髓自愈。妇人经闭，恶血结为癥瘕，产后心腹痛血晕。又治男妇小便不

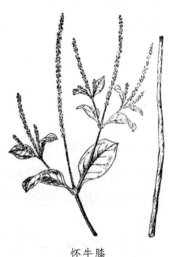

怀牛膝

利，茎中痛，活血生血剂也。兼止老疟久痢。长大柔润者佳，酒洗用。恶龟甲、白前，忌牛肉。(《医学入门·卷之二·本草分类·治风门·祛风化痰药》)

本滋精血，润燥药也。因何首乌连编风类。(《医学入门·卷之二·本草分类·治燥门·滋血润燥药》)

女菀

味辛，温，无毒。主风寒洗洗，霍乱泄痢肠鸣，疗肺伤咳逆出汗，久寒在膀胱，支满惊痫，寒热百疾。(《医学入门·卷之二·本草分类·治寒门·治虚寒杂用》)

女贞子（女贞实）

又名冬青子。味苦甘平，无毒。主补中，安五脏，养精神，除百病，久服肥健，轻身不老。浸酒服，去风补血。立冬日采，晒干用。皮，凉，去血，补益肌肤。叶，烧灰涂面治疱，兼减瘢疵，亦堪染绯。(《医学入门·卷之二·本草分类·治燥门·治上中下三焦内燥，兼补血和血之剂》)

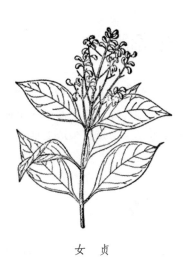

女　贞

藕

藕能解热除烦渴，更消酒食开胃胸，
蜜蒸实下补五脏，节冷捣汁止吐红，
安胎用蒂催胎叶，逐瘀生新根叶同。

【李梴注】藕，甘，平，无毒。生食解胸中热毒，消瘀血，止烦渴，主霍乱后虚闷不食。产后血闷作渴亦用此冷物者，藕不同生冷，破血故也。蒸熟消食止泄，开胃宽中，实下焦，补五脏。与蜜同食，令人腹脏肥，不生诸虫，常食悦神。又解蟹毒。藕节，冷。捣汁饮之，治伤寒时气烦躁、大渴、大热，主吐血、衄血不止，产后血闷上冲腹痛，合生地温酒或童便服之。捣烂罯金疮、折伤、热伤，散血止痛，生肌。节少同藕捣亦好。荷叶蒂，又名荷鼻。味苦，平，无毒。主安胎，去恶血，留好血，止血痢，煮汁服。荷叶及房，主吐血、咯血，焙末，米饮下。产后胞衣不下，血胀腹痛，酒煮服之。内伤脾胃，阳气不升，口干，心肺躁闷，易老用以为丸。兼杀野菌毒，洗漆疮。大抵根叶功用主血多效，乃因宋室庖人削藕皮误落血中，遂散不凝，自后医方常用，逐瘀生新之妙剂也。(《医学入门·卷之二·本草分类·食治门》)

硼砂（蓬砂）

蓬，茸茸也；砂，淋卤结成砂也。又名硼砂。味苦辛温。无毒。主消痰热止嗽，破癥结喉痹。不入汤药。色褐者味和效速，色白者味杂效缓。(《医学入门·卷之二·本草分类·治风门·治风通用·治风杂用》)

砒霜

砒霜大毒味酸苦，恶疮腐肉用少许，
治疟除齁效若神，膈内风痰可作吐。

【李梴注】砒，劈也，又毙也。毒能开劈形魂，令人毙也；霜，以形色言也。又名信石。主恶疮，瘰疬腐肉，和诸药敷之，自然蚀落。又治蛇尿着人手足即肿痛肉烂，指节脱落，取砒为末，以胶清调涂即瘥。主诸疟及齁喘。风痰在膈，可作吐药，但过服，轻则吐红，重伤脏腑杀人。兼消肉积坠胎。误中其毒者，冷水研绿豆汁或醋解之。出信州。色黄、赤，明彻不杂，如乳尖长者佳。醋煮杀毒，或瓦合固济，火煅半日，取出用甘草水浸半日，拭干，细研用。(《医学入门·卷之二·本草分类·治疮门·疮毒正药》)

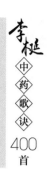

枇杷叶

枇杷叶苦平无毒，清肺止渴止咳促，
扫肺风生胸面疮，卒呕下气效尤速。

【李梃注】叶如枇杷，故名。治肺热咳嗽气
逆，消渴，及久嗽身热肌瘦将成痨者。又治肺风
疮，胸面上疮，及卒呕哕不止，下气。四月采，
每叶重一两者，以粗布拭去毛净，甘草汤洗一遍
拭干，酥炙。其毛射入肺，令咳不可疗。实，甘
寒无毒，治肺气，润五脏，下气止呕逆并渴疾。
多食动痰热，和炙肉、热面食之，令人患热毒黄
病。(《医学入门·卷之二·本草分类·治燥门·解热生津药》)

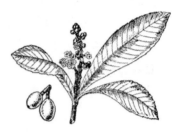

枇 杷

蒲公英

蒲公英草性平甘，专治乳痈疔肿黡，
触木恶刺称神疗，化热行滞散结痰。

【李梃注】蒲公用此草治痈肿得效，故名。
无毒。主妇人乳痈肿痛，或产后不自乳儿，蓄积
乳汁作痈，并水煮汁饮，外封之立消。一方同忍
冬藤，煎浓汤，入酒少许，服罢随手欲睡，是其
功也，睡觉乳安。又捣傅疗肿诸疮皆验。又治手
足触木恶刺及狐尿刺肿痛，摘取根茎白汁多涂立
差。丹溪云：属土，化热毒，解食毒，散滞气，
消恶肿结核有奇功。可入阳明、太阴经。麦熟时，
在处田间路侧皆有之。叶似苦苣有细刺，中心抽
一茎，三月茎端开黄花似菊花，其茎甚脆断之有
白汁出。四月五月采，洗净细锉用。(《医学入
门·卷之二·本草分类·治疮门》)

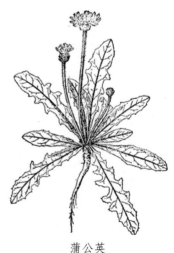

蒲公英

蒲黄

蒲黄无毒味甘平，止血用熟行用生，
心腹膀胱寒热去，涩肠止泻又止精。

【李梴注】产于香蒲之上而色黄，即花中涩屑也。隔纸炒黄，蒸半日，焙干。熟用补血、止血，治女子崩中带下不止，止痢血、衄血、尿血、肠风下血，坠胎血晕，产后诸血病。兼治脱肛，涩肠止泻，止遗精。生用破血消肿，去心腹膀胱热，利小水，通经脉，破瘀血，妇人月候不匀，血气心腹痛，血癥儿枕急痛。又治打扑血闷，排脓疮疖，游风肿毒，傅重舌，舌上生疮及阴下湿痒，产后妒乳、痈肿。又用蜜调，作饼食之，解心脏虚热，甚益小儿。多食令自利虚人。香蒲，即蒲黄苗。主五脏心下邪气，口中烂臭，坚齿明目，聪耳轻身。（《医学入门·卷之二·本草分类·治燥门·滋血润燥药》）

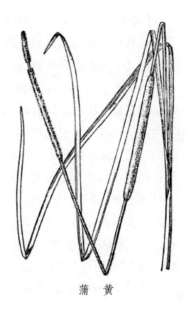

蒲 黄

蛴螬

蛴螬咸温在桑枯，瘀闭胁坚不可无，
汁点眼翳开喉痹，木刺痈疮碎捣敷。

【李梴注】蛴，齐也，无头尾之分；螬，曹也，曹曹踊动貌。无毒。主破恶瘀在胸腹不去吐血，通月经血闭，下乳汁，破骨蹉折血在胁下，坚满疼痛。汁点目中淫肤、青翳、白膜，点喉痹止痛消肿。竹木刺入肉，捣碎敷之立出。痈疽痔瘘，赤白游风，丹疹，取汁涂之。生桑柳树中内外洁白者佳，生积粪中者，皮黄色暗，止可敷疮疽。冬月或临时采，阴干，糯米同炒，米焦黑取出，去口畔并身上肉毛黑尘，作三四截研粉用。蛰蠊为使。治禾芒入目，以新布覆目上，持蛴螬从布上摩之，其芒自出。（《医学入门·卷之二·本草分类·治燥门·治燥通用》）

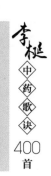

牵牛子（牵牛）

牵牛苦寒利肿膨，走脾肾治脚腰疼，
下气除嗽破痃癖，堕胎泻蛊性不平。

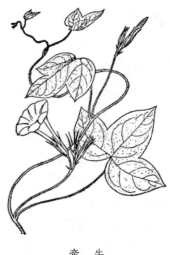

牵　牛

【李梴注】出田野人牵牛易药，因以名之。
有毒。利小便及大肠风秘，热壅结涩，善消鼓胀
水肿。又治腰疼脚满及风毒脚气，胫肿捏之没指
者，行脾肾气故也。下一切湿热气壅，消痰嗽，
破痃癖气块，堕胎，泻蛊毒。海藏云：以气药引
之则入气，以大黄引之则入血。罗谦甫云：味辛
辣，泻人元气，非湿胜不得施泄，以致便闭肿满，
不可轻用。虚者尤宜慎之。况湿病根在下焦血分，饮食劳倦亦皆血分受病，如用
辛辣泻上焦太阴之气，是血病泻气，俾气血俱病也。黑白二种，白属金，黑属
水，其实感南方热火之气而生，故性烈而善走也。《局方》多用黑者。水淘去浮
者，取沉者晒干，酒拌蒸三时，炒熟舂去皮，每斤取头末四两。生者尤急，治水
肿以乌牛尿浸；治风气积滞，以童便浸。得青木香、干姜、山茱萸良。（《医学入
门·卷之二·本草分类·治湿门·行湿利大小便药》）

铅丹

铅丹有毒味辛凉，生肌止血治诸疮，
吐逆癫痫消久积，截疟镇惊神气藏。

【李梴注】炒铅为丹，其色黄，故又名黄丹。善生肌止痛止血，诸疮、金疮、
汤火、染须，皆用煎膏或末傅之。主吐逆翻胃，癫痫狂疾，除热毒脐挛，中恶心
腹胀痛，又能消久积，止温疟，镇心安神，去惊狂烦渴。《经》云：黄丹涩而固气，
收敛神气以镇惊也。丹溪云：曾一妇因多子，于月内服黄丹二两，四肢冰冷强直，
不食，时正仲冬，急服附子理中汤数十帖而安。炒黄丹法：黑铅一斤，土硫黄、硝
石各一两，先溶铅成汁，下醋点之。滚沸时下黄一小块，续下硝少许，沸定再点
醋，依前下少许硝、黄，已消沸定黄亦尽，炒为末成丹矣。入药又炒令色变，细研
水飞二遍。（《医学入门·卷之二·本草分类·治疮门·治疮毒通用》）

前胡

前胡无毒亦苦寒，主治时内联外热，
下气消痰清头目，安胎治疳破癥结。

【李梴注】苗比柴胡先生。主伤寒时气，内外俱热，半表里证，痰满胸胁中痞，心腹结气，头目昏痛，骨节烦疼，咳喘呕吐寒热。《日华》又谓能安胎及小儿疳气，破癥结，开胃进食者，总皆消痰下气，推陈致新也。水洗，刮去黑皮并芦，或用竹沥浸润晒干。半夏为使，恶皂荚，畏藜芦。（《医学入门·卷之二·本草分类·治热门·治上焦热药》）

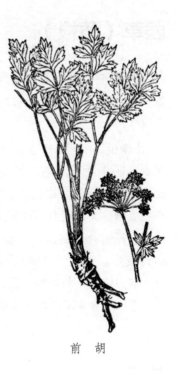

前　胡

芡实

芡实甘平主益精，足腰膝痛不能行，
治痹补中除暴疾，强志还令耳目明。

【李梴注】能补人之精欠少，谓之水硫黄。形似鸡头，故又名鸡头实。无毒。东垣云：芡实益精治白浊，兼补真元。内虚脊腰膝痛，外湿痿痹，补中气开胃进食，除暴疾，强志意，令耳目聪明，久服轻身耐老。但单服多服，亦难消化，生食动风冷气。蒸熟去壳，春粉益人。根软可作蔬食。（《医学入门·卷之二·本草分类·食治门》）

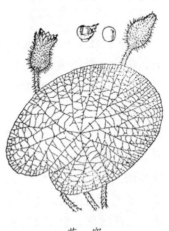

芡　实

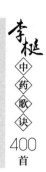
茜草（茜根）

茜根苦寒清心肺，逐瘀止血及崩带，
退黄治痹排脓疮，中蛊作吐称为最。

【李梴注】茜，绛也，可以染绛，西地最多。
无毒。阴中微阳。主六极损伤，心肺停瘀，吐
血、衄血、下血、尿血，崩中带下，月经不止，
产后血晕。又治黄疸、风寒湿痹，排脓，治疮疖
痔瘘、蹉折扑损瘀血，皆验。中蛊吐如烂肝者，
称为最要。兼补中及膀胱不足，止遗泄亦美药
也。铜刀锉炒，勿犯铁、铅，畏鼠姑。（《医学入
门·卷之二·本草分类·治燥门·治燥通用》）

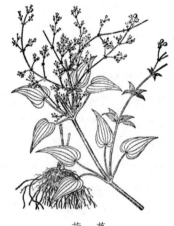

茜　草

羌活

羌活苦温散表风，利节痛排巨阳痈，
更除新旧风寒湿，手足太阳表里通。

【李梴注】活，生也，出羌胡。无毒。浮而
升，阳也。散肌表八方风邪，利周身百节疼痛，
排巨阳肉腐痛疽，散时疫新旧风湿，乃手足太阳、
足厥阴少阴表里引经之药，拨乱反正之主也。兼
治赤眼及贼风失音，多痒血癞，手足不遂，口眼
㖞斜，及妇人产后中风、腹痛、子肠脱出。余与
独活同。《本经》原不分羌、独二活，后人始分，
紫色节密者为羌活，黄色作块者为独活，羌活气
雄，独活气细。去皮及腐朽者，得川芎治足太阳
头疼。（《医学入门·卷之二·本草分类·治风
门·行气开表药》）

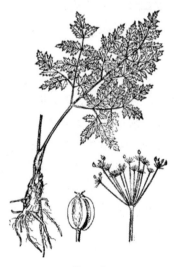

羌　活

秦艽

秦艽辛苦气温平，风痹肢节口牙疼，
时行寒热并劳热，治疸消浮令便清。

【李梴注】生秦地而形相交也。可升可降，阴中微阳，手阳明药。主风寒湿痹，肢节疼痛，通身挛急，善能养血荣筋，故肠风下血亦用之。一切头风口疮下牙痛，无问久新，时行邪气传尸骨蒸，小儿疳热，疗五种黄疸，消水肿，利小便，罗纹者佳，水洗去土，菖蒲为使。（《医学入门·卷之二·本草分类·治风门》）

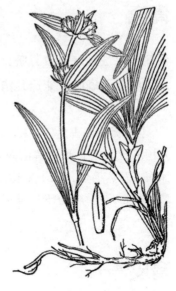

秦 艽

秦皮

秦皮苦寒解热痢，清肝主风寒湿痹，
补精止带洗惊痫，点赤眼肿除翳泪。

【李梴注】生秦地陕西州郡，取出渍水皮纸，碧色不脱者真。无毒。《液》云：主热痢下重，以苦坚之，黄柏、白头翁、秦皮是也。治肝中久热，两目赤肿疼痛，风寒湿痹，洗洗寒气，男子少精发白，妇人带下亦宜。作汤浴小儿惊痫身热，水煎澄清洗赤眼，或冷水浸点眼除青翳白膜、风泪不止。如草间花黄蜘蛛螫人似癞，煮汁饮一斗即差。去骨，大戟为使，恶吴萸、苦瓠、防葵。（《医学入门·卷之二·本草分类·治热门·治下焦热药》）

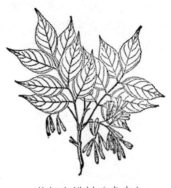

苦枥白蜡树（秦皮）

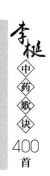

青黛

青黛甘咸性气寒，收五脏火尤泻肝，
消食解毒消疮肿，能治儿疳病百般。

【李梴注】青色，古用以画眉，故曰黛，即靛花也。无毒。能收五脏郁火，尤泻肝火，消食积，解诸药毒。摩敷热疮恶肿、金疮下血、蛇犬等咬，小儿惊痫，发热毛焦，鼻干皮枯，面黄肢瘦，腹胀泻痢，百般疳证，效。（《医学入门·卷之二·本草分类·治热门·治上焦热药》）

青皮

青皮苦寒破滞气，入肝胆又利脾胃，
膈胁小腹痛且膨，疝积愈低愈能治。

【李梴注】与橘皮一种。大而色红已成熟者，曰橘皮；小而色青未成熟者，曰青皮。无毒。沉而降，阴中阳也。入手少阳经，厥阴引经药。主破滞气，利脾胃，消饮食，除积结膈气，止小腹胀痛须用之。又泻肝气，治胁痛，疝气，及伏胆家动火惊证，用二三分可也。橘皮治高，青皮治低。故东垣云：破滞气，愈低而愈效；削坚积，愈下而愈良。气虚弱者少用。盖有滞气则破滞气，无滞气则损真气。气短者全禁。去穰用，消积定痛，醋炒。（《医学入门·卷之二·本草分类·治湿门·调中消导药》）

青葙子

青葙子苦治皮风，恶疮疥痔杀三虫，
益脑髓能去目翳，风寒湿痹亦堪攻。

【李梴注】葙，囊箧也。药虽贱而治眼功大，
青囊箱中不可缺也。黑色似苋实而扁，即野鸡冠
花子，旧以子名草决明者，误也。无毒。主皮肤
中风热瘙痒，杀二虫诸疮虱，痔蚀下部䘌疮。益
脑髓，去目翳。盖翳膜皆脑脂下流而成故也。一
切肝风热毒冲眼，青盲赤障皆验。又坚筋骨，去
风寒湿痹。微炒捣碎。(《医学入门·卷之二·本
草分类·治风门·清热润燥药》)

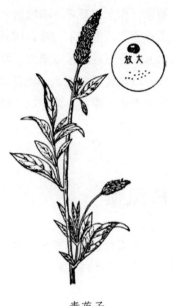

青葙子

轻粉

轻粉辛冷自水银，疮癣风痒外傅频，
更涂瘰疬酒齇鼻，利儿疳涎暂入唇，
又有银朱同一种，杀虫专治疠风人。

【李梴注】体轻色白如粉，又名腻粉。有毒。主杀疥疮，癣虫风痒，瘰疬，
鼻上酒齇，俱外傅之。通转儿疳爱吃泥土，涎潮瘈疭。《图经》云：下膈涎最速，
但多用有损。若惊风属心气不足者，下之则里虚，惊气入心必死。抑论《经》云
利大肠，东垣又云抑肺而敛肛门，何也？盖轻粉经火本燥，原自水银性冷，用之
于润药则利，用之于涩药则止。所以又能消水肿，止血痢，吐风涎。要之，虚病
禁用，实者亦量用之。造轻粉法：食盐、明矾各等分，同放锅中煮令黄色，取起
为末，名曰黄曲。以此曲一两，入水银二两，多则曲一斤，水银二斤，同入瓦罐
内，上用铁灯盏盖定，外用黄泥如法固济，勿令泄气，候干，用炭火旋旋烧上，
频频以水滴铁灯盏内，候罐通红，则内药尽升上罐口，候冷拆开即成轻粉。入药
用汤煮五度，如麻脚慢火焙干。畏磁石、石黄。忌一切血者，以其本自丹砂也。

银朱，亦水银升者。杀疮虫，治脑风，熏疠风疮，能收水去毒。又年久杨梅顽疮不愈者，用水花朱一钱，枯矾、朱砂各一钱半，为末，用全蝎酒煎膏为丸，分作六丸，分三日服，以羊肉、鲜鱼等汤送下，九日全愈。但内服亦须升过，将朱捣碎，以雄黄等分配入，固济罐中，文火二炷、武火一炷香久，银朱上升于灯盏，雄黄下坠于罐底，俟冷取朱研用。(《医学入门·卷之二·本草分类·治疮门·疮毒正药》)

青风藤

生天台山，其苗蔓延木上，四时常有，彼土人采其叶入药，治风有效。(《医学入门·卷之二·本草分类·治风门·治风通用·治风杂用》)

秋石

秋石丹霜体若金，阳炼壮阳阴补阴，
洞髓还元无不治，点肉调汤味更深。

【李梴注】味咸，无毒。治色欲过度，羸弱久嗽，眼昏头眩，腹胀喘满，腰膝酸疼，遗精白浊。洞入骨髓，无所不治，真还元卫生之宝也。只一小锅可炼体若金石，永不暴润。阳炼法：童便不拘多少，入铜锅内熬干，如铁坚硬，锅内亦放火，烧去臭气，乘热取出，打碎为末，再入锅内，清水煮化，用绵纸七重滤过，复入锅内熬干。如此淋熬三次，白如霜雪，乃入砂罐内，盐泥固济，火煅一日夜，只取飞上铁灯盏者为末，枣肉丸如绿豆大。每服五丸至十丸，空心酒下，久服壮阳起痿，脐下如火。诸般冷疾，久年虚损，劳惫甚者，服之皆验。阴炼法：童便不拘多少，入浓皂角汁少许，以杀其秽，以井水一半相和，旋搅百匝，令澄去清水，只留浊脚，再换新水，如此澄搅数多，以白色无臭气为度，晒干，枣肉为丸。每服十丸，空心酒下，或以人乳汁和晒尤妙。此法去咸味，不伤肺，大能滋阴降火。阴阳炼，即阴炼浊脚不晒，用火熬干，忌入罐内火煅。治阴阳俱虚。(《医学入门·卷之二·本草分类·治燥门·治燥通用》)

瞿麦

瞿麦气寒辛苦味，利膀胱治诸癃闭，
破血通经逐死胎，出刺排脓除目翳。

【李梴注】瞿然而高尺余，叶尖青色，根紫黑色，形如细蔓菁，五月开紫红花，似映山红，七月结实作穗似麦，故名瞿麦。处处有之。无毒。阳中微阴。逐膀胱邪逆，利小便为君，关格，五淋，癃闭，小便不通，热者用之。又下闭血，通月经，破血块，催生堕胎或子死腹中。出竹木刺入肉，下骨鲠，决痈肿排脓，明目去翳。单用空心服之，令人气咽、遗溺，小肠虚者禁用。本草又云：养肾气，止霍乱，长毛发，亦为湿热者言耳。叶，治小儿蛔虫，痔瘘泻血，水煎服。服丹石药发眼目肿痛及肿毒浸淫，妇人阴疮，并捣敷之。不用茎叶，只用实壳，以竹沥浸一时晒干。蘘草、牡丹皮为使。恶螵蛸。(《医学入门·卷之二·本草分类·治湿门·行湿利大小便药》)

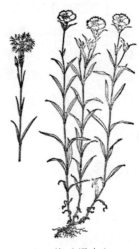

石竹（瞿麦）

全蝎（蝎）

蝎味甘辛去风涎，卒中喎僻瘫半边，
瘾疹耳聋真可疗，小儿惊搐最当先。

【李梴注】蝎，虿也，毒能螫人也。气平。有毒。治中风口眼喎斜，半身不遂，语涩手足抽掣，诸风瘾疹，小儿惊风不可缺也。又治肾虚耳聋，蝎四十九枚，生姜如蝎大四十九片，同炒至姜干为度，为末，作一服，二更尽温酒调下，尽量至醉，次日耳中如笙簧即效，十年者二服愈。紧小者佳。有用全者，有用稍者，稍力尤切，水洗炒去毒。(《医学入门·卷之二·本草分类·治风门》)

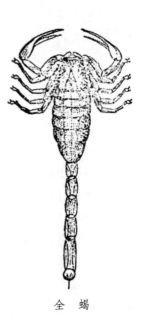

全蝎

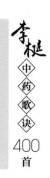

蚺蛇

蚺蛇肉膏治大风，兼主产余痛腹中，
胆治匶疮并匶痛，目肿儿痟血痢同。

【李梴注】蚺，髯也，颔有须也；蛇，迆也，形迆长也。肉甘膏平。小毒。
酿酒治大风及诸疮瘰疬肤顽，妇人产后腹痛，忌醋。胆苦甘，气寒小毒。主心腹
匶痛，下部匶疮，目痛齿痛，小儿五疳热丹，口疮久痢。其胆以刀切开，内细
如粟米，着水中浮走者真，沉散者非也。(《医学入门·卷之二·本草分类·治风
门·祛风化痰药》)

人参

人参甘温补五脏，止渴调中利湿痰，
明目开心通血脉，安魂定魄解虚烦。

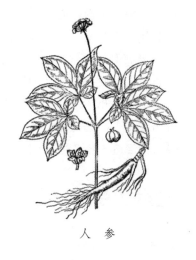

人　参

【李梴注】参，参也。久服补元气，有参赞
之功，五参皆然。无毒。浮而升，阳也。主补五
脏，随本脏药为使。以升麻引，则泻肺脾中火邪，
以补上升之气；以茯苓引，则泻肾中火邪，以补
下焦元气。一切劳伤，肺脾阳气不足，喘促、短
气、少气最妙。惟阴虚火嗽、吐血者慎用。故曰：肺寒还可用，肺热则伤肺。肺
寒者，脉滞濡行迟，假参之力，通经活血，则元气亦自是发生而盛矣；肺热者，
气血激行，再加通迅以助其激速，而脾气耗甚矣。止渴者，生津也。调中安脾助
胃，去肠胃中冷，心痛胁满，霍乱反胃，消湿痰，定喘，消积，明目，开心。入
手太阴而能补阴火，乃气中之血药也。故生脉散及表药、痘疮药中多用者，亦取
其通经而走表也。善能安魂定魄，辟邪止惊，除中虚烦热。与黄芪同用，则助
其补表；与白术同用，则助其补中；与熟地同用，而佐以茯苓，则助补下焦而补
肾。或泥于作饱而不敢用，盖不知少服则湿壅，多服则宣通意也。形如人形，大
如鸡腿者佳：去芦不令人吐。和细辛密封，千年不坏。反藜芦，恶卤咸。(《医学
入门·卷之二·本草分类·治湿门·补气除湿药》)

肉苁蓉

肉苁蓉补右肾精，阴痿非此不能兴，
止茎中痛强筋髓，妇人崩带与瘕癥。

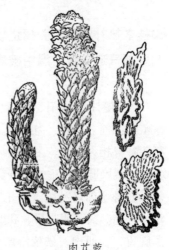

肉苁蓉

【李梴注】马精落地所生，初生似肉。味甘、酸、咸，微温。其性从容和缓。无毒。补右命门相火不足，男子绝阳不兴，泄精，尿血，遗溺，下痢，止茎中寒热痛，膀胱邪气，强筋髓，暖腰膝，止腰痛。又治妇人血崩带下、瘕癥、阴痛、绝阴不产。丹溪云：峻补精血，骤用反致动大便滑。酒浸一宿，刷去浮甲及心中白膜如竹丝草样，不尔，令人上气不散。酒蒸，或酥涂炙。根名锁阳，味甘、咸，气温。无毒。闭精，补阴气。虚而大便燥结者，煮粥食之，不燥者勿用。入药炙。(《医学入门·卷之二·本草分类·治燥门·滋血润燥药》)

肉豆蔻

肉豆蔻辛温补中，下气消痰开胃胸，
霍乱心腹多膨痛，实肠久泻有奇功。

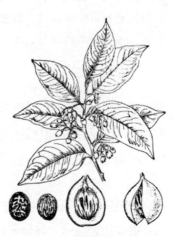

肉豆蔻

【李梴注】形似豆蔻，对草蔻言，故名肉蔻。无毒。入手阳明经。温中补脾，消痰饮、宿食、酒毒、冷积。下气宽胸，开胃止霍乱吐沫，心腹胀痛。实大肠，止虚泻、冷泻之要药也。兼治气痢、赤白痢、小儿乳霍吐逆、不食作泄、腹内虫痛、中恶、冷疰鬼气。《日华》云：肉蔻下气，以脾得补而善运化，气自下也。非若除皮、香附之快泄。《衍义》以为多服泄气，恐不然。油色肥实肉白者佳。用汤调糯米粉，或醋调面包，灰火中煨黄熟取出，以纸捶去油净，勿令犯铜。(《医学入门·卷之二·本草分类·治寒门·治中焦寒药》)

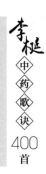
肉桂（官桂）

肉桂辛热补肾脏，养精止烦又止汗，
利肝肺气遏心疼，温中破癖除霍乱。

【李梴注】纯阳，小毒，入手、足少阴经。
东垣云：气之厚者，肉桂也。气厚则发热，故下
行而补肾相火不足。主一切风气，五劳七伤，养
精髓，暖腰膝，止虚烦虚汗。利肝气，除风湿冷
痹、筋骨挛缩。利肺气，止咳嗽鼻衄。养心神，
治卒心痛。久服明眼目，和颜色，面生光华。兼
温脾胃，长肌肉，破疬癖癥瘕瘀血，霍乱转筋，
下痢，一切沉寒痼冷，中下腹冷痛。此药通血
脉，利关节，故妇人经闭亦用之。惟有孕者，必
炒过乃不堕胎。宣导百药，无所畏，谓之通使。
春、夏二时慎用。《本草》虽云小毒，亦从类化，

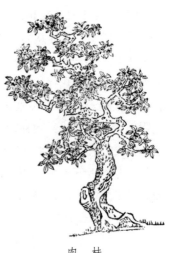

肉　桂

与芩、连为使，小毒何施？与乌、附、巴豆、干
漆为使，则小毒化为大毒。得人参、麦门冬、甘草，则能调中益气而可久服；得
柴胡、紫石英、干地黄，则能调荣而止吐逆。凡使色紫而厚者佳，刮去粗皮。忌
生葱。(《医学入门·卷之二·本草分类·治寒门·治中焦寒药》)

官桂无毒治中寒，咳逆喉痹吸呼难，
补中更治心胁痛，温筋通脉利窍关，
桂心专能止心痛，行血药滞补阴坚。

【李梴注】官桂，主寒在中焦，上气咳逆，结气喉痹，呼吸不清，兼补中益
气，治心痛、胁痛。温筋通脉利关节，治冷风疼痛。桂心，治九种心痛及中恶、
寒疝、产后血冲心痛，止唾血吐血，破血通月闭，下胞衣，杀三虫，兼治中风
偏僻，牙紧舌强，失音及脚软痹不仁。丹溪云：桂心入二三分于补阴药中，则
能行血药凝滞而补肾，由味辛属肺而能生水行血，外肾偏肿痛者亦验。(《医学入
门·卷之二·本草分类·治寒门·治中焦寒药》)

乳香

乳香辛温善止痛，疗诸风疮及风中，

消肿止泻定霍乱，补肾催生俱要用。

【李梴注】形似乳头，即波斯国松木脂也。纯阳，无毒。能调气血，定诸经之痛，内而心腹骨节，外而疮疡痈疽疼痛者必用之。疗诸风疮、瘾疹、痒毒，入药服之则内消，煎膏贴之则生肌。又治中风口噤不语，消风水毒肿，止大肠泄澼，定霍乱，补肾益精，暖腰膝，下肾气，妇人难产，催生下死，小儿急慢惊风，俱要药也。紫赤如樱桃者上，枫香、松脂多可混之，烧之乃辨真伪。入丸、散，微炒，杀毒。得不粘，或捣碎纸包，席下眠一宿，另研。一法，用时以缯袋挂于窗隙间，良久取研之乃不粘。又熏陆香亦其类也。(《医学入门·卷之二·本草分类·治疮门·疮毒正药》)

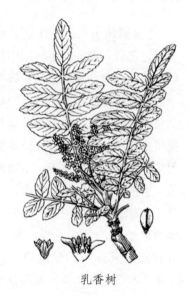

乳香树

乳汁

乳汁甘寒润发肤，填补五脏点睛珠，

老病口疮女经闭，惟有脏寒不可哺。

【李梴注】妇人血下为月经，上为乳汁。无毒。治瘦悴，悦皮肤，润毛发，补五脏，点眼止泪，消赤肿痛，老人虚热，口疮不食，妇人血枯经闭。昔张苍常服，身肥白，年享百岁有余。但性属阴，脏寒人食之则泻。服乳法：取甘香者入银器内，加梨汁一半，锅内顿滚，五更热服。消痰润肺，补虚生血，兼梨汁亦可，但服须吸入气脘乃佳。又和豉汁饮之，解猪肝、牛肉毒，极效。晒乳粉法：遇有乳汁若干，即下银锅内煎成膏，用大磁盘盛于日下晒之，以水浸于盘下，乃未济之妙也。不然，其乳久晒不干。(《医学入门·卷之二·本草分类·治燥门·治燥通用》)

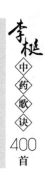

三棱（京三棱）

京山棱苦辛平涩，消积散癥功可立，
又治心腹胀且疼，破血通经下乳汁。

【李梃注】京，当作荆，楚地所出也。叶似
荚蒲，茎皆三棱。无毒。阴中阳也，治老癖、癥
瘕、积块。快气宽胸，气胀鼓满最宜。妇人血脉
不调，心腹刺痛，通月经，产后腹痛，血晕宿血
及气滞乳汁不行。兼治小儿痫热，无辜疳癖。扑
损瘀血亦用。色白属气。破血中之气，真气虚者
勿用。生细根屈如爪者，名鸡爪三棱，又名草三
棱；不生细根，形如乌梅者，名黑三棱；根黄白
色，形如钗股者，名石三棱；色黄体重，状若
鲫鱼而小者，名京三棱，为上。其实一物，但
力有刚柔耳。入药醋煮熟锉，焙干或火炮用。
（《医学入门·卷之二·本草分类·治湿门·调中
消导药》）

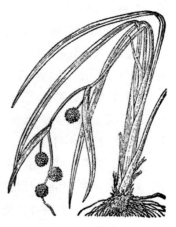

黑三棱

桑白皮

桑（白）皮甘涩寒无毒，泻肺客热嗽痰红，
去肺邪水消浮满，益肺元气主伤中。

【李梃注】桑字从叒从木，众手采取之形。叶可食蚕，根皮入药，入手太阴
经。泻肺客热有余，喘嗽烦渴，痰中见红；去肺中邪水，浮肿腹满，利水道，益
肺元气不足。内伤羸瘦，崩中脉绝，兼去寸白虫。作线可缝金疮，更以热鸡血涂
之。采土内东行嫩根去骨，铜刀刮去薄皮，勿令皮上涎落。利水生用，咳嗽蜜蒸
或炒。出土者杀人。续断、桂心、麻子为使，忌铁与铅。桑皮中白汁，主小儿口
疮及鹅口舌上生疮，敷之神效。又涂刀伤燥痛，须臾血止，更剥白皮裹之，令汁

入疮中良。蛇咬，蜈蚣、蜘蛛毒敷之效。桑叶，主除寒热风痛、霍乱腹痛，盐捣敷治蛇虫蜈蚣咬，遍身汗出，乘露采叶，焙为末，空心米饮下二钱。桑枝，平，细锉炒香，水煎浓汁服之，疗偏体风痒干燥，脚气风气拘挛，肺嗽口干，利小便，久服轻身，聪明耳目，令人光泽，暑月遇渴即饮。一学士常病两臂痛，诸药不效，服此寻愈，凡服一月见效。桑耳，味甘。有毒。黑者主女子漏下赤白，血病癥瘕，阴痛无子；黄熟陈白者，止久泄益气；金色者，治癖饮、积聚、腹痛、金疮。桑椹晒干捣末，蜜丸服。止消渴，治金石发热。（《医学入门·卷之二·本草分类·治热门·治上焦热药》）

桑寄生

桑寄生平甘苦味，主腰背强祛风废，
痈肿金疮皆可疗，下乳止崩安胎坠。

【李梴注】近海地暖，不蚕桑木气厚，枝叶上自然生出，非因鸟食子落而生也。无毒。主背腰腿脚遍身骨节疼痛，祛风痹顽麻废疾，痈肿金疮皆疗。又治妇人崩中不止，胎前漏血，产后乳难，小儿背强，实明目轻身通神。深黄色并实中有汁稠黏者真。忌火忌铁。误服他木寄生杀人。（《医学入门·卷之二·本草分类·治风门·清热润燥药》）

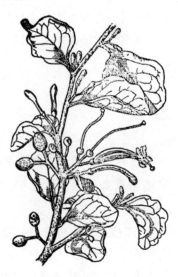

桑寄生

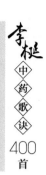
桑螵蛸

桑上螵蛸能补肾，专攻遗溺及遗精，
白浊疝瘕皆可用，炮熟免令泻病生。

【李梴注】螳螂逢木便产一枚，出子百数，惟产于桑木上，得桑之津气者为佳。味咸甘，气平。无毒。主五脏虚损，肾衰阴痿，梦寐失精，或漏精自出，遗溺白浊，及孕妇小便不禁，不可缺也。久服养神气，益精生子，又主女子伤中疝瘕，血闭腰痛，通五淋，利水道。热水浸淘七遍，焙干，炮令黄色，免令作泻，或略蒸过用亦好。畏旋覆花。得龙骨疗泄精。绿桑螺，似蜗牛，黄小，雨后好缘桑叶，主脱肛，烧末以猪脂和敷，脱肛立缩。(《医学入门·卷之二·本草分类·治寒门·治虚寒通用》)

沙参

沙参性寒甘苦味，能除表热与胃痹，
卒疝恶疮身浮痒，散血积兮补阴气。

【李梴注】生砂地，叶似枸杞，根如葵，筋大，外赤黄内白，一名白参，出华州者良。无毒。主肌表间热，头痛寒热，胃痹心腹痛，结热，卒得疝气下坠绞痛，一切恶疮疥癣，浮风身痒，散血分积，养肝之功居多，常欲眠而多惊烦者最宜，故曰厥阴本药也。兼泻肺热，能补五脏之阴，亦随各脏引至。易老常以此代人参，取其甘也。米泔浸晒。恶防己，反藜芦。(《医学入门·卷之二·本草分类·治热门·治上焦热药》)

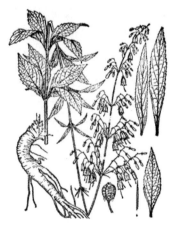

南沙参

砂仁（缩砂）

缩砂辛温暖脾胃，消食和中止泻吐，
涩肠抑肾奔豚邪，止咳保胎行肺气。

【李梴注】皮紧缩皱，形色如砂，又名砂仁。无毒。入手足太阴、阳明、太阳、足少阴经。暖胃温脾，消化酒食，治心腹中虚冷痛，霍乱转筋，呕吐水泻，赤白痢，休息痢，气痢，涩大小肠，除肾积奔豚气，止肺气咳嗽，咳逆上气。又炒过治妊娠触伤，胎动腹痛。丹溪云：缩砂治病，行气故也。治痢药中用之，以热攻热，乃所以顺治也。和皮慢火炒令香熟，刮去皮，取仁捣碎用。与檀香、豆蔻为使则入肺，与人参、益智为使则入脾，与黄柏，茯苓为使则入肾，与赤石脂为使则入大小肠。（《医学入门·卷之二·本草分类·治寒门·治中焦寒药》）

山慈菇（山慈菰）

山慈菰是鬼灯檠，花即金灯湿地生，
疮肿痈疽瘰疬核，毒消万病醋磨曾。

【李梴注】花似灯笼，色白，上有黑点，故名。有小毒。主痈肿疮瘘、瘰疬结核，解诸毒，内入丸散，外用醋磨敷之。亦剥人面皮，除皯黵。又取茎叶入蜜捣膏，贴疮肿口上，以清血出为效。四月初，挖地采之，迟则腐烂，极与老鸦蒜相类，但蒜无毛，慈菰上有毛包裹，宜刮去皮焙干。又一种团慈菰，根似小蒜，主治略同。（《医学入门·卷之二·本草分类·治疮门·疮毒正药》）

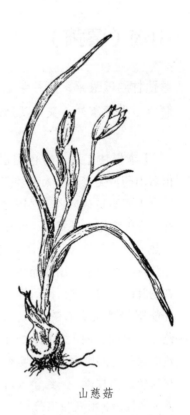

山慈菇

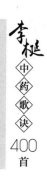
山豆根

山豆根甘寒解毒，急黄热嗽用宜先，
咽喉肿痛含津咽，五痔头疮和水研。

【李梴注】生于山，其实如豆。川产者佳。
善解诸药毒、蛊毒、寸白虫，治五般急黄、发热
咳嗽，空心水调二钱服。喉痹口含一片咽津，五
痔磨水研服，头上秃疮白屑以水研敷，或油调末
涂。兼治齿痛，赤白痢，腹胀喘闷，或蜜为丸，
或水煎服。蜘蛛犬蛇咬，并水研敷。（《医学入
门·卷之二·本草分类·治热门·治上焦热药》）

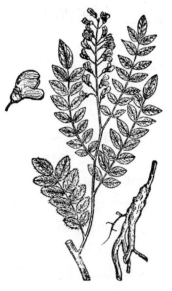

山豆根

山药（薯蓣）

薯蓣甘温气最平，能补荣卫治湿凝，
腰疼梦失虚羸热，又止头风眼眩睛。

【李梴注】薯，薯色明也；蓣，形如芋也。
俗名山药。无毒。手太阴经药也。凉而能补，凡
脾胃中气不足久泄者，必用之。补心气，开达心
孔。安魂多记。补肺津，润皮毛干燥，除烦热或
寒热邪气，下逆气。补肾阳气，强阴，涩梦泄，
止腰疼。东垣云：山药而腰湿能医。丹溪云：生
者消肿硬。盖补气血则留滞，自不容不行也，补
肝能坚筋骨及头面游风、头风眼眩。久服益颜
色，长肌肉。病人虚羸，加而用之。怀庆者佳。
熟则滞气，湿则滑，惟干实者入药。二门冬、紫
芝为使，恶甘遂。（《医学入门·卷之二·本草分
类·治湿门·补气除湿药》）

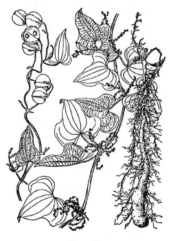

山　药

山楂（棠球子）

棠球（子）化食开结气，消痰积瘀健脾胃，
更治痢疾与腰疼，产余腹痛有滋味。

【李梴注】即山楂。楂者，粗也，非美果。棠球即山楂未熟而酸涩者。无毒。消食积，化宿滞，行结气，消积块、痰块、血块，治腹痞胀发热，健脾开膈之美药也。又治痢疾，腰疼。兼催疮痛，消滞血。丹溪治产妇恶露不尽腹痛，或儿枕作痛，以山楂百枚水煎，入砂糖少许，空心服效。陈久者良。水洗蒸软，去核晒干。生而成熟者，俗名茅楂，又名山里红果，性同，小儿食之良。（《医学入门·卷之二·本草分类·治湿门·调中消导药》）

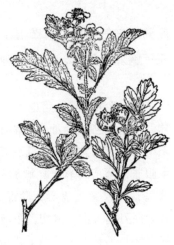

野山楂

山茱萸

山茱萸酸涩微湿，补肾强阴固精无，
去头面风除疝痕，逐痹调经益肝源。

【李梴注】生山中。茱，言色红；萸，肥润也。无毒。补肾气，兴阳道，坚长阴茎，添精髓，止遗精及小便利，去头风骨痛，风气去来，鼻塞鼻齆，目黄，耳鸣耳聋，面疱面疮，肠胃风邪亦验。又除疝痕，逐寒湿痹，治女子月水不定。《本草》云：发汗通九窍，去心下寒热邪气。本涩剂也，何以能通发耶？盖诸病皆系下部虚寒，用之补养肝肾，以益其源，则五脏安和，闭者通而利者止，非若他药轻飘疏通之谓也。酒浸去核，每一斤取皮肉四两，慢火焙干。核能滑精，故去之。蓼实为使。恶桔梗、防风、防己。（《医学入门·卷之二·本草分类·治寒门·治下焦虚寒药》）

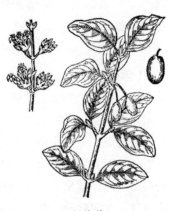

山茱萸

商陆

商陆酸辛气亦平，直疏五水有神灵，
兼疗胸邪身瘘痹，疝瘕痈肿鬼物精。

【李梴注】陆，路也。多生路旁，故又名当陆，俗名樟柳根。如人形者有神。有毒。降也，阳中之阴。利大小肠，直疏五脏水气，疗胸中邪水腹胀，瘘痹脚软，疝瘕痈肿如石，瘰疬恶疮，杀鬼精物，又泻蛊毒，堕胎。为末，外敷喉痹效。铜刀刮去皮，薄切，东流水浸三日，取出和绿豆同蒸半日，去豆晒干或焙。有赤白二种，白者入药，赤者但可贴肿，服之伤人。忌犬肉。得大蒜良。(《医学入门·卷之二·本草分类·治湿门·行湿利大小便药》)

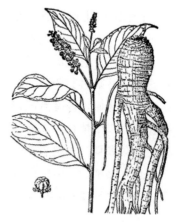

商　陆

蛇床子

蛇床子平甘苦辛，疥癣阴痒及遍身，
暖宫壮阳令有子，治痹通关逐瘀湮。

【李梴注】蛇常栖息此草上，故名之。无毒。治恶疮，湿癣，阴痒，大风身痒，煎汤浴之，或捣末猪脂调涂。治妇人阴中肿痛，赤白带下，一切子宫冷证；男子阴痿，大益阳事，缩小便，令人有子。又治诸湿痹毒、腰胯疼痛、四肢顽麻，通关节，逐扑损瘀血。兼治癫痫，风冷齿痛。温中下气，久服轻身悦颜。入洗汤生用，入丸、散用布包。挼去皮壳，取净仁微妙。恶牡丹、巴豆、贝母。(《医学入门·卷之二·本草分类·治疮门·疮毒正药》)

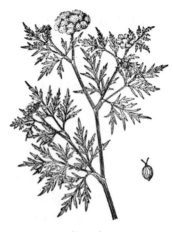

蛇　床

蛇含草

处处有之，生下湿地，一茎五叶或七叶。有两种，当用细叶、黄色花者。味苦，寒，无毒。昔田父见一蛇被伤，一蛇含草着其伤处，经日伤蛇乃去。因取此草捣汁，以傅蛇虺、蜂、蜈、疮毒皆验，故名。又主金疮，疽痔，鼠瘘，恶疮，头疡，丹毒，疮肿。兼治惊痫寒热，心腹邪气，腹痛，湿痹，养胎。治产后泄痢，利小儿。八月采叶，日干。勿令犯火。（《医学入门·卷之二·本草分类·治疮门》）

蛇蜕

蛇蜕甘咸治蛇痫，喉风目翳诸疮虫，
肠痔蛊毒催难产，百种惊风救儿童。

【李梴注】蛇蜕皮也。无毒。主蛇痫摇头弄舌，癫疾瘈疭，寒热诸蛊恶疮，似癫癣风白驳，煎汁涂之。疮有脓者烧敷之。肠痔蛊毒，妇人难产，小儿百二十种惊风，兼辟恶止呕。取石上白如银色完全者，埋土中一宿，醋浸炙干。恶磁石及酒。疟疾用塞两耳，内服盐汤，引吐即止。（《医学入门·卷之二·本草分类·治风门·祛风化痰药》）

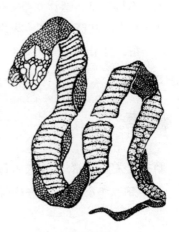

蛇蜕外形

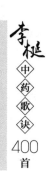
射干

射干苦寒消食热，宽膨下气逐老血，
破癖通经治儿疝，便毒喉风痰核结。

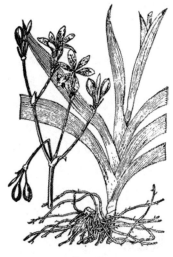

射　干

【李梴注】形如射鸟之竿。有小毒。开胃下食，除饮食大热，散胸中热气，腹中邪逆，胸腹胀满，肺气喘嗽，咳逆上气。疗老血在心脾间，咳唾言语气臭，破癥结、疝癖、瘀血，通女人月闭，治小儿疝气发时肿痛如刺，散结气，消肿毒，去胃痛，治便毒。足厥阴湿气因疲劳而发，取三寸同生姜煎服，利两三行即效。又治咽痛水浆难入，不得消息，咽汁立差。丹溪云：属金而有木与火水。行太阴、厥阴之积痰，使结核自消甚捷。久服令人虚。即乌扇根，紫花者是，红花者非。三月采。米泔浸一宿，日干。(《医学入门·卷之二·本草分类·治湿门·调中消导药》)

麝香

麝香辛温蚀疮脓，能攻风毒杀诸虫，
中恶邪气腹心痛，胎产痫惊关窍通。

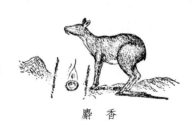

麝　香

【李梴注】形似鹿而小，走疾如箭，其香在阴前皮内，别有膜裹，春分取之，生者良。无毒。能蚀一切痈疮脓，吐风痰。制蛇蚕咬、砂虱溪瘴毒。杀疮虫及脏腑诸虫，辟恶气鬼物、瘟疟蛊疰、中恶心腹暴痛胀急。妇人有孕，闻其气亦堕胎，催生下死最速。小儿客忤、惊痫亦用之。其通关透窍，上达肌肤，内入骨髓，与龙脑相同，而香窜又过之。伤寒阴毒，内伤积聚，及妇人子宫冷、带疾，亦用以为使，俾关节通而冷气散，阳气自回也。开麝并宜子日，另研筛用。真者带过园中，瓜果不实。(《医学入门·卷之二·本草分类·治疮门·疮毒正药》)

神曲

神曲甘温破坚癖，消心膈痰进饮食，
调中止泄止霍乱，更医痢痔及劳复。

【李梴注】神，按六神而造；曲，朽也，郁之使生衣朽败也。无毒。纯阳。入足阳明经。破癥结水腹坚大如盘，消心膈气，痰逆胸满，肠胃中塞，饮食不下，宜此开胃健脾，消化水谷。止霍乱泄泻，痢下赤白。消食痔，疗伤寒饮食劳复；兼治脏腑中风气，补虚去冷气；落胎，下鬼胎，治卒胎动不安，或腰痛胎转抢心，下血不止，小儿痫疾。又六畜食米胀欲死者，煮汁灌之立消。麸皮曲，性凉，入大肠，亦消食积。红曲，活血消食。造神曲法：六月六日，或三伏上寅日，采蓼草三两，青蒿、苍耳草各六两，俱捣自然汁，杏仁末一两，带麸白面二升，赤小豆一碗，煮软熟，去皮研，然后取前汁共一处拌匀，踏实成曲。一如造酒药法出白，愈久愈好，入药炒令香。(《医学入门·卷之二·本草分类·治湿门·调中消导药》)

升麻

升麻甘苦气寒平，解毒除瘟治腹疼，
伤寒初证并衄血，疮肿咽牙热自清。

【李梴注】能升阳气，其叶如麻。无毒。浮而升，阳也。主解百毒。辟瘟疫瘴气蛊毒，中恶腹痛，伤寒时气头疼寒热初证，及瘀血入里吐衄，肺痿肺痈咳唾脓血，小儿风痫痘疮斑疹，一切风痛肿毒，咽痛口疮牙疼，疮家之圣药也。但阳气下陷者宜用，下虚气不足者禁用。细削如鸡骨，色青绿者佳。发散生用，补中酒炒，止咳汗者蜜炒。得葱白、白芷、石膏之类，本治手足阳明风邪；得参、术、芍药之类，兼治手足太阴肌肉间热。(《医学入门·卷之二·本草分类·治风门·行气开表药》)

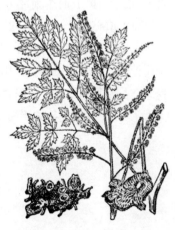

升　麻

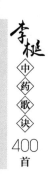

生地黄

生地黄寒甘苦味，滋肾凉心清肺胃，
调脾养肝润二肠，妇人崩漏胎产治。

【李梴注】水试浮者为天黄，半沉者为
人黄，俱不用，沉重者为地黄，最胜。无
毒。沉而降，阴也。入手太阳、少阴，足
少阴本药也。滋肾水真阴不足，劳瘦骨蒸，
日晡寒热，唾血，耳鸣。凉心火血热，五
心潮烦惊悸。清肺热咳嗽鼻衄，泻脾胃湿
热吐血，牙痛欲脱。丹溪云：生地较之熟
地更宣通不滞。劳倦伤脾者，以实脾药中
用二三分，以固脾气，使脾家永不受邪，
盖湿热去而脾胃自固。所以《本草》曰：
除寒热积聚，去胃中宿食，养肝血，益胆
气。主折伤绝筋伤中，逐血痹，明眼目，
利大小二肠，治便血溺血。老人津枯便燥
者必用之。女子崩中血不止，胎动胎漏，

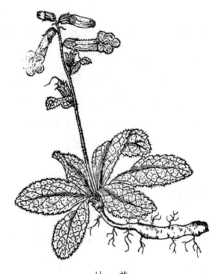

地　黄

产后血上泊心闷绝。大抵补五脏，通血脉，益气力，虚而多热加而用之。多用恐倒
脾胃，中虚寒者禁用。生采者大寒，日干者微寒，火干者微温。脉洪实热者，生
采捣汁服之；脉虚血热者，用姜汁拌炒，免致泥膈痰。得门冬、清酒良。恶贝母，
畏芜荑。若犯铜铁器，令消肾白发，男伤荣，女损卫。又合萝卜食，则能耗诸血。
(《医学入门·卷之二·本草分类·治燥门·滋血润燥药》)

生姜

生姜发散主伤寒，鼻塞头疼咳逆安，
入肺开胃止痰呕，破血行气到心间。

【李梴注】姜，御湿气，如田有界以
分水也。味辛，温。无毒。浮而升，阳
也。主发散伤寒伤风，头痛鼻塞寒热，咳
逆喘嗽上气。入肺开胃益脾，化痰涎，止
呕吐翻胃之圣药也。以上诸证皆在表在上
之邪，姜能行气散气，故治之。产后必用
者，以其能破血逐瘀也。今人但知为胃药，
而不知其能通心肺也。心气通则一身之气
正，而邪气不能容，故曰去秽恶，通神明。
后人因孔子不彻，而每好食之，其实多服
反少智，损心气，故孔子亦不多食。古云：
八九月食姜，至春患眼、损寿、减筋力。
又云：平人夜食姜，令人闭气，病则不拘
也。丹溪云：留皮则冷，去皮则热。非皮

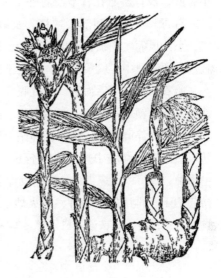

姜

之性本冷也，盖留皮则行表而热去，去皮则守中而热存耳。故又有言曰：姜屑，
比之干姜不热，比之生姜不润。以干生姜代干姜者，以其不潜故也，秦椒为使。
恶黄芩、黄连、天鼠屎。杀半夏、厚朴、莨菪毒。(《医学入门·卷之二·本草分
类·治寒门·治上焦寒药》)

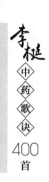

生铁落（生铁）

生铁微寒主脱肛，被打瘀血酒煎尝，

秤锤催生衣不下，血瘕儿枕痛尤良，

铁落能除胸膈热，针砂辛平退疸黄。

【李梴注】初炼出矿，用以铸泻器物者谓之生铁。性坚，服之伤肺。主历年脱肛，被打瘀血在骨节及胁外不去，俱酒煮服之。熟铁，又谓之柔铁。味辛、平，有毒。主坚肌耐痛。铁精，及锻炼极精者。主明目，化铜，疗惊悸，定心气，小儿风痫，阴癀，脱肛。钢铁，乃生熟相杂用以作刀锋者。味甘。无毒。主金疮，烦满热中，胸膈气塞，饮食不化。秤锤，味辛，温。无毒。主妇人横生逆产，胎衣不下，产后血瘕，儿枕腹痛及喉痹寒热，并烧赤淬酒服之。无秤锤，用铁杵或斧。锁匙，治妇人血噤失音，煎汤服之。故锯，治误吞竹木入喉中，出入不得，烧赤淬酒服之。铁落，即砧上打落细皮屑也。味辛、甘、平。无毒。主皮肤风热恶疮及胸膈中热，饮食不下。针砂，即作针家磨炉细末也。性平，无毒。主水肿、黄疸，又堪染皂，及和没食子染须至黑。入药用洁净者，以好醋浸一七，捞起晒干，再用好醋少许，慢火炒二三遍，紫色为度。凡铁锉细末，谓之铁粉。畏磁石、石炭。(《医学入门·卷之二·本草分类·治疮门·治疮毒通用》)

菖蒲

菖蒲气温味辛苦，除烦下气出音语，

明目聪耳定头风，伸痹通心五脏补。

【李梴注】菖，昌盛之貌，叶丛生如蒲。无毒。除烦闷，治咳逆上气、中恶鬼气、心腹冷痛，出声音，明目。治耳聋、耳鸣、耳痛、头风。利四肢风寒湿痹不得屈伸。通九窍，开心孔，补五脏虚，久服延年高志。兼治痈肿疮疥，杀诸虫，止小便，丈夫水脏，妇人血海久冷。安胎，治产

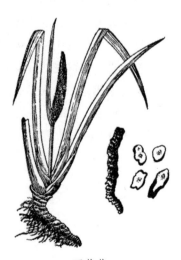

石菖蒲

后下血不止。《局方》补心药中多用，然辛芳太甚，年壮心孔昏塞者用之得宜，若心劳神耗者禁用。生石涧，一寸九节不露根者佳。五月、腊月采，阴干去毛。秦艽为使，恶麻黄，忌饴糖、羊肉、铁器。(《医学入门·卷之二·本草分类·治燥门·解热生津药》)

石膏

石膏甘辛泻胃热，止渴解肌头痛裂，
更清肺火与三焦，散风寒邪及中暍。

【李梴注】昔黄帝用封九鼎，膏黏太甚，命之曰石膏。气寒。无毒。沉而降，阴中阳也，入手太阴少阳足阳明经。泻胃火、痰火、食积，或不食，或善食，口干舌焦，齿痛咽肿。以味甘，能缓脾生津止渴；以味辛，能解肌热出汗，上行至头；以气寒，能清肺润肺制火，除三焦大热。凡伤风、伤寒、时行，头目昏眩，寒热，气逆喘急，腹痛，及中暍壮热烦躁，日晡潮盛，小便卒数如淋，惟胃虚寒人禁服。捣粉，甘草水飞晒干，或火煅红。凡使勿用方解石，方解石大者方尺，小者如拳，皮上有土及水苔色，破皆作棱，性燥，能去风热耳。石膏大如棋子，白莹细理光泽者良，黄者令人淋。鸡子为使。恶莽草、巴豆，畏铁。(《医学入门·卷之二·本草分类·治热门·治中焦热药》)

石斛

石斛甘平平胃气，皮间热痛多生痱，
定惊长肉益精神，内绝虚羸脚膝痹。

【李梴注】生石上，树有斗子，故名斛。无毒。平胃中虚热，逐皮间邪热痱痛，除惊定志，长肌肉，倍气力，强阴益精，补肾内绝不足，五脏虚劳羸瘦，除脚膝冷痹软痛。酒洗蒸，恶凝水石、巴豆，畏姜蚕、雷丸。(《医学入门·卷之二·本草分类·治热门·治中焦热药》)

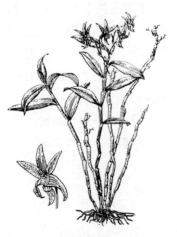

铁皮石斛

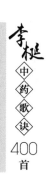

石灰

石灰温辛风化良，疗疥生肌不入汤，
善杀痔虫点黑子，产妇泡水洗脱肛。

【李梴注】火煅石而成灰，水解者力劣，风中自解者力大。有毒。主疽疡疥痒，热气恶疮，死肌堕眉，痔瘘、瘿瘤，白癜，妇人粉刺，汤火金疮，疗骨疽，杀痔虫，除黑痣，蚀恶肉，生好肉，多用濂膏调涂，不入汤药。妇人产后阴肿肠脱，玉门不闭，取一斗熬黄，以水三斗投入，澄清蒸洗。兼治吐血，血痢，解酸酒毒，暖水脏，又能伏硫黄，去锡晕，制雄黄、硇砂，可用作外柜。凡使点瘀肉，生用亦可，止血炒红色。《雷公》用醋浸一宿，火煅令腥秽气出，存性研细，古冢中及败舡茹，平，主妇人遗尿及崩中吐痢血不止，煮服或烧为末服。余治与石灰同。(《医学入门·卷之二·本草分类·治疮门·治疮毒通用》)

石决明

石决明咸寒又平，去皮盐水瓦瓶烹，
善除肝肺经风热，更治青光内障盲。

【李梴注】出南海，附石而生，形似蛤，大如掌，小如指，明耀五色，内亦含珠，生七孔九孔者良。凡用先磨去粗皮，用盐水入瓦罐中煮一伏时，取出为末如粉。无毒。主肝肺风热，骨蒸劳极，及青盲目障翳痛，水飞点之。五淋水调服，服后永不得吃山桃，犯之令人丧明。(《医学入门·卷之二·本草分类·治热门·治热通用》)

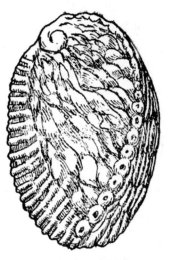

石决明（大鲍）

石楠藤（南藤）

南藤气温味辛烈，除痹排风和气血（逐冷气治血风），
滋补衰老能兴阳，强腰膝兮变白发。

【李梴注】生依南树，茎如马鞭，有节，紫褐色。无毒。八月采。日干，或浸酒服。（《医学入门·卷之二·本草分类·治风门·治风通用》）

石韦（石苇）

石苇苦甘平无毒，主治劳热通淋沥，
止烦下气祛恶风，背发炒末酒调服。

【李梴注】蔓延石上，叶生斑点如皮，处处有之。主劳热邪气，补五劳，安五脏，治膀胱结热五淋癃闭，利水道，止遗溺，益精气，止烦下气，祛恶风。又炒为末，冷酒调服治发背效。三月采山谷中，不闻水声及人声者，阴干。丸用去黄毛微炙，毛射入肺，令嗽不可疗，杏仁为使，得菖蒲良。有生瓦上者名瓦韦，亦治淋。（《医学入门·卷之二·本草分类·治热门·治下焦热药》）

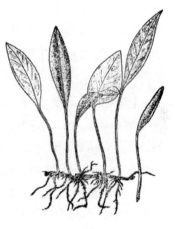

有柄石韦

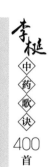

石蟹

石蟹无毒味咸寒，痈肿漆疮傅即安，
更点青盲并翳眼，熟水摩吞救产难。

【李梴注】海蟹年深水沫相着，因化为石，每遇海潮风飘出，为人所得，疗痈肿漆疮，醋摩傅之。青盲、目淫、肤翳、下翳，细研水飞，入诸药相佐点之。又催生落胎，止血晕。治天行热病，解一切金石药毒、蛊毒，并水摩服之。（《医学入门·卷之二·本草分类·治疮门·治疮毒通用》）

石钟乳

石钟乳甘温性悍，补肺治咳气逆乱，
肾阳衰竭脚弱疼，下乳通关须炼煅。

【李梴注】石钟灵气，滴下津液如乳。东垣云：钟乳粉补肺气，兼疗肾虚。主寒嗽咳逆上气，出声音，补虚损，益精涩精，强阴壮阳，下焦伤竭，脚弱疼冷，无子精清者，可入补药中兼服之。又通百节，利九窍，下乳汁。丹溪云：此慓悍之剂，可用于暂而不可久。唐时惑于方士服食长生之说，柳子厚又从而述美之，习以成俗，迨宋及今。且《唐本》注云：多服发湿，不炼服之令人淋。况石药气偏，不间冷热有毒，钟乳又偏之甚者。《经》曰石钟乳之气悍，可不信诸！生少室山谷及道州江华县，明白光润轻松，色如炼硝石者佳。凡修半斤用沉香、零陵香、藿香、甘松香、白茅香各一两，以水煮一伏时，然后用甘草、紫背天葵汁各二两，再煮一伏时取出，慢火焙干，细研筛过，却入乳钵中，研三日夜勿歇，然后用水飞，澄了日干，再研二万遍，点末臂上便入肉不见为度。蛇床子为使。恶牡丹、磁石、牡蒙，畏黄石脂。（《医学入门·卷之二·本草分类·治寒门·治虚寒通用》）

使君子

使君子甘性温平，孩子五疳用最灵，
杀虫止泻又止痢，小便混浊也能清。

【李梴注】因郭使君用疗小儿故名。无毒。
主小儿五疳，明目，杀积虫，止泻痢及小便白浊。
去壳用仁，或兼用壳。（《医学入门·卷之二·本
草分类·治湿门》）

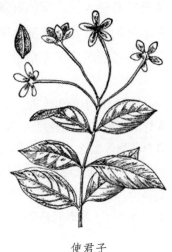

使君子

熟地黄

熟地黄甘苦温平，补血填髓滋肾精，
疗伤寒后腰股痛，除新产罢腹脐疼。

【李梴注】无毒。沉而降，阴也。入手足少阴、厥阴经。东垣云：熟地黄补
血，且疗虚损。又曰：活血气，填骨髓，滋肾水，补真阴，治伤寒后血衰、腰股
酸疼，除新产后血虚脐痛难禁。丹溪云：下元血衰者须用之，尺脉微者，佐以桂、
附则填精补髓；尺脉旺者，佐以知、柏则滋阴降火。独用则泥膈，故中满痰盛者
慎用。余治与生地悉同。盖本经只言干生二种，后世改用熟者，生寒熟滞，中寒
有痞易泄者全禁。怀庆者佳。水洗，用生地捣汁九蒸九晒，或酒或姜汁俱好。畏
忌同生地。（《医学入门·卷之二·本草分类·治燥门·滋血润燥药》）

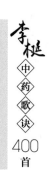

蜀葵

蜀葵甘寒钝人性，解热利便根茎胜，

叶消热痢制石丹，子除水肿风疥病，

花有五色能润燥，赤白带下偏相应。

【李梃注】种出巴蜀，似葵，花有五色，如槿花。无毒。阴中阳也。久食钝人性灵。根茎，主客热，利小便，散脓血恶汁。叶，主热毒下痢及丹石发热结，煮食或捣汁服之。又烧灰敷金疮，捣烂敷火疮。子，主水肿淋涩，催生落胎，治一切疮疥瘢疵土蟹，小儿风疹。花，赤者治血燥，白者治气燥；赤治赤带，白治白带，空心酒下。又白者治痃疟，并阴干用。（《医学入门·卷之二·本草分类·治燥门·滋血润燥药》）

蜀羊泉

俗名漆姑叶，似菊花，紫色。子类枸杞子，根如远志，无心，有糁。味苦，寒。无毒。主头秃，恶疮，热气，疥痂癣虫，漆疮，龋齿，女子阴中内伤，皮间实积，小儿惊痫。三四月采苗叶，阴干用。（《医学入门·卷之二·本草分类·治疮门》）

鼠妇

即地鸡。多足，色如蚓，背有横纹蹙起。生瓮底下湿处及土坎中，常负鼠背上故名。味酸，微寒，无毒。主利水道，气癃不得小便，妇人月闭血瘕，痎疟寒热，堕胎。仲景用治久疟者，以其主寒热也。端午采，日干，微炒。（《医学入门·卷之二·本草分类·治湿门·治湿杂用》）

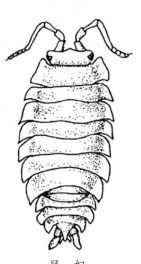

鼠　妇

鼠李

即牛李子也。木高七八丈，叶如李，但狭而不泽，子生于条上四边，生青熟黑，至秋叶落，子尚在枝，是处有之。味苦。小毒。主寒热瘰疬、瘘疮，日干，九蒸，酒渍服。能下血，除疝瘕，积冷气，治水肿腹胀。皮主诸疮、寒热毒痹，除身皮热毒。根，主口中疳疮，和蔷薇根煎膏，含咽即瘥，亦可傅背发。煮浓汁含之，治疰齿；服之治疳虫蚀脊。（《医学入门·卷之二·本草分类·治疮门》）

水苏

一名鸡苏，处处有之。多生水旁，苗似旋覆，两叶相当。气香馥，味辛微温，无毒。主肺痿、吐血、衄血、血痢、崩中、带下、产后中风及血不止，头风目眩，诸气疾脚肿。下气消谷，除饮食，辟口臭，去恶毒气，久服通神耐老。可作菜。（《医学入门·卷之二·本草分类·治燥门·治上中下三焦内燥，兼补血和血之剂》）

水银

水银辛寒毒入肉，量用涂疮杀虫䘌，
堕胎绝孕又消阴，疗儿涎惊热风搐。

【李梴注】形如水，流不止，色白如银。主恶疮、疥瘘、痂疥、痂痒、白秃。《局方》多用涂疮，不知其性滑重，入肉蚀脑，令百节挛缩。昔有患挛躄病，以金物炙熨，水银当出蚀金，候金色白者是也。妇人难产催生下死最速，服之则绝孕。傅男子阴，阴消无气。钱氏多用疗小儿惊热涎潮发搐。《衍义》云：水银入药，极须审谛，有毒故也。又镀金烧粉人多患风，使作，须饮酒并肥猪肉，铁浆可御其毒。又名汞，出于丹砂。其法：作炉置于中，下承以水，上覆以器，外加火煅养，则烟飞于上，水银溜于下，其色微红，先以紫背天葵并夜交藤自然汁煮一伏时，其毒自退。杀金、银、铜、锡毒。畏磁石。得铅则凝，得硫黄则结，得紫河车则伏，枣肉研之则散。（《医学入门·卷之二·本草分类·治疮门·疮毒正药》）

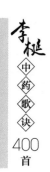

水蛭

水蛭苦咸性毒凉，善吮痈疽理折伤，
更利宿血通积结，堕胎通经救妇娘。

【李梴注】 蛭，质也，水中质质也。又名马
蛴、马蝗。有毒。治赤白游疹及痈疽肿毒，先洗
去肿处皮咸，以竹筒盛蛭缀之，须臾便吮，血满
自脱，更用饥者吮之，以皮皱肉白为度，无不差
也。又治跌打折伤有功，热酒调下一钱，食顷痛
可，更一服痛止。或和麝香为末，酒下一钱，当
利蓄血。盖苦走血，咸胜血，所以伤寒血证用
之。兼利水道，破血癥。昔楚王食寒菹所得而吞

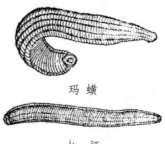

玛蟥

水　蛭

之，果能去结积。虽口阴祐，亦是物性兼然。妇人积聚癥块，月闭无子亦用之，
堕胎则最急也。有石蛭、泥蛭、草蛭，惟水中蛭，小者佳。此物难死，加火炙经
年，亦如鱼子，烟熏三年，得水犹活。五六月采，腹中有子者去之，先以米泔浸
一宿，日干，细锉，微火炒，或猪脂煎令黄色乃熟，不尔，入腹生子为害。畏盐
及石灰。(《医学入门·卷之二·本草分类·治疮门·疮毒正药》)

松萝

松萝甘苦平无毒，主治头风破瘿瘤，
解怒消痰止虚汗，吐疟利水也堪求。

【李梴注】 即松树上寄生，五月采，阴干。兼治女子阴寒肿痛，令人得眠。
(《医学入门·卷之二·本草分类·治风门·治风通用》)

松脂

松脂苦甘温无毒，风痹恶癞并头秃，
清胃伏热润心肺，生津固齿明耳目。

【李梴注】松液流地凝成。主恶风，历节酸痛，风痹死肌，痈疽，恶风癞疮瘙疥，头疡白秃。煎膏贴诸疮瘘烂，排脓生肌止痛，抽风杀虫，除胃中伏热，润心肺，生津止渴，固齿，聪耳明目。入滋补药和服，壮阳实阴茎，令人有子，久服轻身延年。通明者佳。用河水煮化，投冷水内，令两人扯拔，既凝再煮，如此三次，再用酒煮三次，仍前扯拔，以白如饴糖为度。煎膏药，用桃、柳、桑、槐、芙蓉叶煎水煮拔。凡用入石臼内另捣为末，不可晒焙，亦不可单服，塞实肠胃。(《医学入门·卷之二·本草分类·治疮门·疮毒正药》)

松子

松子甘芳温无毒，补虚益气滑肌肉，
花虽味美热上焦，节主历节筋骨缩，
叶治湿风长发毛，根益五劳辟五谷。

【李梴注】松子，主虚羸少气，补不足，滑肌肤，实肠胃，久服延年。得柏子仁，治老人虚秘。兼治诸风邪气，风痹寒气。松花，酒服轻身，疗病胜枝叶，但多食能发上焦热病。松黄汤：松花、蒲黄、川芎、当归、石膏各等分，红花少许。水煎、细呷。治产后壮热，头痛颊赤，唇焦口渴，烦躁昏闷。松节，温。主百节久风，风虚脚痹、四肢软弱疼痛或转筋挛痛。丹溪云：松属金。用其节炒焦，治筋骨间病，能燥血中之湿也。松叶，味苦、温，无毒。主署风湿疮、冻疮，生毛发，安五脏，守中不饥，延年，兼治脚气风痹，历节风、中风口㖞，瘟疾恶疮，并煮汁酿酒服之效。松根白皮，补五劳，益气，辟谷不饥。又树皮绿衣，合和诸香烧之，其烟团聚，青白可爱。(《医学入门·卷之二·本草分类·治疮门·疮毒正药》)

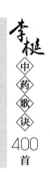
苏合香

苏合香甘温无毒，除邪去蛊杀三虫，
霍乱瘟疟并痫痉，痰厥中气与中风。

【李梴注】《梁书》云：天竺国出苏合香。是
诸香汁合煎之，其形如酥。或云是狮子屎者，非
也。除邪气鬼精梦魇，杀蛊毒，去三虫，破宿
血，止心腹痛、霍乱吐泻、瘟疟痫痉、中风中气、
痰厥口噤不省，久服通神。(《医学入门·卷之
二·本草分类·治疮门·治疮毒通用》)

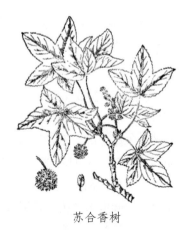

苏合香树

苏木

苏木甘咸平去瘀，风噤血癖气凝聚，
通经产后是灵丹，疮损下痢与呕吐。

【李梴注】出苏方国，故名，即今用染色者。
无毒。可升可降，阳中阴也。去瘀血和新血之剂。
主男妇中风口噤不语，虚劳，血癖，气滞，妇人
气血心腹痛，月候不调或经闭不通，产后恶露冲
心，腹中绞痛，胀闷欲死及蓐劳，失音，血噤，
血晕。消肿毒，排脓止痛，一切金疮扑损并用。
故东垣曰：除产后败血，有此立验；破疮疡死
血，非此无功。兼治赤白痢后重急痛，霍乱呕逆
及常呕吐。并用水煎。破血，酒煮；去风，佐以
防风为妙。去皮节细锉，和梅枝蒸半日，阴干用。
(《医学入门·卷之二·本草分类·治燥门·滋血
润燥药》)

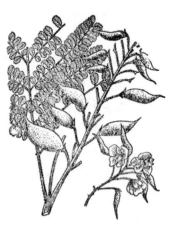

苏　木

酸浆

酸浆气寒一味酸，退热利水治产难，
另有三叶酸浆草，止渴通淋带下安，
痫瘘恶疮频捣催，杀虫孩子可常餐。

【李梴注】天下有之，苗似水茄而小，叶亦可食，实作房如囊，囊中有子如梅李大，赤黄色，味如酸浆。微寒，无毒。主热烦满，定志益气，利水道，难产吞其实立下。其根如菹芹，白色，绝苦，捣汁饮治黄病多效。五月采，阴干。三叶酸浆，又名酢浆草。生道旁下湿地，叶如水萍丛生，茎端三叶，叶间生细黄花，俗名酸车草。南人用揩鍮石器令白如银，味酸，寒。无毒。主解热渴，诸淋涩痛，妇人赤白带下，捣傅痫瘘恶疮，杀诸小虫。嫩叶，小儿食之可除热。夏月采叶，阴干。(《医学入门·卷之二·本草分类·治疮门》)

酸枣仁

酸枣仁平止烦渴，引血归脾安睡歌，
补中止泄及脐疼，宁心益胆除痹蹶。

【李梴注】出酸枣县者真。味酸，无毒。除骨蒸烦热及心虚惊悸不眠。丹溪云：血不归脾而睡卧不宁者，宜用此大补心脾，则血归脾，而五脏安和，则睡卧自宁。又补中益气。治心腹寒热，邪结气聚，脐上下痛满，血转久泄，宁心志，敛虚汗，益胆气，又治四肢酸疼湿痹，筋骨风。久服助阴气，安五脏，令人肥健，轻身延年。睡多，生用：不得睡，炒熟，再蒸半日，去皮尖，研碎用。恶防己。(《医学入门·卷之二·本草分类·治燥门·解热生津药》)

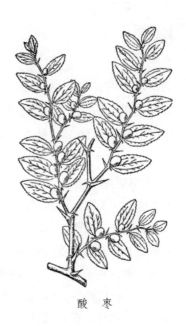

酸 枣

檀香

檀香辛温升胃气，霍乱腹心痛立去，
又行肾邪攻腹心，兼消肿毒并恶疮。

【李梴注】树如檀，生南海，黄、白、紫三种，俱入药。无毒。阳中微阴。入手太阴，足少阴，通行阳明经，引胃气上升，又能引芳香之物上行至胸膈之上、咽嗌之中，同为理气之剂。主霍乱心腹痛，进食杀虫。治肾经邪气上攻，心腹疼痛及腰痛。消风热诸疮肿毒，为末，醋和涂之。傅金疮，止血止痛。兼辟中恶鬼气。抑论诸香动火耗气，非冷气不舒者不可轻服。脑麝芳窜尤甚，切宜慎之。古人夏月囊香以辟汗气，犹谓能散真气而开毛孔，况服之不当者乎！(《医学入门·卷之二·本草分类·治寒门·治中焦寒药》)

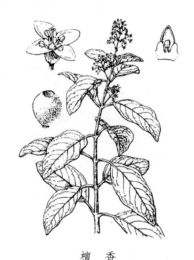

檀 香

桃仁

桃仁无毒苦甘平，破血通肠利月经，
兼除咳逆心胸满，疝瘕腰痛杀虫精，
花悦颜色医淋肿，奴散气血肺心清。

【李梴注】桃者，逃也，能令鬼邪逃循，五木之精也。无毒。沉而降，阴也。入手、足厥阴经。主瘀血、血闭、血结、血热、血瘕、血痕及卒暴击血、心痛、骨蒸、偏风、半身不遂，润大肠，通月水。兼主上气咳嗽、喘急、胸膈痞满，止疝痛、腰疼，杀虫及尸疰邪祟。又小儿癫卵、妇人阴痒，捣泥敷之。《心》云：苦以泻滞

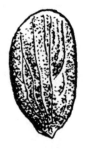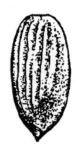

桃仁（种子）外形

血，甘以生新血。血结实者可用，血燥虚者慎之。凡使汤泡去皮尖，炒赤，研如泥用。桃花，除百病，悦颜色。治水种、石淋，利大小便。三月采，阴干，千叶者不用。桃奴，即干实着树上经冬不落者。微温。治伏梁气在心下结聚不散。烧灰存性，治肺气吐血诸药不止及胎下血不止。正月采，酒拌蒸软，铜刀切取肉，焙干用。茎白皮，除中恶腹痛，去胃中热。桃枝，戊子日取作枕，补心虚健忘，耳目聪明。煎膏涂口疮及下部蜃疮，煎汤洗天行疫疠。桃叶，出疮中虫，治霍乱腹痛，大小肠不通，小儿寒热客忤，多用作汤导药。桃实，味酸，无毒。多食令人发热。有味辛者，肺病宜食。食桃讫，入水浴成淋。桃胶，主保中不饥，忍风寒，下石淋，破血，愈百病，桑灰汁煮三次，阴干用。桃寄生，主小儿中蛊毒令腹内坚痛，面目青黄，淋露骨立，病变无常。花、叶、枝、茎等俱能辟不祥，杀邪魅，疗中恶蛊疰，今人用桃作符着门上者，亦取其厌邪也。(《医学入门·卷之二·本草分类·治燥门·滋血润燥药》)

天花粉（栝楼根）

栝蒌根苦寒益津，能消瘤热烦满身，
退疸续伤通月水，解毒排脓逐瘀陈。

【李梴注】栝，括隐也；楼，蒌敛也，言包其子于内如括囊也。根名天花粉，内有花纹，天然而成也。雷公云：栝圆黄皮厚蒂，蒂小苦，楼长赤皮蒂粗，阴人服。天花粉，无毒。沉也，阴也。生津液，止消渴，除肠胃瘤热，时疾满身烦躁，大热发狂，退八疸身面黄，唇干口燥；续绝伤，通月水，下乳汁，利小肠，诸痈肿发背，痔漏疮疖乳痈，排脓消肿解毒，生肌长肉，兼逐扑损瘀血。《本草》云：补虚安中者，热去津复而中自和，与天门冬冷补之意同。二八月采入地深者，去皮，日干，生卤地者有毒。(《医学入门·卷之二·本草分类·治燥门·解热生津药》)

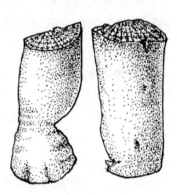

天花粉（根）外形

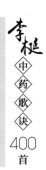

天麻

天麻辛平治麻痹，利膝舒筋仍益气，
治儿惊痫通女血，除疝消痈关窍利。

【李梴注】味大辛而麻辣。无毒。降也，阳
也。主诸风湿疾，头目昏眩，四肢麻痹拘挛，利
腰膝，强筋力，久服益气。小儿风痫惊悸发搐，
女人用之通血脉，兼治寒疝热毒痈肿。主诸疮恶
气鬼疰蛊毒，有自内达外之理。苗名赤箭，似箭
干而色赤，治性亦同，有自表入里之功，但与御
风草相似，误服令人有结肠之患。坚实者佳，凡
使多用，更以他药佐之乃效。(《医学入门·卷之
二·本草分类·治风门·行气开表药》)

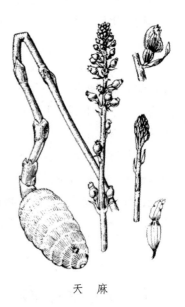

天　麻

天门冬

天门冬苦寒润肺，泻火消痰定喘气，
肺痿肺癰多渴衄，通肾补虚及偏痹。

【李梴注】天，颠也，一名颠棘。《尔雅》名
门冬，冬月作实也。无毒。升也，阴也。入手太
阴、足少阴经。东垣云：保肺气不被热扰，定喘
促徙得安宁。又云：润肺肝。《日华》云：润五
脏。其实保与定皆润也。肺润而五脏自润，乃润
肺之美药也。泻肺热肺火，消痰止嗽定喘，肺痿
肺痈吐脓血，血热吐衄，消渴烦热。又治肺经津
燥结为癥瘕积聚。通肾气，补五劳七伤及诸暴风
湿偏痹，热毒游风。性虽冷能补精枯血冷，益气
填髓，养肌肤，利小便，杀三虫，去伏尸；久服
颜色洁白，耐寒暑，身轻不饥，延年，令人多子。

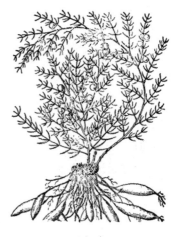

天门冬

但专泄而不收，中寒肠滑者禁用。汤浸去皮心，焙热即当风凉之，如此二三次自干，不损药力。地黄、贝母为使。畏曾青、鲤鱼。外用浣衣洗面最洁。(《医学入门·卷之二·本草分类·治燥门·解热生津药》)

天名精

天名精寒甘且芳，杀虫消肿傅诸疮，
破血止血除诸痹，便难烦渴可煎汤，
子如鹤虱平苦味，主蛔咬心痛莫当。

【李梴注】此草得天之精所生，大有灵异。昔人射一麂，剖五脏，以草塞之，蹶然而起，故又名活鹿草。南人呼为火炊，花实全类豨莶，但豨莶苦而臭，名精辛且芳，故又名麦句姜。在处有之，夏秋抽条，颇似薄荷，花紫白色，叶似菘菜而小，无毒。杀小虫，除诸毒，疗疮痏痔瘘，金疮内射，身痒瘾疹不止，揩之立已。主瘀血痕欲死，下血止血，利小便，去痹，除胸中结热，止烦渴，逐水，大吐下。五月采，阴干。垣衣为使。子，形如鹤虱，黄黑色，微毒。主蛔虫、蛲虫咬心腹痛，杀虫丸散中为最要药，兼止疟，傅恶疮，入药微炒。(《医学入门·卷之二·本草分类·治疮门·治疮毒通用》)

天南星（南星）

南星苦辛利风痰，破伤惊搐紧牙函，
麻痹疮肿寒咳嗽，消瘀破积蛇虫含。

【李梴注】生南方，形圆色白如星。有毒，可升可降，阴中阳也。利中风痰壅胸膈、不省人事，及破伤风，小儿惊搐，身强如尸，口噤牙关紧闭，头目肢体麻痹，疥癣恶疮痈肿，金疮扑损瘀血。又破坚积，堕胎，蛇伤虫咬。丹溪云：欲其下行，以黄柏引之。

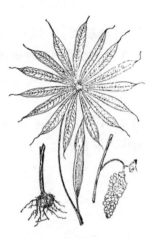

天南星

腊月置水中冻去燥性，入灰火中炮裂去皮。治惊痫，取为末，用牛胆汁拌匀，再入胆中，阴干为末；或用姜汁、白矾煮至中心无白点亦好。畏附子、干姜、生姜。(《医学入门·卷之二·本草分类·治风门·祛风化痰药》)

天仙藤

似葛叶圆小有毛，夏采根苗用，味苦温。微毒。解风劳。得麻黄发汗，得大黄堕胎，得安胎药治子痫证。(《医学入门·卷之二·本草分类·治风门·治风通用·治风杂用》)

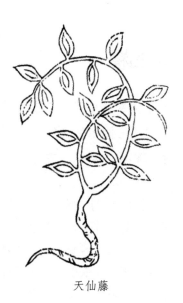

天仙藤

天雄

天雄壮阳散寒湿，上疗头面风邪急，
侧子专治偏痹风，疮瘘痈肿效可立。

【李梴注】东垣云：天雄散寒，为去湿助精阳之药。凡上焦虚阳，头面风去来疼痛，喉痹，背脊伛偻，胸膈痰水，气喘促急，霍乱，必用之。久服令人心雄，力作不倦，故名。余与乌、附同，但天雄走上，乌、附达下。取身全、短、无尖，周匝有附子孕十一个、皮苍色者佳。凡丸，炮去皮尖、底须，汤药和皮生用亦佳。远志为使。恶腐婢，忌豉汁。侧子，专治腰脚冷痹，半身不遂，及遍身风疹，颈上鼠瘘，一如痈肿皆验。余与乌、附相同。(《医学入门·卷之二·本草分类·治寒门·治上焦寒药》)

天竺黄

天竺（黄）甘寒性和缓，去诸风热（滋）养五脏，
镇心明目疗金疮，儿惊天吊痰壅上。

【李梴注】生天竺国，竹内如黄土成片。无
毒。凉心去热，小儿药最宜，和缓故也。（《医学
入门·卷之二·本草分类·治风门》）

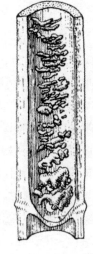

天竺黄

葶苈子（葶苈）

葶苈大寒辛苦味，善消水肿泻肺气，
更医肾癉破脾积，解毒祛风治疙痱。

【李梴注】葶，定也；苈，沥也，行也。能
定肺喘而行水。无毒。沉也，阴中阴也。东垣云：
除遍身之浮肿，逐膀胱之留热，定肺痈上气喘促，
疗胸中积壅痰嗽。兼治肾癉唇干，破癥瘕积聚结
气，饮食寒热，解一切毒入腹不可疗及马汗。用
一两炒研浸水，利下恶血，又煎汤洗头风，捣末
敷白秃，身暴中风热痱痒者亦可洗且涂之。丹溪
云：属火，性急走泄为功，苦者尤甚，甜者少缓。
病人稍涉虚者远之，杀人甚捷。不必久服，乃虚。
隔纸炒香，或蒸熟。榆皮为使。恶干姜、石龙芮。
含膏丸：葶苈、知母、贝母各一两，枣肉五钱，
砂糖一两半，丸如弹子。每以新绵裹一丸含咽，
治嗽喘，三丸即效。（《医学入门·卷之二·本草
分类·治湿门·行湿利大小便药》）

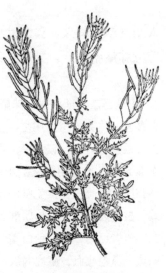

㧖娘蒿（葶苈子）

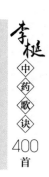

通草

通草辛甘泻小肠，利便故除脾疸黄，
止烦哕疏九孔窍，散痈破血下乳房。

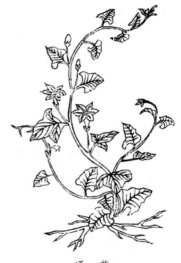

通　草

【李梃注】即木通，心空有瓣，轻白可爱，女工取以饰物。无毒。阳也。《赋》云：泻小肠火积不散，无他药可比；利小便热闭不通，与琥珀同功。惟其利便开关格，故疗脾疸及浮肿多睡，胃热反胃呕哕，一切脾胃寒热不通，小腹虚满，耳聋鼻塞声音不出，及妇人血闭血块，月水不匀，难产胞衣不下，乳汁不通。《珍》云：甘平以缓阴血是也。惟其泻火，故治心烦躁闷，止肺热渴，散痈肿恶疮，金疮鼠瘘蹉折，一切疮疖瘿瘤，排脓止痛俱效，兼杀恶虫三虫。要之，泻火则便溺自利，利便则火升自降。通行一十二经，故因名为通草。其花上粉，主恶疮痔瘘，取粉掺疮中。去皮节生用。(《医学入门·卷之二·本草分类·治热门·治下焦热药》)

童便（人溺）

人溺气寒能降火，鼻洪吐血血攻心，
劳嗽肺痿胎难产，扑杖蛇伤患处淋。

【李梃注】即人尿。味咸。无毒。疗寒热头疼温气，童男者尤良。丹溪云：降火最速，热劳方中多用之。主吐血衄血、卒血攻心，和姜汁煎二三沸，乘热服瘥。止劳嗽失音肺痿，破癥积，明目益气，润肌肤，利大肠，推陈致新之药，胃虚及气血虚无热者不可用。又治难产及胞衣不下，和姜葱煎三沸，热服即下。产后饮一杯，压下败血恶物，免血晕之疾。伤胎血结心腹痛，并扑打瘀血攻心，单煎，服之效。被蛇犬等咬，以热尿淋患处。人中白，即尿桶中澄底结白者，须置风露下，经二三年者可用，又名秋白霜。丹溪云：能泻肝火，降阴火，故治传尸热劳肺痿，心膈热，鼻衄吐血，羸瘦渴疾。又敷汤火灼疮及紧唇疮。凡用须刮在新瓦上，用火逼干研末。(《医学入门·卷之二·本草分类·治热门·治热通用》)

土鳖虫（䗪虫）

生沙中及人家墙下土中湿处，似鼠妇而大，形扁如鳖，故名土鳖，俗名簸箕虫。味咸寒，有毒。主心腹寒热洗洗，破血积癥瘕，通月水血闭，下乳汁，妇人药中多用。十月采，日干炒。畏皂荚、菖蒲、屋游。（《医学入门·卷之二·本草分类·治燥门·治上中下三焦内燥，兼补血和血之剂》）

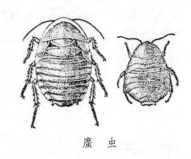

䗪虫

土茯苓（仙遗粮）

又名土茯苓，味甘、辛，热，无毒。善治久病杨梅痈漏及曾误服轻粉肢体废坏、筋骨疼痛者，能收其毒而祛其风，补其虚。若初起肺热便秘者不宜，寻常老弱亦可服之，健筋骨。得川椒、皂角良。（《医学入门·卷之二·本草分类·治疮门》）

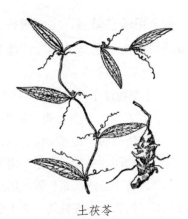

土茯苓

菟丝子

菟丝甘辛平补卫，肾寒精遗腰脚痹，
润心肺止口渴干，明目去积健脾胃。

【李梃注】其根初生似兔，其苗初生若丝，得他草木则缠绕而上寄，未必专附松也。中春结实，禀中和凝正阳气，性平，无毒。偏补卫气，助人筋脉。主肾虚阴茎中寒精自出，遗溺尿血。强阴益精，补髓坚筋骨，续绝伤，腰膝酸痛顽麻。润心肺燥，止口渴舌苦。治肝虚风，明目，小儿

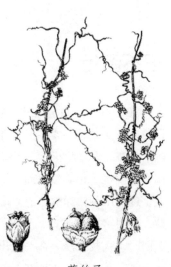

菟丝子

177

头疮、疹痘痒塌，痔痛。益脾胃，进饮食，去寒血为积。令人肥健，久服延年轻身，有子。仙方多有为末单服者，久则气壅便闭，宜以润药解之。若单为丸，则久服无妨。不入汤药。水淘洗去砂土晒干，择去杂子，酒浸二三日，蒸出芽，捣烂如膏为丸；或作饼，晒干入药亦好。紧急只用酒炒研末。根行血，可和丹药。苗捣汁，涂面瘢神效。(《医学入门·卷之二·本草分类·治寒门·治下焦虚寒药》)

鲅鱼甲

鲅鱼甲酸性微温，主心腹积有热烦，
肠风崩痔引阴痛，涕泣惊腰独可飡。

【李梴注】性嗜睡，恒闭目，形如龙，长一二丈。能吐气致雨，力猛能攻江岸。有毒。主心腹癥瘕、伏坚积聚，寒热，女子崩中下血五色，小腹阴中相引痛，疮疥死肌，五邪涕泣时惊，腰中重痛，小儿气癃，皆溃用之，当炙。蜀漆为使，畏狗胆、芫花、甘遂。肉至补益，主少气吸吸，足不立地，能发痼疾。皮可贯鼓，膏摩恶疮。鼍骨散，用皮及骨烧灰，入红鸡冠花、白矾灰为末，空心米饮调服，治肠风痔疾甚效。(《医学入门·卷之二·本草分类·治热门·治下焦热药》)

王不留行

在处有之，高七八寸，叶尖如小匙头，实如松子，四月开花黄紫色，本名剪金花。因蜀主素好此花，后因降宋迁汴，人言此花曰王不留行。味苦甘，气平。无毒。阳中之阴也。止心烦鼻衄，除诸风痉风痹内寒，金疮止血，逐痛出刺，痈疽恶疮，瘘乳发背，游风风疹。通血脉，调月经，催难产，下乳汁。三月收苗，五月收子，蒸两时，入浆水浸一宿，取出焙干用。(《医学入门·卷之二·本草分类·治热门·治热杂用》)

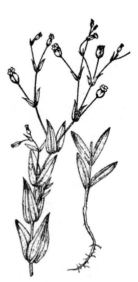

王不留行

王瓜

王瓜寒苦除邪热，愈聋止渴清诸血，
利疸肿兮消痈毒，带溺不禁尤堪啮。

【李梴注】王，大也，独生于诸瓜之前，月令四月王瓜生，即此也，一名土瓜根。处处有之，生田野及人家垣墙间，藤蔓，叶圆无缺，有刺如毛，闽人谓之毛桃。五月开黄花，花下结子如弹丸，如瓜蒌，小如栀子，无棱，色黄，根如葛，细而多黏。三月采根，阴干。无毒。主诸邪气热结，及天行热疾，愈耳聋益气。止消渴内痹，瘀血月闭，寒热酸疼；破癥癖，落胎；逐四肢骨节中水，散痈肿留血鼠瘘，疗马骨刺入疮，妇人带下及小便遗溺不禁。又治黄疸变黑疸，生捣汁顿服，当有黄水随小便出。汁和酒服，吐蛊毒；为末酒下，下乳汁。子，润心肺。治黄病生用，肺痿、吐血、肠风下血、赤白痢疾炒用。(《医学入门·卷之二·本草分类·治热门·治热通用》)

威灵仙

威灵仙苦温无毒，能治诸风痛痒肤，
腰疼脚肿不履地，腹冷胃痰痃癖除。

【李梴注】昔人患痿不瘥，忽遇此药，数日能行，因神而名之。可升可降，阳也。治中风口眼㖞斜，诸风湿冷，历节痛风上下，腰膝脚冷痛不能履地。去大肠风及皮肤风痒，白癜毒疮折伤，通十二经脉，乃治痛要药也。去腹内冷滞，心膈痰水，久积痃癥痃癖气块，膀胱宿脓恶水，宜通五脏而不大泄，朝服暮效。但多服疏人真气，虚者禁用。酒洗，忌茗及面。单方：骨鲠喉咙，为末，酒调服。(《医学入门·卷之二·本草分类·治风门·行气开表药》)

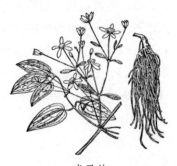

威灵仙

萎蕤

萎蕤甘平治风热，四体拘挛跌筋结，
风温表里是灵丹，湿毒腰疼渴且泄。

【李梴注】萎，委委，美貌；蕤，实也。女
人用去默斑，美颜色，故又名女萎。根叶似黄精，
入药多用根。无毒。主中风暴热，四肢拘挛不能
动摇，跌筋结肉，一切疮疡斑剥，时行风温头疼，
目痛眦烂泪出，寒热心腹结气，湿毒霍乱泄泻，
烦渴，腰膝痛，茎中寒。兼治虚痨客热，润心肺，
补中气。晋嵇绍有胸中寒疹，每酒后苦，服之得
愈。水洗，竹刀刮去皮，蜜水蒸，焙干。畏卤咸。
（《医学入门·卷之二·本草分类·治风门·清热
润燥药》）

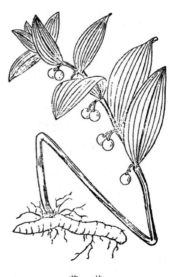

萎　蕤

蕤核仁味甘，微寒。无毒。主心腹邪结气及
心下结痰痞气。益气明目，治目肿眦烂风痒，赤
痛泪出，鼻齆鼻衄。凡使去壳取仁，汤泡去皮尖。
每四两用芒硝一两，木通七两，同煮一伏时，取
仁研膏，任加减入药，极治风热。如风虚者，去皮尖，后用纸压去油净，以花椒
煎浓汁调成膏，涂磁碗底上，用蕲艾烧烟熏七次，然后取碗于火上，煅之若油
起，即以竹纸拭去，直待油尽色黑，即取碗覆地上，以去火毒，随宜入片脑等，
点眼甚效，治眼风或生翳，或眦赤，一切眼疾并主之。蕤仁研膏，入黄连末等分
和匀，取干枣三枚，割头少许，去核，以前末填满，以枣头合定，用薄绵裹之，
以水半碗，于银器中文武火煎，取鸡子壳以来，以绵滤过，待冷点眼，神效神
效！（《医学入门·卷之二·本草分类·治燥门·治上中下三焦内燥，兼补血和血
之剂》）

卫矛

卫矛气寒苦且涩，通经止崩下乳汁，
破癥结除心腹疼，杀虫祛风邪难入。

【李梴注】在处有之。茎长四五尺许，其干上三面如锋刃箭羽，故又名鬼箭羽，人家多蟠之以卫祟。无毒。主通月经，止血崩带下，能堕胎，下乳汁及产后血绞腹痛；破陈血癥结、蛊疰中恶，腰腹心胸胀满；去白虫，消皮肤风毒，令阴中解杀百邪鬼魅。八月采，阴干，只用箭头，拭去赤毛，酥炒用。（《医学入门·卷之二·本草分类·治燥门·治燥通用》）

文蛤、海蛤

文蛤海蛤味皆咸，治胸胁腰痛因痰，
能降疝气涩崩带，瘿瘤痔恶疮仍兼。

【李梴注】出东海表，相合而生。《说文》云：千岁燕化为海蛤，伏翼化为魁蛤。雁食海蛤从粪中出，大如巨胜，有紫文彩、未烂者为文蛤；无文彩、已烂者为海蛤。二蛤相类，主治大同，惟分新久。文蛤无毒。主咳逆胸痹、腰痛胁急，坠痰软坚，止渴燥湿，收涩固济之剂也。止大孔出血，崩中漏下，恶疮鼠瘘五痔等证。又治疝痛，能降能消，能软能燥，同香附末姜汁调服。疗急疳蚀、口鼻尽欲死，烧灰，腊猪脂和涂之。凡修事一两，用浆水煮一时，后以地骨皮、柏叶各二两，又煮一时，取出，东流水淘三遍拭干，火煅研粉用，不入汤药。蜀漆为使。恶狗胆、甘遂、芫花。海蛤无毒。主咳逆上气，喘息烦满，胸痛寒热。疗阴痿，利大小肠。《液》云：蛤粉咸能走肾，可以胜水，故治十二水气浮肿，治项下瘿瘤。余同文蛤。魁蛤，形圆，长似槟榔，两头有孔，外有纵横文理。味甘平。无毒。主痿痹、泄痢、便脓血。《食疗》云：润五脏，止消渴，开关节，服丹石人食之免有热毒疮肿。（《医学入门·卷之二·本草分类·治热门·治下焦热药》）

蜗牛

　　即蜒蚰。有四角，背上别有肉以负壳行。味咸，寒，有毒。治发背，取活者一升置瓶中，以井水浸一宿取出，涎水调蛤粉敷之，日十余度则痛止疮愈。齿𧭕有虫，烧壳灰揩之，效。大肠虚脱，烧灰猪脂调敷，立缩。蜈蚣咬，取汁涂之。又主贼风喝僻，筋急腕跌，小儿惊痫疳疾。入药妙用。(《医学入门·卷之二·本草分类·治疮门》)

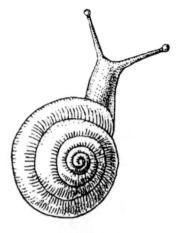

华蜗牛

乌梅

乌梅酸平能敛肺，止渴除烦下痰气，
调胃和中断疟痢，虚劳蒸热及偏痹，
白梅虽暖仍化痰，捣傅痈疮点黑痣。

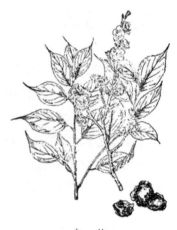

乌　梅

　　【李梴注】五月采黄色梅实，用早稻杆烧灰，和米饮拌之，火熏干为乌梅。无毒。可升可降，阴也。收肺气者，生津止渴，除烦热烦满，下气止嗽，消痰及痰厥头痛。调胃者，治瘴疟久痢，便血久泻，涩肠，解烦毒，清酒毒，定霍乱吐蛔，心腹胀痛，短气欲死。东垣云：凡酸味收补元气，诸虚劳骨蒸羸瘦，久嗽少睡必用之。又疗肢体偏痛，皮肤麻痹等症。古方和细茶、干姜为丸，治休息痢。烧灰傅一切恶疮怒肉立验。入药，温酒或水洗，蒸去核用。白梅，以盐水暴干，藏密器中，临用去核，性暖无毒。亦入除痰药中。又捣烂傅刀箭伤止血，及刺入肉中，乳痈肿毒，亦和药点青黑痣，蚀恶肉。生梅暖，止渴多唾，伤骨，蚀脾胃，令人膈上热，发虚热，服黄精人尤不相宜。《衍义》云：食梅则津液泄，水生水也，津液泄故伤齿，肾属水，外为齿故也。根疗风痹，出土者杀人。叶煮浓汁服，治休息痢并霍乱；洗葛衣令洁净，经夏不脆。梅核仁亦可单用除烦热，如手指忽肿痛，以乌梅仁和苦酒捣膏，以指渍之立愈。(《医学入门·卷之二·本草分类·治燥门·解热生津药》)

乌梢蛇（乌蛇）

乌蛇无毒味甘平，诸风顽痹用之灵，
皮肤瘾疹疥癣毒，脱落须眉还可生。

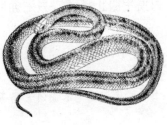

乌梢蛇

　　【李梴注】性善不嗜物，背有三棱，色黑
如漆，尾细尖长，眼下陷者为真。制同白花蛇。
（《医学入门·卷之二·本草分类·治风门·祛风
化痰药》）

乌药

乌药辛温疏寒疫，肾冷冲心腹及脊，
消食宽膨霍乱宁，诸气诸风诸疮熄。

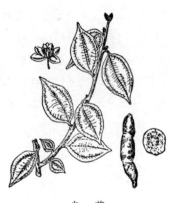

乌　药

　　【李梴注】色黑，根似乌樟；药乃治病总名，
从草从乐，草部居多，人病则忧，病去则乐也。
无毒。入足阳明、少阴经，乃疏气散寒之剂。治
天行寒疫及阴毒伤寒，能发汗回阳立瘥；治膀胱
肾间冷气攻冲背膂，心腹疼痛。《衍义》云：与沉
香磨服，治胸膈冷气甚验。消宿食，宽膨胀，除
黄疸，利小便，止霍乱吐泻、下痢。得香附，治
诸般气症；入风药疏一切风；入疮药治诸痈疖疥
癫。兼治中恶、鬼疰、蛊毒，心腹疼痛，妇人血
气刺痛，小儿腹中诸虫及猫犬百病。此药气胜味
薄，无滋益，但取辛散凝滞而已。香附治内，内和而外自释。乌药疏散宣通甚
于香附，不可多服。岭南者色褐而坚硬，天台者色白而香软可爱，但天台出者难
得，土产者亦好。去皮心，略炒。叶及根嫩时采，代茶服，补中益气，偏止小便
滑数。（《医学入门·卷之二·本草分类·治寒门·治下焦虚寒药》）

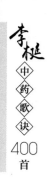

无名异

无名异甘平无毒，主治金疮理折伤，
内损生肌止疼痛，更消痈肿治诸疮。

【李梴注】广州黑褐者良，状如黑石炭，嚼之如饧，言无可名其异也。主金疮折伤内损，止痛生肌，消肿毒痈肿，醋摩敷之，另研。(《医学入门·卷之二·本草分类·治疮门·疮毒正药》)

芜荑

芜荑无毒味辛平，疗风治疥杀虫灵，
积癥肠滑不可缺，腹心冷气痛堪凭。

【李梴注】芜，秽也；荑，伤也，其气臭如伤败之物也。疗皮肤骨节中风毒，淫淫如虫行，又治恶疮、疥癣、痔瘘、一切疮，多用外傅。性杀虫，去三虫，逐寸白及脾胃有虫，食即痛，癥结积聚，肠鸣腹痛，冷痢滑泻及冷气心痛不可缺也。兼治妇人子宫风虚，小儿疳积，中恶蛊毒。孟诜云：多用发热心痛，为辛故也。陈久者良，小者即榆荚仁，止堪为酱及治鸡病，入药当用大者，面炒黄，得诃子、豆蔻良。(《医学入门·卷之二·本草分类·治疮门·疮毒正药》)

吴茱萸

吴茱萸辛热毒小，治心腹冷痛如绞，
疝痹肠风脚气攻，霍乱咳逆咽膈饱，
食萸性同疗水浮，颗粒差大力却少。

【李梴注】出吴地。可升可降，阳也。震坤合见，其色青绿，气味俱厚。入足三阴经。疗心

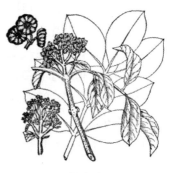

吴茱萸

腹冷气，冷痰，冷食，癥癖，心腹绞痛难忍，中恶及鱼骨入腹刺痛，亦效。又下焦寒湿、疝痛、寒气，不可缺也。逐风邪，开腠理，除湿滞血冷，遍身痿痹，腰脚软弱。利大肠壅气，肠风痔疾，杀肠中三虫。脚气冲心，单用和生姜汁饮之，下气最速。止霍乱转筋，胸满，吞酸吐酸，泻痢。又寒邪所膈，气不得上下，食则口开目瞪，饮则寒中胀满者，立效。东垣云：咽嗌寒气，噎塞而不通，胸中冷气闭塞而不利，一切咳逆寒热或厥冷并验。盖此药性好上冲胸膈，下则开胃厚肠。兼治产后余血，虚羸盗汗，或子肠脱出。凡阳衰虚冷者最宜。但多服亦散元气，肠虚者尤不可单服。凡使汤浸去苦汁六七遍，然后用盐水或黄连水炒。蓼实为使。恶丹参、硝石、白垩。畏紫石英。东行根白皮，杀三虫，寸白、蛔虫，治喉痹、咳逆、泄注下痢、食不消、女子经产余血，兼治白癣。南行枝，主大小便卒关格不通，取断如手第二指中节长，含之即下。食茱萸，处处有之，比吴产者颗差大，经久色黄皮黑，辛热，无毒。疗水肿甚佳，功同吴萸，但力少劣耳。多服冲眼脱发，六七月食之，伤气发疮。（《医学入门·卷之二·本草分类·治寒门·治下焦虚寒药》）

蜈蚣

蜈蚣有毒能攻毒，气味辛温杀恶虫，
消积破瘀堕胎产，口疮牙噤保婴童。

【李梴注】大吴川谷中最广，江南亦有之。背绿腹黄，头足赤而大者为公，黄细者为母，用公不用母，故曰公。解诸疮毒及丹硫毒，制诸蛇毒及虫鱼毒、蛊毒、尸疰恶气。杀三虫，止邪疟，疗心腹寒热积聚癥瘕，去恶血堕胎。又治小儿撮口，舌上生疮，牙关不开，不能收乳，为末，以猪乳汁调灌之。此物鸡好食之，故中其毒者，以乌鸡屎水调涂之，或蛞蝓尤妙。麝啖蛇则专制蛇毒，菁园无蜘蛛，物性相制，每每如此。姜汁炙，去头足，为末，再用绵纸盛，就无烟火上炒熟用之。（《医学入门·卷之二·本草分类·治疮门·疮毒正药》）

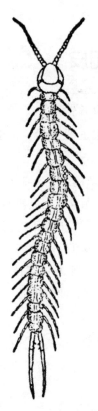

少棘巨蜈蚣

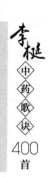

五倍子

五倍子平酸苦味，治肺风毒湿癣疮，
眼肿牙疳并痔痢，顽痰热渴可煎汤。

【李梴注】因商贩得五倍之利而名。又名文蛤，其内多虫似之。无毒。主肺脏风毒流溢皮肤作风湿癣疮，瘙痒脓水，小儿面鼻疳疮。末傅口疮，立进饮食。或风毒上攻。眼赤肿痛涩痒，上下睑烂，浮翳努肉侵睛，内服外洗。疗齿宣疳置，五痔肠风下血，泻痢。丹溪云：属金与水。含口中善收顽痰，解诸热毒，生津液，收敛之妙剂也。蜀中者佳，去虫。汤药生用，丸药略炒。染须炒至烟起，以浓茶泼之，再炒至烟净，用青布包，以脚踏石压干为末。单方：治小儿吐不定，五倍子二个，一生一熟，甘草一寸炙，为末，米泔下二钱，立止。(《医学入门·卷之二·本草分类·治疮门·疮毒正药》)

五加皮

五加皮苦辛温寒，风痹蜷急步履难，
疽疮瘀血肌皮滞，心腹疝痛阴不干。

【李梴注】上应五车星精而生，故叶生五出者佳。无毒。主风痹四肢挛急，腰脊而脚疼痛缓弱，小儿三五岁不能行尤验。治疽疮阴蚀及多年瘀血在皮肌，心腹疝气痛，男子阴痿囊下湿，妇人阴痒。酿酒久服补中益精，坚筋骨，强志意，延年不老，仙经药也。远志为使，恶蛇退、玄参。(《医学入门·卷之二·本草分类·治风门·清热润燥药》)

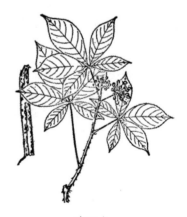

南五加

五灵脂

五灵甘温治气刺，止血又能行血脉，
善治产后血昏迷，肠风冷痹及疳疫。

【李梴注】色含五彩而有灵，即寒号虫屎也。
无毒。主行诸气，心腹刺痛。炒熟止崩漏，生用
利气脉，通经闭，行瘀血，善救产后血晕，又治
肠风及风次气血闭，遍身疼痛冷麻，小儿五疳积
聚，兼辟疫，除目翳，治吐逆连日不止。妇人小
儿方多用之。入肝甚速。出北地，色黑如铁。生
用者，酒研飞炼去砂石；熟用者，飞后炒令烟起，
另研。（《医学入门·卷之二·本草分类·治寒
门·治中焦寒药》）

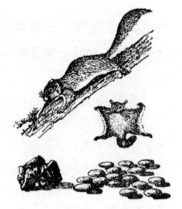

五灵脂（小飞鼠）

五味子

五味子温滋肾阴，除烦止渴补虚任，
敛肺通脉定喘咳，和中消积水肿淫，
肺火盛者用南味，辛甘且散风邪侵。

【李梴注】北五味色黑，皮肉酸甘，核苦辛咸。
无毒。可升可降，阴也。入手太阴、足少阴经。滋
肾水，暖肾脏，除烦热，生津止渴，补虚劳羸瘦，
强阴益精，壮筋骨，收肺气，耗散火热，嗽必用
之。主肺寒咳逆、上气喘嗽，通血生脉，补气，兼
和中气，霍乱转筋，翻胃，解酒毒，消食积痃癖，
奔豚冷气，水湿气淫，腹肿胀大。是知在下补肾，
在上滋肺，在中和脾。孙真人云：夏月常服五味，
以补五脏气。是不特金水二脏药也。但多食收补太
骤，反致虚热，又酸甚吊痰引嗽。如肺火盛者，莫

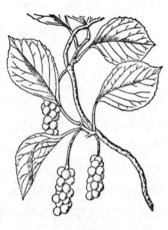

北五味子

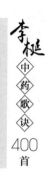

如用南五味，色黄，味辛甘，稍重而能散痰火，去风邪。苁蓉为使，恶荑蕤，胜乌头。(《医学入门·卷之二·本草分类·治燥门·解热生津药》)

豨莶草

豨莶草苦寒能补，麻痹偏风有涎吐，
治肝肾行大肠气，蛊疮烦满汁少许。

　　【李梴注】豨，猪也；臭也。气如猪气，经蒸暴则散。小毒。主肝肾风气，四肢麻痹，骨间疼痛，腰膝无力，偏风口喎，时时吐涎，及跌坠失音。亦能行大肠气，治三十六般风，久服明目乌须健骨，衰老风疾，妇人久冷尤宜。又治热蛊烦满不能食，生捣汁服三四合，多则令人吐。蒸法为丸。(《医学入门·卷之二·本草分类·治风门·治风通用》)

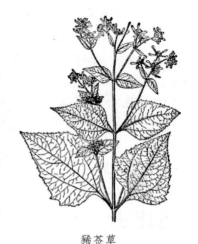

豨莶草

细辛

细辛温辣治伤寒，下气消痰通节关，
头面诸风不可缺。调经治痫又益肝。

　　【李梴注】形细味辛。小毒。浮而升，阳中阴也，足少阴本药，手少阴引经。东垣云：止少阴合病之首痛，杀三阳数变之风邪，最能温肾，散水寒内冷，故仲景用治邪在里之表也。主咳逆上气，破痰止嗽，开胸中滞，利九窍，通百节。治头痛眼风泪下，鼻痛齿痛口臭喉痹，一切头面风痛，不可缺也。又治风痫疾，风湿痹蜷挛，消死肌疮肉，及妇人乳结汗不出，经血不行，益肝

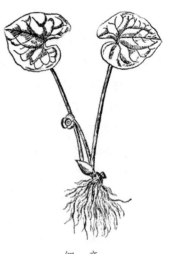

细　辛

胆气。如单服半钱，则气塞不通而死。水洗去土及芦叶头节。独活为使，恶狼毒、山茱萸、黄芪，畏硝石、滑石，反藜芦，忌生菜。得当归、芍药、川芎、白芷、牡丹皮、藁本、甘草，共疗妇人。得决明、鲤鱼、胆青、羊肝，共疗目痛。（《医学入门·卷之二·本草分类·治风门·行气开表药》）

夏枯草

夏枯草味苦辛寒，鼠瘘头疮瘿结团，
明目破癥除脚气，能消湿痹又滋肝。

【李梴注】《月令》云：靡草死，得金气而生，至夏火盛而死，火克金之义也。无毒。主寒热鼠瘘、瘰疬、头疮，散瘿结气，破癥痕，除脚气湿痹。兼治肝虚睛疼，冷泪羞明，入香附子一倍为末，茶清下一钱，效。丹溪云：有补养血脉之功，久服轻身长年。四月采，阴干。王瓜为使。（《医学入门·卷之二·本草分类·治疮门·疮毒正药》）

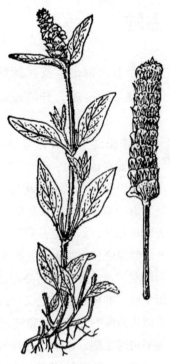

夏枯草

仙茅

仙茅气温味甘辛，补肾兴阳益老人，
虚劳失溺脚腰痹，散胃冷令食入唇。

【李梴注】叶似茅，服之延年，故称仙。有毒。主肾虚无子，益阳道，老人失溺，丈夫虚劳，腰脚冷风挛痹不能行。开胃下气，治心腹冷气不能食，久服通神强记，助筋骨，益肌肤，长精神，明目。传云：服十斤乳石，不及一斤仙茅。蜀川、江湖、两浙有之。叶青如茅，冬枯春发，三

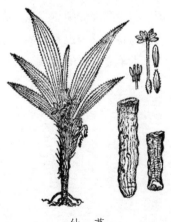

仙茅

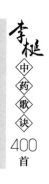
月有花如栀子黄，不结实，独根旁有细根相附，外皮粗褐，内肉黄白。二月八月采根，阴干，米泔浸去赤汁。忌铁、牛肉。单方：合五加皮等分煎膏，最益人。（《医学入门·卷之二·本草分类·治寒门·治虚寒通用》）

香附

香附辛甘充散寒，皮风胸热也能宽，
消食霍乱腹心痛，开郁理血女人丹。

【李梃注】气香，附根而生，又名莎草根。气平，无毒。沉也，阴中阳也。味轻辛散，能充皮毛发，去寒气及皮肤病疹，胸中虚热，消食下气，治一切霍乱，心腹疼痛，肾气膀胱冷。古云：香附理血气，妇人之仙药。盖妇人性偏多郁，此药散郁逐瘀，令新血自生而百体和。炒黑能止血，治崩漏下血。凡气血药必用之，能引血药至气分而生血，亦阳生阴长之义。《本草》云：益气者，正谓其为血中气药，能和气而生血止血也。不然，逐瘀快气之剂，岂能补气益气哉？采得后用秆火烧去毛，入石臼内捣净。气病略炒，血病酒煮，痰病姜汁煮，下虚盐水煮，血虚有火童便煮过则凉，积冷醋浸炒则热。他药亦可以此类推。忌铁，得乌药良。又与巴豆同炒，治泻泄不止。生用，治大便不通。（《医学入门·卷之二·本草分类·治寒门·治中焦寒药》）

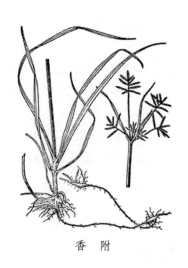

香　附

香薷

香薷味辛性微温，清肺火邪解暑烦，
消肿下气兼止血，霍乱调中第一论。

【李梴注】薷，音柔；香辛而柔细也。俗名
香茹，言可作莱茹也。无毒。丹溪曰：属金与水，
而有彻上彻下之功。上清肺气，治暑除烦热，使
火不得烁金也。又治肺郁，浊气上升于胃而作口
臭，止鼻衄。舌上忽出血者，单服之亦可。下利
小便，消水肿，宽肠消食下气。霍乱腹痛转筋要
药。去梗，姜汁炒。又有一种石香茹，生石上，
香甚，治霍乱尤捷。（《医学入门·卷之二·本草
分类·治热门·治中焦热药》）

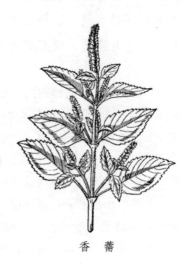

香　薷

小茴香（茴香）

茴香无毒味辛平，助阳开胃止痛疼，
冷疝脚气并霍乱，诸瘘恶痈叶更灵。

【李梴注】又云莳香者，茴，莳，声相近也。助阳者，温肾与膀胱、小肠。
治冷气癞疝肿痛及干湿脚气。一云本膀胱药，以其先丙能润燥，丙与壬合。此药
入手足少阴、太阳，以开上下三经之通道，而回阳散冷，故曰茴香。开胃者，调
和胃气，止呕吐，定霍乱及瘴疟，破一切臭气口气。止疼痛者，一切肾冷脾寒，
心腹气痛，肋如刀刺及外肢节疼痛。又治诸瘘漏，生肌止痛，盖阳气回而邪自
散也。凡使酒浸一宿，取出炒黄色捣碎。又有一种八角茴香，气味燥烈，专主
腰疼。古方单角茴散，炒为末，酒下二钱，治腰重痛有效。（《医学入门·卷之
二·本草分类·治寒门·治下焦虚寒药》）

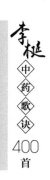
小蓟（蓟根）

蓟根小大甘平论，破血还以养血元，
大者能兼补下气，治带安胎消肿敓，
小者专主九窍血，只宽胸膈退热烦。

【李梴注】 出北地蓟门者胜。蓟，冀也。热则冀凉，冷则冀和，弱则冀强，乱则冀治。大蓟，大有所冀也；小蓟，小有所冀也。二蓟无毒。俱治吐呕衄血、暴下血、血崩及九窍出血，金疮流血不止，乃破瘀血，止新血之剂。故经云：养精保血。大蓟，治血之外兼能补养下气，治女子赤白沃带、胎动下血，疗痈恶疮。古有阴冷囊肿、疼痛欲死、不眠，煮汁服之立瘥。叶，治肠痈腹脏瘀血、血晕、扑损，生擂酒并小便任服。小蓟，力微，治血之外只能开胃，宽胸膈，退热烦及衄、鼻塞不能而已。大蓟，高三四尺，叶皱；小蓟，高一尺许，叶不皱为异，亦可为蔬。四月采苗，九月采根，洗净阴干，微焙，亦可生捣汁服。（《医学入门·卷之二·本草分类·治燥门·治燥通用》）

薤白（薤）

薤味辛苦止吐痢，定喘散水消结聚，
外傅金创汤火伤，疮中风寒水肿治。

【李梴注】 薤，解也，能也。薤虽辛，不荤五脏，乃能去腥。叶似韭而阔，多白。无实。有赤、白二种，赤者疗疮生肌，白者冷补，皆春分莳之，至冬叶枯。凡用葱薤，皆去青留白，白冷而青热也。无毒。入手阳明经。止霍乱干呕，久痢冷泻，产后诸痢，疳痢，妇人赤白带下，胸膈卒痛，肺气喘急。俱捣汁饮之，取其滑而泄滞气也。又能除水气，温中散结，去寒热，安魂益气，宜心归肾，续筋力，利病人。药芝也，养生家常食之。煮羹、作菹、炒食并得。惟生食引涎唾，若合牛肉食成瘕疾。单方：治金创疮败，诸疮中风，寒水作肿，生捣热涂之。与蜜同捣涂火疮，效。（《医学入门·卷之二·本草分类·食治门》）

辛夷

辛夷辛温治脑风，眩冒如在船车中，
面肿齿痛并鼻塞，解肌利窍杀诸虫。

【李梴注】辛，辛香也；夷，灭也。善灭面
黯，以功言也。无毒。主头风痛，面肿引齿痛，眩
冒身兀函如在舟车上，通鼻塞涕出。又解肌，去
五脏身体寒热，利九窍，去白虫。去皮心及外毛，
毛射入肺令咳。水洗微炙，川芎为使，恶五石脂，
畏菖蒲、蒲黄、黄连、石膏。（《医学入门·卷之
二·本草分类·治风门·治风通用》）

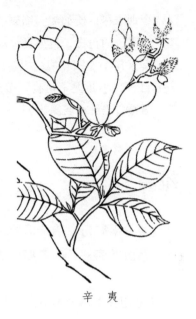

辛　夷

杏仁

杏仁有毒苦甘温，润肺止嗽及奔豚，
消食治肿通气闭，祛风发汗出声言。

【李梴注】杏，文从木、从甘，实大而甘也。沉而降，阴也。入手太阴经。
润肺燥热在胸膈间，急满喘促，咳嗽上气，喉鸣及奔豚气逆。消宿食，杀狗肉积
毒。治浮肿腹痹，大肠气闭不通。又解肌发汗，
散肺风寒咳嗽，头面风邪，眼䀮鼻塞，冷泪，喉
痹生疮，时行头痛，风气来去，中风半身不遂，
失音卒哑。兼治脚气，惊痫，产乳，金疮，五痔
下血不止，扑损瘀血，卒不得小便。盖杏仁虽下
气，少用亦能活血，多服令人血溢出血不止，或
泻或脐中出物。古今有单服杏仁而得效者，必壮
实痰气壅滞及声不亮、目不明者乃宜。东垣云：
杏仁治气，桃仁治血，俱治年高大便秘燥，当以
气血分用，佐以陈皮。此正论也。凡使汤泡去皮
尖，麸炒黄色，去油；有火有汗者，童便浸三日，

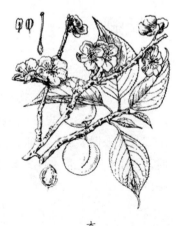

杏

又烧令烟未尽，研如泥。绵裹纳女子阴中，治虫疽。恶黄芩、黄芪、葛根，畏蘘草。解锡、胡粉毒，得火良。双仁者杀人，可毒狗。杏花，味苦，无毒。主补不足，女子伤中，寒热痹，厥逆。杏实，味酸，热，有毒。食多伤筋骨，损神气，令人目盲。小儿尤不可食，多致痈疮及上膈热。（《医学入门·卷之二·本草分类·治燥门·滋血润燥药》）

雄黄

雄黄苦甘平有毒，治诸疮癣鼻息肉，

化蛊杀虫辟瘴邪，破癥癖令筋骨续。

【李梴注】出燉煌山，产山之阳者为雄，山之阴者为雌。疗诸疮，疥癣，痔瘘，蜃疮，鼻中息肉，一切恶疮死肌。昔有误食发而成腹蛊，饮一剂，吐蛇无目，烧之有发气，即愈，此化蛊毒之验也。解藜芦毒，杀诸蛇虺及百虫毒，辟岚瘴鬼魅、中恶邪气。破癥瘕积聚及绝筋破骨、百节中大风。《药性论》云：人佩之，鬼神不能近；入山林，虎狼伏；涉川济，毒物不敢伤；孕妇佩之，转女为男。单方为末，蒸饼为丸，甘草汤下，暑痢、暑泄皆效。赤如鸡冠明彻坚实不臭者，可入服食药，余但可疗疮，细研水飞。（《医学入门·卷之二·本草分类·治疮门》）

徐长卿

三月生苗似小桑，两叶相对，七月着子，十月苗枯，根黄似细辛，微粗长而有臊气。味辛，温，无毒。主百邪鬼疰、蛊毒恶气，去疫疾温疟。久服强悍，益气延年。三月采根，蜜拌蒸三时，日干。（《医学入门·卷之二·本草分类·治疮门》）

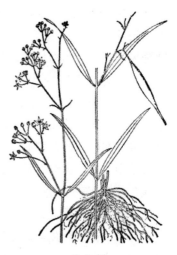

徐长卿

续断

续断苦辛温壮阳，止精能令腰脚强，
止血调经安胎产，破瘀消痈疗折伤。

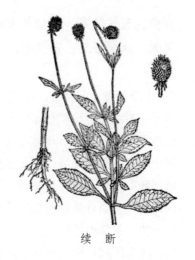

续　断

【李梃注】无毒。主劳伤不足，益气力，兴
阳道，止泄精，缩小便。治腰疼脚软，关节缓急，
与桑寄生同功。止血，妇人崩漏带下，尿血为最。
又能宣通经脉，胎前胎动漏血，产后血晕，寒热
难禁，恹恹气欲绝，单煎一两，温服，即验。一
切面黄虚肿、癥结，子宫冷症皆治。破瘀血，消
疮肿痈毒，乳痈瘰疬，折伤扑损、金疮乃所主也。
盖因能止痛生肌续筋骨，故名曰续断。出川中，
皮黄皱，节节断有烟尘起者佳。酒浸焙。地黄为使。恶雷丸。（《医学入门·卷之
二·本草分类·治寒门·治下焦虚寒药》）

续随子

续随子辛温有毒，利水宽膨效最速，
消痰破积逐瘀凝，通经解蛊利肠腹。

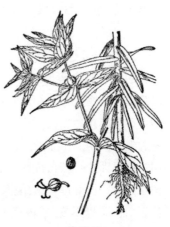

续随子

【李梃注】初生一茎，茎端生叶，叶中复出
相续随生实也，一名千金子。治肺气、水气，下
水最速。又治心腹痛。冷气胀满。除痰饮呕逆不
下食，破积聚疝癖癥瘕，下一切恶物宿滞，逐瘀
血。通妇人月闭血结，杀蛊毒鬼疰，利大小肠及
腹内诸疾。但多服损人，泻不止者，以浆水薄醋
煮粥止之。兼治一切恶疮疥癣、蛇咬，茎中白汁
剥人面皮，去黚𪒀、白癜甚效。川产者良。去壳
研，以纸包用物压去油，研粉。（《医学入门·卷之
二·本草分类·治湿门·行湿利大小便药》）

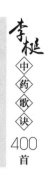
玄参

玄参咸苦气微寒，清神气泻无根火，
风寒身热疟昏狂，肾伤腹块颈核瘰。

【李梴注】黑参也。无毒。易老云：枢机之
剂，常领诸气上下肃清而不浊，治空中氤氲之气，
三焦无根之火，肾伤必用之，《本经》君药也。治
暴中风寒，身热支满，狂邪忽忽不知人。温疟洒
洒，胸中多气，烦渴火肿者，皆浊气为之也。补
内伤肾气，明目强阴益精，及传尸颈上有核，腹
中有块，骨蒸惊悸健忘，一切痈肿瘰疬，头风喉
痹，热毒游风，皆痰火聚为之也。又治妇人产后
余疾，血瘕血痕，名曰圣药宜哉！水洗，蒲叶隔
蒸，或酒蒸亦好。恶干姜、黄芪、大枣、山茱萸，
反藜芦，极忌铜铁。（《医学入门·卷之二·本草
分类·治热门·治上焦热药》）

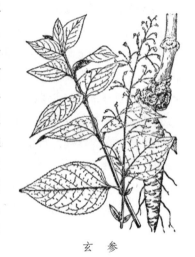

玄 参

玄明粉

玄明粉味甘辛寒，膈上虚烦热燥宽，
破积开痰除肠垢，漫说虚劳效百般。

【李梴注】《释药》云：玄门中多用之。以明莹者为上，太阴之精华，水之子
也，阴中有阳之药也。法以冬月取朴硝和萝卜各一斤同煮，萝卜熟为度，取出，
以纸滤过，露一宿，结成青白块子。善退膈上虚热，心中烦躁，头昏目眩，口苦
咽干，背膊拘急，肠风痔漏淋痹，伤寒疫痢，腹胀便闭，一切痰火热毒，风毒风
疮肿痛，并五脏宿食滞痰癥结，中酒中脍。丹溪云：诸硝善驱逐，以之治病致
用，病退即止。若云炼服轻身延年，补五劳七伤，岂理也哉！惟老弱虚人挟热及
伤寒妊娠，用此以代诸硝更缓。或曰硝性堕胎，然仲景治伤寒妊娠可下者，用大
黄为引，子母俱安。《内经》云：有故无殒是也。（《医学入门·卷之二·本草分
类·治热门·治中焦热药》）

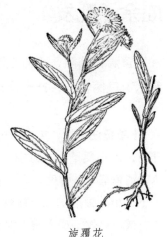

旋覆花

旋复花咸甘冷烈，逐水消痰止呕噎，
宽胸胁清头目风，治痹又利肠脏结。

【李梴注】花如菊，淡黄绿繁茂，圆而复下，
俗名金沸草。有小毒。治心胁痰水及膀胱留饮，寒
热水肿，消胸上痰结、唾如胶漆，开胃，止呕逆不
下食；治伤寒汗吐下后心下痞坚，噫气不止及结
气胁下满，去头面风，目中眵䁾，风气湿痹，皮
间死肌，利大肠，去五脏间寒热结气。兼通血脉，
除惊，补中下气。《衍义》云：走散之药，稍涉虚者禁用。去梗叶，蒸熟晒干。
入煎药，用绢滤过，免伤人肺。叶，治金疮止血，捣敷之。根，治破斫断筋，
急取捣汁滴疮中，仍用渣封疮上，过半月断筋自续。又有一种旋花，性治大同，
今少识者，故不录入。(《医学入门·卷之二·本草分类·治湿门·调中消导药》)

旋覆花

血竭（麒麟竭）

麒麟竭味甘咸平，敛口生肌止血疼，
更破血宿除血晕，女虚带下用之灵，
紫矿内红外紫黑，能消阴滞益阳精。

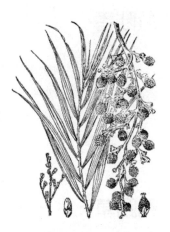

【李梴注】出南蕃。麒麟树之津液结成，又名
血竭，言其色红也。有小毒。一切恶疮疥癣久不合
口者，此药本生肌止痛止血，但性急多用反能引脓。
又主打伤折损疼痛及血气心腹疞刺，破瘀血，去五
脏邪气，除妇人产后血晕及素虚赤白带下，血积。

麒麟竭（血竭）

凡使味微咸、甘，作栀子气，嚼之不烂如蜡者佳；味咸甚，作腥气者非入药。另
研，得密陀僧良。紫矿，生海南山谷，亦木中脂液结成，形若烂石，与血竭同
条，功效全别。无毒。治湿痒疮疥，宜入膏用。又能消阴滞气，益阳精，染家所
须。(《医学入门·卷之二·本草分类·治疮门·疮毒正药》)

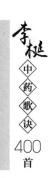

血余（乱发）

乱发苦温极补阴，止血止咳通闭淋，
利水治风医霍乱，产难惊热敛疮淫。

【李梴注】发，拔也，拔跃而出。无毒。丹溪云：发补阴之功甚捷。止鼻衄汗血，大小便下血，血痢，血闷，血晕。止咳嗽，转脬，五淋，关格不通。利水，消黄疸、女劳疸。治中痓，破伤风及沐发后中风。定霍乱烦躁，催生及胎衣不下，小儿惊热痫证。煎膏，长肉消瘀。治痈肿骨疽，金疮杂疮。不拘新剪旧落，或自己发，或无病人发，或童男胎发并好。用皂角水洗净，入罐内烧存性。止血，或吹鼻，或酒下，或入补药丸。单发灰散：烧为末，温水或酒下二钱，治血淋甚效。又合鸡子黄煎之，消为水服，治小儿热痰，疗百病。如胎热生疮，蔓延遍身，啼号不乳者，用此涂上，随以苦参粉掺即愈。又和蜂房、蛇退烧灰，酒下一钱，治疮口不合效。人发傅痛疽立愈。（《医学入门·卷之二·本草分类·治燥门·治燥通用》）

薰陆香

出天竺国，树生于砂中，盛夏树液流出，状如桃胶，黄白色，合香家要药。微温，疗恶疮及风水毒肿，去恶气、中恶邪气、伏尸。治齿虫痛不可忍。《图经》云：治肾气，补腰膝，疗霍乱，治血止痛。制同乳香。（《医学入门·卷之二·本草分类·治疮门》）

鸭跖草

生平地。叶如竹，高一二尺，花深碧，有角如鸟嘴，故又名碧竹子。花可染色。味苦，寒，无毒。主痈疽，疔肿，丹毒，瘴疟，热痢，痰饮，狂痫，瘕癥，痞满，气肿，蛇咬。和赤小豆煮，下水气、湿痹，利便。（《医学入门·卷之二·本草分类·治疮门》）

延胡索（玄胡索）

玄胡索味苦辛温，理气腹心腰痛尊，
活血调经淋露止，破血专救产余昏。

【李梴注】生胡国。玄，言其色；索，言其
苗交纽也。无毒。可升可降，阴中阳也。入手足
太阴、足厥阴经。善理气痛及膜外气块，止心气
痛及小肠、肾气、腰暴痛，活精血，调妇人月经，
腹中结块，崩中淋露。又破血及堕落车马疼痛不
止。酒摩或煮服，醋煮亦好。（《医学入门·卷之
二·本草分类·治寒门·治中焦寒药》）

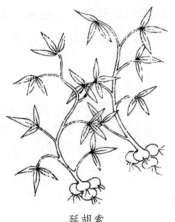

延胡索

羊桃

山野甚多，似家桃，又非山桃，叶蔓，花赤，实如枣核。味苦，寒。有毒。
主㵮热身暴赤色，风水积聚，除小儿热，去五脏五水大腹，利小便，益气。可作
浴汤，洗风痒恶疡，诸疮肿毒。二月采，阴干。（《医学入门·卷之二·本草分
类·治热门·治热杂用》）

阳起石

阳起石咸温无毒，治男阴痿最有功，
主女瘕癥腹内痛，止崩漏下暖子宫。

【李梴注】生阳起山。性善升，能助人阳气。主男子下虚阳衰乏，阴痿不起，茎
头寒，阴下湿痒臭汗，暖腰膝；治女人子脏中血瘕癥结，寒热腹痛，月水不定，崩中
带下，子宫久冷无子；兼治冷湿痹风，消水肿，久服令人有子。形如狼牙，色白明莹
者佳。火煅醋淬七次，细研水飞用。桑螵蛸为使。恶泽泻、菌桂、雷丸、蛇退，畏菟
丝子，忌羊血。（《医学入门·卷之二·本草分类·治寒门·治虚寒通用》）

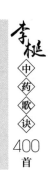

饴糖

饴糖甘温补肺虚，止渴消痰咳自除，
温胃进食更消瘀，胀呕湿热休含诸。

【李梴注】以糯米煮粥，候冷入麦芽，澄清者再熬如琥珀紫色。软者谓之胶饴，建中汤多用之。其牵白凝强者谓之饴糖，不入药用。诸米皆可作饴，惟糯米者佳。无毒。入足太阴经。补虚乏，润肺止渴，消痰止嗽，敛汗；又补中气，健脾胃，进饮食；去留血，止吐血，又打损瘀血，熬焦和酒服之，能下恶血；骨鲠喉中及误吞钱环，服之便出。惟中满及呕吐忌之。丹溪云：属土而成于火，大发湿中之热。《衍义》谓动脾风，是言其末也。（《医学入门·卷之二·本草分类·食治门》）

益智仁

益智辛温疗胃寒，和中止呕唾涎残，
固精止溺及余滴，养神补气三焦安。

【李梴注】服之益人智慧，故名。无毒。疗脾胃中受寒邪，止呕哕涎唾，当于补中、和中药内兼用之。又治遗精虚漏，小便余滴。夜多小便者，取二十四枚碎之，入盐煎服，奇验。诸辛香剂，多耗神气，惟此能益气安神，安三焦，补不足，然亦不可多服。《液》云：主君相二火，手足太阴，足少阴本经药也。与诸香同用则入肺，与补气药同用则入脾，与滋补药同用则入肾。盖脾、肺、肾三经，子母互相关也。去皮用。（《医学入门·卷之二·本草分类·治寒门·治中焦寒药》）

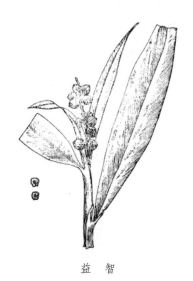

益　智

薏苡仁

薏苡仁甘寒除风湿，筋挛骨痛难伸屈，
消肺利肠除肺痿，令人能食性不急。

【李梴注】薏，意；苡，实也。无毒。主风
湿痹，筋挛骨痛不仁，难以屈伸及干湿脚气。消
水肿，利肠胃。治肺痿肺痈吐脓血，咳嗽涕唾
上气，心胸甲错。久服益气，令人能食，性缓
不妒。凡用须倍于他药，咬之黏牙者真。水洗略
炒，或和糯米炒热、去米。治妒方：薏苡、天门
冬、赤黍米等分，蜜丸。男妇服之，皆不妒忌。
（《医学入门·卷之二·本草分类·治湿门·调中
消导药》）

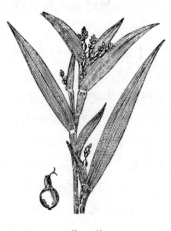

薏 苡

茵陈蒿

茵陈蒿苦辛微寒，主湿热黄利便难，
伤寒瘴疟头目痛，伏瘕痰滞亦能宽。

【李梴注】因隔岁陈茎而生，蒿草之高者。
无毒。阴中微阳，入足太阳经。主风湿寒热邪气，
热结通身发黄，小便不利，以此为君，随证寒热，
用他药为佐。治伤寒大热头热，头风目痛瘴疟，
去癥瘕伏结，化痰利膈行滞气，兼消遍身疮疥。
去根土，细锉焙干，勿令犯火。（《医学入门·卷
之二·本草分类·治热门·治中焦热药》）

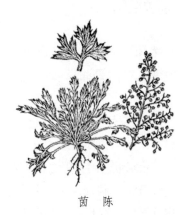

茵 陈

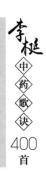
淫羊藿

淫羊藿辛性亦平，补肾助阳壮阴茎，
又治冷风筋骨痹，益气强志消痈形。

【李梴注】羊食之则淫，人食之好为阴阳，故名。俗云仙灵脾。无毒。补肾虚助阳，主阴痿绝伤，茎中痛，小便不利，丈夫绝阳不兴，女子绝阴不产。又治一切冷风劳气，筋骨挛急，偏风手足不遂，四肢皮肤不仁。益气力，强心志，老人昏耄，中年健忘，消赤痈瘰疬，下部有疮洗虫出。按此兴阳之剂，《本草》云：久服无子者，何也？盖不补真元，徒助虚阳，致动欲火，妄交妄合，精气不实，宜乎无子也。惟阳衰阴痿，略用以鼓动则可。生汉中不闻水声者良，夹刀夹去叶四旁花枝，细锉，羊脂拌炒。山药为使，得酒良。（《医学入门·卷之二·本草分类·治寒门·治虚寒通用》）

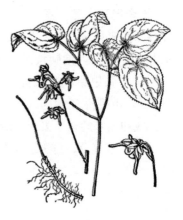

淫羊藿

罂粟壳

罂粟壳酸涩亦温，久泻痢嗽劫其根，
收气入肾治骨痛，鸦片性急须少食。

【李梴注】即罂粟壳也。治脾泻久痢涩肠，及虚劳久嗽，又收固气入肾，治骨病。虽有劫病之功，然暴嗽、泻者用之，杀人如剑。水洗去筋膜，蜜炒黄色。鸦片，又名阿芙蓉。即罂粟花开时，用竹针刺十数孔，其津自出，次日以竹刀刮在银器内，待积取多了，以纸封固，晒二七日即成片矣。治同上。性急，不可多用。（《医学入门·卷之二·本草分类·治湿门·调中消导药》）

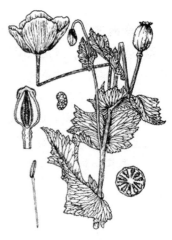

罂粟

营实

营实酸平即蔷薇，疗诸痈毒恶疮痍，

根治金疮伤挞肉，血痢肠风疳瘦儿。

【李梴注】即蔷薇子。白花者良，无毒。主痈疽发背，恶疮，疮疖溃烂疼痛，结肉跌筋，败疮热气，阴蚀不瘳，头疮白秃。利关节，久服益气轻身。根，味苦、涩、冷，无毒。主热毒风、痈疽、恶癞、疥癣、金疮伤挞，生肉复肌，及口舌生疮，箭镞鲠刺不出，牙齿疼痛。又治五脏客热，除邪逆气，通血脉，止赤白痢，肠风下血，小儿疳虫，腹痛疳痢。八九月采，去根，粗布拭去黄毛，细锉，浆水拌蒸一宿，晒干用。（《医学入门·卷之二·本草分类·治疮门·治疮毒通用》）

榆皮

榆皮滑利性甘平，利水通便产易生，

心痛头疮当采实，小儿痫热用花清。

【李梴注】俞，合也。三月生荚相合。无毒。利水道，消肿满，通大小便，治五淋。除肠胃邪热气，治不眠。疗齁通经，治子死腹中，滑胎方多用之。兼治暴患赤肿，妇人妒乳。小儿白秃，和醋查封之。五丹火疮，鸡清调涂。实，味微辛。能助肺气，杀诸虫，下气，令人能食，消心腹间恶气，卒冷心痛，疗小儿头痂疕及诸疮癣。花，主小儿痫，伤热，小便不利。荚，和牛肉作羹食，治妇人带下。嫩叶作羹食，消水肿，压丹石，利关节。二月采树皮，去赤皮焙干，八月采实，并勿令中湿，湿即伤人。（《医学入门·卷之二·本草分类·治湿门·治湿通用》）

禹余粮

禹余粮壳味甘寒，大热烦满不自安，
咳逆瘕痕并痞痢，崩带赤白镇之安。

【李梴注】大禹行山乏食，采以充粮而弃其余。无毒。主大热邪气，咳逆寒热烦满，血闭瘕痕，伤寒下痢不止，心下痞硬，利在下焦，及妇人崩中带下赤白。《本经》云：重可以去怯。禹余粮之重为镇固之剂也。又治小腹痛结，及骨节烦疼，四肢不仁，痔瘘等疾。久服益脾，安五脏，耐寒暑，轻身延年。形如鸭卵，外有壳重迭，轻敲则碎，中有黄细末如蒲黄者佳。如卵内有子一块者，不堪用，令人肠干。火煅醋淬七次，研末水飞，用杜仲、牡丹为使。畏贝母、菖蒲、铁落。又有一种石中黄，即禹余粮壳中未成粮，黄浊水也，功同上，去壳研用。（《医学入门·卷之二·本草分类·治热门·治热通用》）

郁金

郁金辛苦寒无毒，冷气胀痛醋磨服，
凉心止血破血凝，金疮用之即生肉。

【李梴注】郁金亦不甚香，但其气轻扬，能致达酒气于高远以降神也。正如龙涎无香，能散诸香之气耳。古人用以治郁。金，言其色也。纯阳。主下气宽中，心腹冷气结聚胀痛，温醋摩服之。凉心止血，破恶血血积，血淋尿血、诸失血亦用之。疗金疮，生肌甚速，兼治马热病。女人小儿方多用之。出蜀地。色赤似姜黄，中空如蝉肚者佳。水洗焙，或醋煮。（《医学入门·卷之二·本草分类·治寒门·治中焦寒药》）

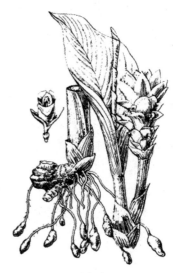

温郁金

郁李仁

郁李仁味苦酸平，破血润燥二便行，
消肿攻癖通关格，根主牙风肿且疼。

【李梴注】郁，盛貌，即《诗》所谓棠棣之
花，李木之子也。无毒。阴中阳也。破血，润燥，
滑大肠，利小便水道，泄五脏膀胱急痛，宣腰胯
冷脓，主大腹水肿、面目四肢浮肿，消宿食，下
气，破癖气，治卒心痛及肠中结气，关格不通。
凡使汤浸去皮尖，生蜜浸一宿，研如膏用。根，
凉。主风虫牙、龋齿、齿龈肿痛，去白虫，浓煎
含之。(《医学入门·卷之二·本草分类·治燥
门·滋血润燥药》)

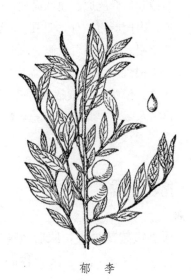

郁 李

鸢尾

叶似射干而阔短，不抽长茎，布地而生，花紫碧色，根似良姜，皮黄肉白。
味苦，平，有毒。主飞尸蛊毒，邪气鬼疰诸毒。破癥瘕积聚，去水，下三虫，
疗头眩，杀鬼魅。十月采根，日干。(《医学入
门·卷之二·本草分类·治疮门》)

芫花

芫花苦寒消水肿，咳逆喉鸣痰气壅，
心腹腰脚胀且疼，破积杀虫拔毛孔。

【李梴注】芫，元也，始也。元气始动而花
开，处处有之，生坡涧傍，二月开紫花作穗。有

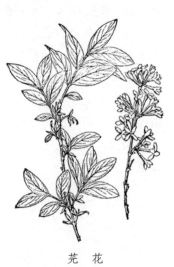

芫 花

205

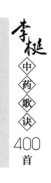

毒。主利五水在五脏，皮肤肿胀，咳逆上气，喉鸣或肿，喘嗽，消胸中痰水喜唾，治心腹及腰脚膨胀作痛，破积聚气块疝瘕，杀虫鱼肉毒。一切恶疮痈肿，风痹蜷挛，皆能通利血脉而愈。又治金疮疥癣，生肌止血，宜烧灰用。兼治蛊毒鬼疟，内搜肠胃，外达毛孔。《捷径》云：须知此物力如山，体实者久服则虚，虚者禁用。醋炒不可近眼。决明为使。反甘草。根，主疗疥疮，可毒鱼。一方，取入土根洗净，捣汁入银器内煎膏，以丝线于膏内度过，如痔瘘有头者，将此线系之，候落时以纸拈入膏药于窍内除根。未落不得使水，系瘤亦效。(《医学入门·卷之二·本草分类·治湿门·行湿利大小便药》)

原蚕蛾

原蚕蛾咸热强阴，尿血泄精亦可寻，
砂治痹风瘾疹起，退消疔肿血风侵，
纸主诸血口牙病，丝吐消渴不能禁。

【李梴注】 原，再也。是第二番蚕，以其敏于生育也。蚕蛾、蚕砂、蚕蜕、蚕纸皆取第二番者佳。蚕蛾雄者，小毒。主强阴道，交接不倦，止泄精尿血。暖水脏，益精壮阳最捷。又治暴风，金疮，冻疮，汤火疮，并减疮瘢，小儿撮口噤风。凡使取蛾入葱管中风干，去翅足，微炒。屎，名晚蚕砂，气温，无毒。主风痹瘾疹，皮肤顽麻，筋骨瘫缓，腹宿冷瘀血，肠鸣，热中消渴，孕妇佩之转女为男。入药炒黄色，或炒热，可熨诸风。蚕退，乃眠起时所退皮也。主血风，益妇人，傅疔肿。入药微炒。蚕退纸，谓之蚕连。平，主吐血鼻洪，肠风泻血，崩中带下，赤白痢，牙宣牙痛，喉痹口疮，俱烧灰存性，蜜丸含化，或干傅患处；小儿走马疳，入麝少许，贴患处。茧壳，缫丝。味甘平，无毒。口干消渴者，可用此煎汤探吐，畏吐者细细饮之。此物属火，有阴之用，能泻膀胱水中相火，引清气上朝于口。(《医学入门·卷之二·本草分类·治寒门·治虚寒通用》)

远志

远志苦温益肾精，补中高志定心惊，
利膈通窍除咳逆，苗感阴生止梦萦。

【李梴注】性能令人志识高远。苗名小草，
其形细也。无毒。沉而降，阳也。主益精壮阳，
补中虚，定心气惊悸健忘，梦邪遗精，去心下膈
气，除咳逆，利九窍，明耳目。小草，四月感阴
而生，故益精补阴气，止虚损梦泄，治心孔昏塞。
先用甘草、黑豆水煮去骨，后用姜汁炒。畏珍
珠、藜芦、蛴螬，杀雄、附毒，得茯苓、葵子良。
（《医学入门·卷之二·本草分类·治燥门·解热
生津药》）

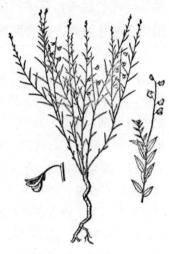

远志、宽叶远志

蚤休

蚤休味苦气微寒，惊痫癫痫弄舌端，
疮痈瘰疬皆堪用，杀虫解毒不等闲。

【李梴注】即紫河车，又名重楼金线。初夏
早采根，日干为美。有毒。主惊痫、摇头弄舌、
胎风手足抽搐，热气在腹，癫疾。杀三虫，解百
毒，能吐泻人，堕胎。古方治痈毒蛇毒，醋磨外
敷，酒磨内服。（《医学入门·卷之二·本草分
类·治风门·治风通用》）

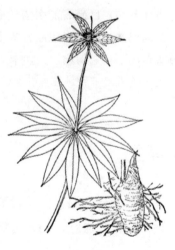

蚤休

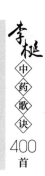
皂荚

皂荚辛咸利窍关，卒中风痹头痛宽，
消痰止嗽除胀满，祛痨贴肿堕胞难。

【李梴注】皂，黑色；两相夹合而中藏子也。气温，小毒，入厥阴经。搐鼻可开关窍，内服可通关格不利。中风、中气、中恶、痰厥、鬼魇、卒死、卒头痛甚，并皆为末吹鼻。久患风痹，死肌疥癣，及痰嗽咳逆，坐不得卧，为末，蜜丸服之。兼疗腹胀满，谷食不消，杀痨虫，破癥瘕腹痛，牙疼咽肿，妇人难产及胞衣不下。又和酒煎膏，贴一切肿毒，止痛。长荚者疏风气，如猪牙者治齿，取积，俱要肥腻不蛀，去皮子酥炙，或蜜炙烧灰。柏实为使，恶麦门冬，畏空青、人参、苦参。皂子疏通五脏风热；皂刺凡痈疽未破者能开窍，已破者能引药达疮所，乃诸恶疮癣及疠风要药也。昔有患眼昏眉落鼻崩，服刺灰浓煎大黄汤下，七旬愈。又如米醋煎膏，敷疮癣奇效。(《医学入门·卷之二·本草分类·治风门·祛风化痰药》)

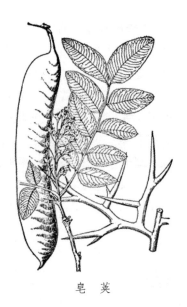

皂　荚

泽兰

泽兰甘苦辛微温，皮肤骨节水难存，
逐旧生新和血脉，妇人百病可寻源。

【李梴注】生池泽，其香似兰。无毒。入手少阳经。利身面四肢肚腹浮肿及骨节中水，通九窍，利关脉，养新血，破宿血，消癥瘕。产后腹痛，衄血，中风余疾，濒产血气衰冷，成痨羸

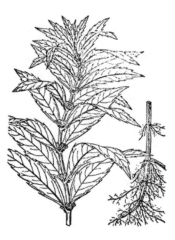

泽　兰

瘦，头风目痛，血沥腰疼，百病审因皆效，妇人急用药也。兼治丈夫鼻衄吐红面黄，金疮痈肿，排脓生肌长肉，扑损瘀血。有二种，叶圆根青黄者，能生血调气；叶上斑、根须尖者，能破血通久积。四五月采。细锉，绢袋盛，风干。(《医学入门·卷之二·本草分类·治湿门·治湿通用》)

泽泻

泽泻甘咸泻水浮，止渴泄善通淋溲，
治痞除痹肾风疥，下乳催生亦可求。

【李梴注】生汝南池泽，性能泻水。气寒，无毒。沉而降，阳中阴也。入足太阳、少阴经。逐三焦膀胱停水留垢，伐肾邪水，分利小水之捷药也。故曰：水病湿肿灵丹，小便淋涩仙药。止烦渴、泻痢，除五脏痞满，风寒湿痹，肾脏风疮，通血脉，下乳难，催生，补女人血海，令有子，皆湿热凝滞病也。扁鹊云：多服令人眼病。丹溪云：眼中有水属膀胱，渗利太过则水涸而火上盛，故眼病也。仲景八味丸用之，亦不过接引桂、附归肾耳。诸书云：止阴汗，生新水，补虚损，补阴不足，止泄精，为正剂，非也。凡淋、渴、水肿，肾虚所致者亦不可用。形大而长，尾有两歧

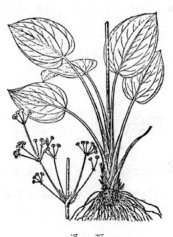

泽 泻

者佳。去芦酒浸一宿，日干。畏海蛤、文蛤。叶，主大风，乳汁不出，产难，强阴气。实，主风痹，消渴，除邪湿，益肾强阴，久服令无子。(《医学入门·卷之二·本草分类·治湿门·行湿利大小便药》)

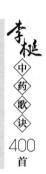
珍珠

珍珠气寒除烦渴，镇心坠痰细作末，
点翳膜兮催死胎，小儿惊风亦可活。

【李梴注】珍，珍重也；珠，圆明也。生南
海，采老蚌剖珠充贡。无毒。主手足皮肤逆胪，
镇心坠痰止泄。为粉点目中，主肤翳障膜，用绵
裹塞耳主聋，敷面令润泽好颜色。合知母疗烦热
消渴，合左缠银治小儿麸疮入眼，为末酒下治难
产下胞衣及子死腹中。小儿惊热药中多用之。取
新完未经钻缀者，研极细方可饵服，不尔伤人
脏腑。（《医学入门·卷之二·本草分类·治热
门·治热通用》）

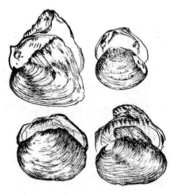

珍珠母

知母

知母苦寒润心肺，补肾泻火更清胃，
劳蒸渴嗽止疟斑，兼利小肠消肿溃。

【李梴注】补阴药用之，以其能知血之母也。
无毒。沉而降，阴中阴也。入足阳明、手太阴，
足少阴本药。润心肺，滋化源，止惊悸，下气消
痰。泻肾火、胃火之圣药。内伤虚劳，阳盛有汗，
骨蒸热劳，往来传尸痊病，消渴口干，咳嗽，伤
寒，久疟，烦热发斑皆治。兼通小肠，除邪气肢
体浮肿及胁膈中恶，风汗内疸，妊娠腹痛，产后
蓐劳，辟射工溪毒。《经》云：多服令人泄。凡肺
中寒嗽，肾气虚脱，无火证而尺脉微弱者禁用。
去皮，补药盐水或蜜水蒸或炒，上行酒炒。忌铁
器。（《医学入门·卷之二·本草分类·治燥门·解热生津药》）

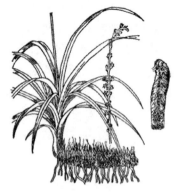

知　母

栀子

栀子苦寒泻肺火，更除胃热心烦恼，
目赤鼻衄身发黄，止痢通淋消癞颗。

【李梴注】形似酒栀。味薄。无毒。阴中阳
也，入手太阴经。易老云：轻浮而象肺，色赤而
象火，故泻肺中之火。又除胃热呕哕，发黄，及
亡血亡津、中干内热。仲景治伤寒心下懊恼、癫
狂不得眠，用此吐之。因邪盛拒而不纳，吐则邪
得以出，其实栀子非吐药，惟治心中烦闷耳。兼
治风痰头眩，目赤面赤，鼻衄鼻齄，止痢通淋，
白癞赤癞诸疮疡，亦泻肺心火耳。《本经》谓解
大小肠热，肺清而气自顺化。治发黄者，亦除胃

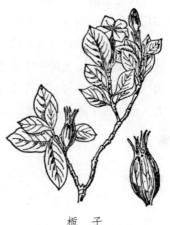

栀 子

湿热耳。近有治阴火用童便炒黑，谓其能益少阴
经血；得故纸能滋阴降火，清上固下，性虽寒而
带补。《衍义》曰：屈曲下行，降火开郁，能治块中之火。东垣云：治脐下血滞，
结而不得小便；又曰：凉心肾，是药乃上中下美剂。要之，皆泻肺火，调肺气，滋
肺源耳。紧小七棱者良。用仁去心胸热，用皮云肌表热，寻常生用。虚火，童便炒
七次至黑色。（《医学入门·卷之二·本草分类·治热门·治上焦热药》）

蜘蛛

蜘蛛寒毒傅诸疮，背疔瘰疬卒脱肛，
牙蛀口喝腋下臭，癀疝奚疳独可尝。

【李梴注】有知觉，吐丝结网，飞虫触则诛之。发背疔疮，先挑四畔血出根
露，捣烂醋和敷上，干即易之。瘰疬，无问有头无头，日干为末，酥调贴之。已
有疮口出脓者，烧二七枚干掺。疣赘，取花蜘蛛丝于黄丹中养之，夜系旦落。卒
脱肛及久泻脱肛疼痛，瓦合内烧存性，入黄丹少许为末，先用白矾汤洗净拭干，

掺药软处，手掌托入。牙齿有孔，取壳一枚，绵裹按其内。中风口眼㖞僻，捣摩颊车上，候正即止。腋下狐臭，用盐泥、赤石脂为窠子，纳裹蜘蛛，烧为末，入轻粉一字，米醋调，临卧洗净腋下敷之，来早泻下恶汁恶物。以上皆外敷也。大人、小儿癀疝，阴狐疝气，偏有大小，时时上下，小儿下奚疳，三年不能行，烧熟啖之或入丸服。有被毒蜂、蜈蚣咬者，生置痛处，令吸其毒，其蜘蛛醉死，以冷水浸之即活。蛇蝎咬，捣汁涂之。又七夕日取其网，置衣领中，疗喜忘。凡使勿用五色者，要身小尻大，深灰色，腹内有苍黄脓，去头足，研膏用。然此物中人尤惨，惟饮羊乳可制其毒。若遗尿着人，令生疮癣。壁钱虫，似蜘蛛，在暗壁间作白幕如钱。无毒。主鼻衄及金疮下血不止，取虫汁点疮上及鼻中。亦疗外野鸡病下血。其钱幕主小儿吐逆，取二七煮汁饮之。(《医学入门·卷之二·本草分类·治疮门·治疮毒通用》)

枳壳

枳壳微寒味苦酸，逐水消痰胸膈宽，
止呕泻痢攻坚积，散痔利风利窍关。

【李梃注】枳，即橘属，去瓤用壳。无毒。浮升而微降，阴中阳也。逐心下停水，去胃中湿，消胀满，泻肺痰气、劳气咳嗽，背膊闷倦，胸膈痞结，腹胁满痛。东垣云：消心下痞塞之痰，泄腹中滞塞之气是也。止呕逆，反胃，霍乱及五膈气，泻痢，消宿食，破癥瘕、痰癖、老积，肠风下血，痔肿，《本草》所谓安胃是也。治遍身风

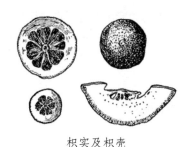

枳实及枳壳

疹痒，麻痹痛。《药性》云：主皮毛之病是也。兼通关节，利大小肠，瘦胎催生。气血虚弱者禁用。水浸软去瓤，麸炒香熟。(《医学入门·卷之二·本草分类·治湿门·调中消导药》)

枳实

枳实比壳性更酷，主治大同下胁腹，
更消脾瘀破坚癥，溏泻阴痿莫误服。

【李梴注】与枳壳一种。大而色黄紫多瓤曰壳，小而色青中实少瓤曰实。无毒。浮而降，纯阴。逐停水，消痰饮，宽胸胁，安胃气，止喘逆，破积聚，利五脏，除寒热结，功同枳壳。但枳壳性祥而缓，枳实性酷而速。更能去脾间瘀血，瘀血去而痞自消。去日久稠痰，消年深坚积。丹溪云：脾胃湿热生痰有积者，入白术中四分之一。脾用枳实，有推墙倒壁之功，故治下，主血在心腹之分；胃用枳壳，损至高之气，故治高，主气在胸膈之分。皆疏通决泻滑窍破结实之剂。《本草》云：止溏泄，益气明目，亦谓积去而脾健神清也。《药性论》云：肾内伤冷，阴痿而有气，加而用之，借以达下耳。要之，实证可用，虚而久病慎不可误服。海藏云：益气佐以参、术、干姜，破气佐以牵牛、硝、黄，其善用枳实者乎！又与黄芪等分，糊丸服，治肠风下血；单用蜜丸服，治五痔；为末饮调服，治胸痹气壅，心膈不利及小儿久痢淋沥，水谷不调；炒熟熨妇人阴肿痛。壳、实俱宜商州陈久者，水浸软去瓤，麸炒。(《医学入门·卷之二·本草分类·治湿门·调中消导药》)

朱砂（丹砂）

丹砂微寒甘无毒，发痘治诸疮息肉，
凉心润肺更清肝，益气通血明眼目。

【李梴注】丹，言其色赤也，形质颗块如砂，又名朱砂。治诸疮，疥痂，息肉，内服外涂。痘疮将出，服之解毒，令出少。治心热烦躁，养精神，安魂魄，润肺止渴，清肝明目，纳浮溜之火，益气益精，通血脉，兼辟邪恶瘟疫，中恶腹痛，破癥瘕，下死胎。但宜生使，炼服有毒。《周礼》以五毒攻疮疡，用丹砂、石胆、雄黄、矾石、磁石置瓦合中，火煅三日夜，其烟上着，以鸡羽扫取之以注疮，恶肉、附骨、脓血溃出即愈。出辰州，光明莹彻，大者如鸡子，小者如石榴子，箭镞紫暗若铁色，碎之作墙壁云母片者佳。细研水飞，灰碗内铺纸渗干用。恶磁石，畏咸水。(《医学入门·卷之二·本草分类·治疮门·疮毒正药》)

猪苓

猪苓淡苦气亦平，行水消浮烦渴宁，
伤寒胃病疟疫用，更止湿热暴遗精。

【李梴注】形如猪粪，与茯苓义同。无毒。
升而微降，阳中阴也，入足太阳、少阴经。除湿，
利水道，治肿胀满急痛，从脚上至小腹肿，小便
不利，及妇人子淋、子肿。治中暑消渴，解伤寒
瘟疫大热发汗，主痎疟，解毒蛊疰不祥。勿听子
云：止泄精。脾经湿热流入肾经，用以渗泄，中
病即止。此药苦以泄滞，淡以利窍，渗真气，燥
津液，无湿证者忌用，有湿证而肾虚者亦忌。久
服损肾昏目。肉白而实者佳。铜刀削去黑皮，微
焙干用。(《医学入门·卷之二·本草分类·治湿
门·行湿利大小便药》)

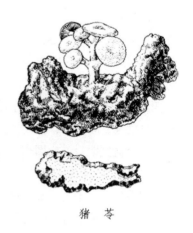

猪 苓

竹沥

竹沥甘寒最滋阴，止渴止汗除烦心，
口疮目痛救胎产，中风痰壅失声音。

【李梴注】取竹沥法，见六卷"杂病用药赋"竹沥膏。丹溪云：无毒，性缓，
能除阴虚大热大寒。治消渴，久渴，自汗，尿多，胸中烦热，狂闷惊悸及口疮目
疮，头风头痛，中风失音，风痹。一切痰火气血虚而少食者宜用。又云：痰在四
肢，非此不开。妇人胎前子烦，头旋倒地，胎动不安，产后强直口噤，小儿惊
痫，天钓夜语。兼治金疮口噤欲死，时行瘟疫迷闷。大抵寒而能补，不必疑其寒
也。(《医学入门·卷之二·本草分类·治燥门·解热生津药》)

竹茹

竹茹微寒治虚烦，清肺痿衄与血崩，
更治呕哕通噎膈，伤寒劳复益阴筋。

【李梴注】即刮去竹青皮也，淡、篁竹皆好。味甘无毒。主下热壅，虚烦不眠，温气寒热。止肺痿唾血，鼻衄吐血崩中。呕哕噎膈，伤寒劳复，阴筋肿缩腹痛。兼治五痔，及妊娠因惊心痛，小儿痫口噤，体热。（《医学入门·卷之二·本草分类·治热门·治热通用》）

竹叶

竹叶气寒味辛甘，主虚烦热清心痰，
除喘咳渴与呕血，痉痹喉风肿瘥堪。

【李梴注】篁竹、淡竹为上，苦竹次之，余不入药。篁竹坚而节促，体圆而质劲，皮白如霜，即水白竹也。味辛平。无毒。可升可降，阳中之阴也。主除虚烦，清心经胸中痰热，咳逆上气。止消渴呕吐吐血，热毒风痰，筋急风痉喉痹。压丹石毒，利小水，通淋闭，消恶疡肿毒，杀小虫。根作汤益气止渴，补虚下气消毒。汁主风痉。实生于竹林茂盛蒙密之中，大如鸡子，竹叶层层包裹。味甘。主通神明，益气轻身，令人心膈清凉，凤凰所食也。淡竹肉薄，节间有粉。味甘平。无毒。治同篁竹叶。根，大下心肺五脏热毒气，消痰，治热狂烦闷。苦竹有白有紫，味苦平。无毒。《心》云：除虚烦，缓皮而益气，治不睡，疗口疮眼痛喑哑，利九窍，解酒毒。作沥功同。（《医学入门·卷之二·本草分类·治热门·治热通用》）

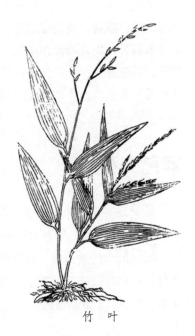

竹 叶

苎根

即今织布苎麻根也。味甘，滑冷。无毒。主天行热疾，大渴大狂，服金石药人心膈热，善能安胎，小儿赤丹，其渍苎汁疗渴甚验。丹溪云：苎属水，而有土与金，大补肺金而行滞血，故能破血止血晕，及产后腹痛。又治五种淋疾，水煎浓汁服之即通。治诸痈疽发背，乳痈初起，热丹毒，肿毒，箭蛇虫咬，并捣根敷上，日夜数易，肿消则瘥。(《医学入门·卷之二·本草分类·治热门·治热杂用》)

梓白皮

即梓树之皮。处处有之，似桐而叶小，花紫色，即揪之疏理、白色而生子者。味苦，寒。无毒。主热，去三虫，疗目中疾，及吐逆反胃，小儿热疮，身头热烦蚀疮，汤浴之。叶，捣敷手脚火烂疮；饲猪，肥三倍。一法：立秋日太阳未升时，采叶煎膏，傅瘘疮瘰疬。昔有人患发背，肠胃可窥，百方不差，一医者用此膏敷其外，用云母膏作小丸，服尽四两止，不累日，云母丸透出肤外，与膏药相着，其疮遂差。凡使勿误用檽树皮，檽皮梓实相反。(《医学入门·卷之二·本草分类·治热门·治热杂用》)

紫背天葵

俗名叶下红，叶似胡荽，根如香附子。三月采，阴干。治乳痈，擂酒内服外敷；治喉痹肿痛，擂汁咽立消。凡煮云母、石钟乳粉、曾青，用此草与甘草同制极妙。(《医学入门·卷之二·本草分类·治热门·治热杂用》)

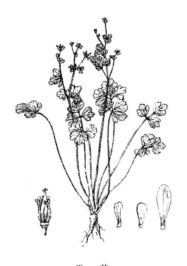

天　葵

紫参

紫参味苦辛气寒，除大热伏肠胃间，
治痢通经诸血疾，破积消痈利窍关。

【李梴注】叶似羊蹄，紫花青穗，皮紫黑，
肉红白，肉浅皮深，实黑大如豆，所在有之，一
名牡蒙。无毒。主肠胃大热，唾血衄血，肠中聚
血。仲景以甘草佐之而治痢，《局方》用以通妇人
经脉。《本经》云：主心腹积聚，寒热邪气，痈
肿诸疮，皆以其通九窍，利大小便也。三月采
根，火炙令紫色。畏辛夷。(《医学入门·卷之
二·本草分类·治热门·治上焦热药》)

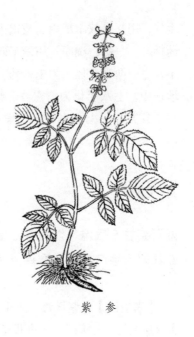

紫　参

紫草

紫草苦寒利九窍，肿疸卒淋俱可疗，
荡腹心邪治伤寒，痘疹面皯为最妙。

【李梴注】色紫。无毒。利九窍，通水道，疗腹胀满痛、五疸、卒淋涩痛，
祛荡心腹邪气，伤寒时疾多用之。善发小儿痘疹不出。又豌豆疮、面皯、恶疮病
癣及恶虫咬，紫草煎油涂之。去头须，以黄蜡溶化投水，用蜡水蒸气，或酒洗。
(《医学入门·卷之二·本草分类·治湿门·行湿利大小便药》)

紫河车（人胞衣）

又名紫河车，乃男精女血构成。味甘，温，无毒。主气血赢瘦，妇人劳损，
面皮黯黑，腹内诸病渐瘦者。男用男胎，女用女胎，须首生者佳。如无，壮盛妇
人亦可。用米泔洗四五次，不动筋膜。去草屑，以竹器盛长流水中浸一刻，以取

生气，用瓦盆放木甑内，或锅内亦可，自卯至酉蒸烂如糊，取出，于石臼内同诸药捣丸。一法：洗净，用酒半碗，花椒少许，同入砂锅内，口上用纸糊，慢火烘干，重一两半者佳，为末入药。此药不宜久留，恐服之令腹内生虫也。产后胞衣埋地中，七八年化为清水者。味辛，无毒。主小儿丹毒，天行热病，寒热不歇，妄语狂言，头上无辜发竖，虚痞等疾。(《医学入门·卷之二·本草分类·治燥门·治上中下三焦内燥，兼补血和血之剂》)

紫石英

紫石英甘辛气温，温胃补心益下元，
专救妇人绝产育，风寒病入子宫存。

【李梴注】色紫无毒。入手少阴、足厥阴经。除胃中久寒，温中，生养肺气，主咳逆上气，心腹痛，寒热邪气，补心气虚，安魂魄，定惊悸、风痫、瘛疭，填下焦，补元气不足，轻身延年。又治女子风寒在子宫绝孕，十年无子。兼治痈肿等毒，醋淬为末，生姜、米醋煎敷之。火煅醋淬七次，细研水飞用。长石为使。畏扁蓄、附子，忌蛇甲、黄连、麦句姜。得参、苓、芍药，共疗心中结气，得天雄、菖蒲，共疗霍乱。(《医学入门·卷之二·本草分类·治寒门·治虚寒通用》)

紫苏

紫苏辛温能解表，下气宽胸痰自少，
开胃通肠除蟹毒，子定喘咳须微炒。

【李梴注】紫，色；苏，苴也，形气土苴也。无毒。紫色者佳。能出汗，发散风寒在表，下气下食，开胃宽胸膈，通大小肠最捷。遇蟹毒，煮汁饮之。茎去节，治风寒湿痹，及筋骨疼痛脚气。子略炒捣碎，主肺气喘急痰嗽，呕吐翻胃五膈，破癥，利大小便。丹溪云：苏性轻浮而气味辛温，本草言下气者，散气也，子尤甚。脾胃气虚常泄者禁用。(《医学入门·卷之二·本草分类·治风门·行气开表药》)

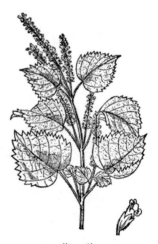

紫 苏

紫菀

紫菀苦温能调肺，肺痰嗽血定喘悸，
寒热胸结气能消，补虚治躄并劳痊。

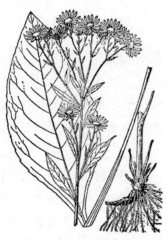

紫菀

【李梴注】菀，软也。色紫而体软润者佳。
又有白菀，性亦颇同。无毒。益肺，安五脏。消
痰止渴，止久嗽及肺痈咳唾脓血，喘悸，咳逆上
气，胸胁寒热结气。补虚劳不足，润肌添髓。兼
治喉痹，痿躄，尸疰，劳气百邪，妇人卒不得小
便，小儿惊痫。去芦，蜜水浸一宿，焙干。款冬
花为使。恶天雄、瞿麦、雷丸、远志，畏茵陈。
治久嗽不瘥，紫菀、款冬花各一两，百部五钱，
为末，生姜、乌梅煎汤下三钱，甚效。(《医学入
门·卷之二·本草分类·治燥门·解热生津药》)

自然铜

自然铜味气辛平，误用金牙吐伤生，
主疗折伤续筋骨，更除积聚止心惊，
赤铜屑入乌须药，贼风烧赤酒中倾。

【李梴注】不从矿炼，故号自然。颗块如铜，坚重如石，有黄赤，有青黑，
烧之青烟如硫黄，臭如马屁，食之涩，不畏火煅者真。若误用为金牙，即吐杀
人。金牙大如棋子而方，出蜀郡，惟吐蛊敢用之。自然铜，主疗折伤打扑，散瘀
血，排脓止痛，续筋骨，又破积聚，治产后血邪，安心止惊悸，以酒摩服。丹溪
云：按骨方在补气血脾胃，俗工惟在速效，生铜非经锻不可用；然新出，火毒、
金毒相扇，挟香热药毒，虽有接骨之功，燥散之祸甚于刀剑，戒之！凡使火煅醋
淬九次，细研，水飞用。铜禀东方乙阴之气，结而成魂，性利，服之伤肾。《局
方》乌须药用之。法以打铜器上起薄皮，研为末，用水飞淘五六次，澄去泥渣，

只取净末；又有以铜丝火煅醋淬，为末更易。又主贼风反折，烧赤淬酒服之。狐臭，炒热以醋和搽之。兼治折伤，接骨焊齿明目，治风眼及女人血气攻心痛。锡铜镜鼻，古无纯铜镜，皆用锡杂之，乃有光明，微寒。主女子血闭癥瘕，伏肠绝孕，产后余疾刺痛及伏尸邪气，小儿卒中客忤惊痫，又能催生，治暴心痛，并烧赤淬酒饮之。(《医学入门·卷之二·本草分类·治疮门·治疮毒通用》)

棕榈子

棕榈子苦平无毒，止血养血须炒熟，
泻滑痢久可涩肠，皮又破癥烧灰服。

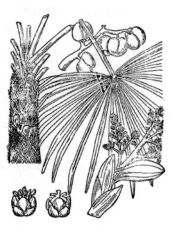

棕　榈

【李梴注】棕，形如马鬃，间阎多植此为用。子如鱼子，初生黄色者可淹为果，成熟黑色者入药。炒用，上止鼻洪吐血，下止崩带肠风便血，兼涩肠止泻及赤白痢。皮入药，烧灰存性，破癥止血与子同。(《医学入门·卷之二·本草分类·治燥门·治燥通用》)

中篇

药食两用中药

YAO SHI
LIANG YONG
ZHONG YAO

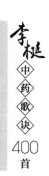

白鸽

白鸽味咸气亦平，益气调精解药毒，
疮疥食之立消除，白癜风痒炒酒服。

【李梃注】肉暖，无毒。益气调精，解一切
药毒，止消渴，食之益人。若服药人食之，减药
力，无效。又治恶疮、疥癣，风瘙，白癜风，癫
病疬疡，炒酒服之，即愈。屎，主头极痒不痛生疮，
醋调成膏，煮二三沸，傅之。白秃，先以醋、米
泔洗净，为末，傅之。马患疥，取屎炒黄为末，
和草饲之，亦可外傅。(《医学入门·卷之二·本
草分类·食治门》)

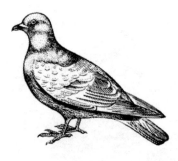

原　鸽

白鱼

白鱼甘平助胃脾，调气助血令人肥，
补肝明目去水气，有疮食之即出皮。

【李梃注】疑此即鲢鱼也。无毒。主开胃助脾，消食下气，调五脏气，助血
脉，令人肥健，补肝明目，去水气，以五味蒸食之良。新鲜者佳，经宿令腹冷生
病，或淹或糟皆可。惟患疮疖人食之甚发脓，又灸疮不发，作鲙食之即发。(《医
学入门·卷之二·本草分类·食治门》)

荸荠（荠）

荠味甘温能和中，疏利五脏尤凉肝，

子治目痛青盲翳，根叶烧灰痢疾安。

【李梴注】荠，齐也，好也。《诗》云：其甘如荠。叶作菹羹，味佳。无毒。和中，利五脏及肝气。凡患气及服丹石人食之动痼疾。又与面同食令人背闷，子，亦呼为蒒蔂子。味甘，平。主目痛青盲翳膜，解热毒，补五脏不足。四月八日收之良。根叶烧灰为末，蜜汤下，治赤白痢极效。根汁点暴赤眼痛。煮荠法：取荠一二升许，净洗，入淘了米三合，冷水三升，生姜二指大，生油一蚬壳，不用盐醋，又不须搅动，俟羹熟取食，能引血归肝明目，治疮，与夜读服熊胆之意同。此幽人山居之禄，不可忽也。（《医学入门·卷之二·本草分类·食治门》）

陈仓米

陈仓米咸酸涩温，调胃能止泄如奔，

宽中下气除烦渴，更消蛊肿封疮痕。

【李梴注】仓，廪也，即粳米以廪军人者。陈久者良。无毒。调胃缓脾，宽中下气，除烦止渴，消食涩肠，止泄痢，食之易饥，炊作干饭止痢；补中益气，坚筋骨，通血脉，起阳道；北人炊之于瓮中，水浸令酸食之，暖五脏六腑之气。凡热食即热，冷食即冷，假以火气，体自温平。黄米丸：治水蛊，用干系瓜一捧，去皮剪碎，和巴豆十四粒同炒，以巴豆色黄为度，去巴豆，入陈仓米，如系瓜之多少，同炒米黄色，去系瓜，为末，水丸梧子大，每汤下百丸，数服即愈。盖系瓜如人之脉络然，引巴豆之气入皮肤也。又蒸作饼，和醋封毒肿恶疮立差。（《医学入门·卷之二·本草分类·食治门》）

橙皮

橙皮味辛甘且芳，能消恶气满胃肠，
醒酒化食祛风气，瓤主恶心去汁良。

【李梃注】橙大于橘而香，皮厚而皱，气平，无毒。散肠胃恶气，醒酒消食，去胃中浮风气，疗瘿气，杀鱼虫毒发，虚热瘰疬。瓤，味酸，多食伤肝气。又洗去酸汁细切，和盐蜜煎成膏食之，治恶心，胃中浮风。(《医学入门·卷之二·本草分类·食治门》)

大豆

大豆甘平除胃热，逐水通淋散积结，
破瘀治风及痈疮，消谷宽膨炒作屑，
豆腐宽中脾胃和，大肠浊气能清别。

【李梃注】豆，即菽也。无毒。除胃中热痹，逐水胀、伤中淋露，散五脏结积，下瘀血。炒令烟未断，乘热投酒中，治风痹瘫痪、口噤、头风及产后风虚血病。和饭捣涂一切痈疮肿毒，小儿豌豆疮。炒为屑，主胃热，去肿除痹，消谷止腹胀。煮汁甚凉，可以压丹石毒，解乌头诸药毒，杀牛马瘟毒，兼能调中下气止痛，通关脉，杀鬼毒，治喉痹。食罢生服半两，去心胸烦热，热风恍惚，明目镇心，温补。又醋煮服，治子死腹中、胎衣不下。炒食极热，煮食及作豉极冷，作腐则寒而动气，黄卷及酱，平，牛食温，马食冷。一体之中，用之数等，大抵宜作药使耳。但有黑白二种，黑者入药，白者不用。其紧小者为雄豆，入药尤佳。恶五参、龙胆，得前胡、乌喙、杏仁、牡蛎良。黄豆，味甘，温。宽中下气，利大肠，消水胀肿毒。白豆，即今之饭豆，味咸，平。肾之谷，肾病宜食。补五脏，暖肠胃，调和十二经脉。其嫩叶谓之藿，可作菜食，利五脏下气。豆腐，味甘，平。宽中益气，和脾胃，下大肠浊气，消胀满。中寒多泄多屁者忌食。(《医学入门·卷之二·本草分类·食治门》)

大豆黄卷

大豆黄卷味甘平，湿痹痉挛膝痛疼，
更除气聚并积结，蓐妇瘀血即时行，
绿豆作者堪为茹，解热醒酒心自清。

【李梴注】即豆芽也。以生豆为之，芽出便晒干，名为黄卷。无毒。主湿痹筋挛膝疼，破妇人恶血及蓐妇药中多用之。又除五脏胃气结积，去黑痣面䵟，润皮毛，益气解毒。入药微炒。(《医学入门·卷之二·本草分类·食治门》)

大蒜

大蒜有毒攻痈毒，辟恶散暑止痛腹，
化鱼肉吐痃癖痰，过服伤脏损人目。

【李梴注】食之白人须发，若多算者之须易白也。味辛，温。主痈肿恶疮疼痛，人所不识者，取独头蒜三四枚捣烂，入麻油和研，厚贴肿处，干即易之。一切疥癣，丹毒，蟹疮，蛇虫蜈蚣咬，并捣贴之，或隔蒜用艾灸之亦好。辟水恶瘴气。疫气，蛊毒，劳疟，中暑，霍乱转筋腹痛，嚼烂温水送下。性属火善散，化肉食，故人喜食之。破冷气，烂痃癖，昔有患癖及食鸡子多过者，每日食三枚，口吐涎物，下部如火即效。此物气味极荤，煮为羹臛极俊美，熏气亦微。下气温中，消食，伤肉食者，吃一餐最妙。醋浸经年者良。熟食亦可，若生食、久食，伤肝损目，伤肺引痰，伤肾竭精，伤心清血，伤脾损气，四八月食之伤神，损胆肾气。又合青鱼鲊食，令腹内生虫，或肿，或成疝疾。有目疾者，尤宜忌之。损性伐命，莫此为甚。(《医学入门·卷之二·本草分类·食治门》)

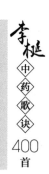
淡菜

淡菜甘温能补阳，虚劳吐血变堪尝，
消食除癥止久痢，妇人崩带产余良。

【李梃注】生南海。似珠母，一头尖，中衔少毛。海之菜皆咸，惟此味淡，无毒。形虽不典而甚益人，主益阳事，补五脏虚损，吐血，理腰脚气，润毛发，消食，除腹中冷，破疝癖癥瘕，治产后血结冷痛，崩中带下，漏下，男子久痢，并宜以五味煮食之。多食令头闷目暗，可微利即止。(《医学入门·卷之二·本草分类·食治门》)

鹅肉（白鹅肉）

白鹅肉冷全无毒，解热止渴煮汤服，
膏润肌肤灌耳聋，毛烧灰治噎气促，
苍鹅有毒发疮脓，水毒射工效更速。

【李梃注】鹅，自鸣声也。有苍白二种。白鹅肉，解五脏热，止渴，煮汁饮之。多食令人霍乱，发痼疾，惟丹石人相宜。膏，微寒。润肌肤，疗手足皲裂。卒耳聋，以膏灌之。毛，烧灰，主噎及小儿惊痫极者。苍鹅肉，冷，发疮脓。毛，主水毒、射工，饮其血及涂身。屎，可傅蛇虫咬毒。陈藏器云：白鹅不食虫，主渴为胜；苍鹅食虫，主射工为胜，卵，温。补中益气，补五脏。食多伤胃滞气，发痼疾。(《医学入门·卷之二·本草分类·食治门》)

橄榄

橄榄甘温微涩酸，消酒食疗毒鱼肝，
开胃止泻又止渴，核仁研烂傅唇干。

【李梴注】无毒。醉饱者宜之。能开胃下气，消酒止渴止泻，解诸毒，疗鲵
鲐鱼毒，人误食其肝迷闷者，煮汁饮之。鱼鲠者，嚼盐榄含津咽之，立下。昔
有舟人用榄木作浆，鱼逐之则死，是以知榄能解诸鱼毒也。蜜藏之味佳，多
食能致上壅。核中仁，研傅鲵唇吻燥痛。（《医学入门·卷之二·本草分类·食
治门》）

高粱米（粱米）

粱米三种粟之类，青黄白味性相似，
霍乱泄痢总能除，和中益气养脾胃，
黄去风痹青涩精，白治胃热多呕哕。

【李梴注】粱米损地力而少收，故人多种粟而少种粱。穗皆大而毛长，米比
粟更壮大。青者襄阳出，黄者西洛出，白者东吴出。作饭味甘而淡，性皆微寒，
无毒。惟黄粱得土中气，故味甘而平。俱养五脏，补脾胃，和中益气，止霍乱
吐利烦渴，利小便，实大肠。黄粱米，治当风卧湿，遇冷所中成肢体顽痹，小
儿面身生疮如火烧，为末，蜜水调敷。青粱米，去胃痹热，健脾，止泄精。醋
拌百蒸百晒，可作糗粮。白粱米，除胃虚热呕吐，又除胸中客热，移五脏气，
续筋骨。北人常食之。夏月作粟餐，亦以除热。（《医学入门·卷之二·本草分
类·食治门》）

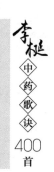
狗肉

狗肉咸温最补阳，阴虚孕妇岂宜尝，
茎治男瘘并女带，血医横产及癫狂，
乳点青盲经十载，头骨壮阳傅诸疮。

【李梴注】狗，叩也，叩声吠以守也。肉咸、酸，有毒。壮阳道，补下元，益气血，暖脾胃，厚肠脏。食近腰连肾者佳。黄色牡狗为上，黑白次之。血极香美，去血食之不益人。狂犬及自死者不可食。阴虚人食之发热难治，孕妇食之令儿无声，又不可与大蒜同食，九月食之伤神。古云：山药凉而能补，犬肉暖而不补。阴茎，咸，平，无毒。六月上伏日取，阴干百日用。治劳伤阴痿不起，令强大有子。除女人带下十二病。白狗血，咸，温，无毒。主临产横生，血上抢心，若孕时服之，令生子不出。又治癫疾发作及鬼击腹痛，失血。取热血饮之并身上。卒得妒疮，常对在两脚，涂之立愈。乳汁，主十年青盲。取白犬生子目未开时乳汁，注目中，狗仔眼开即愈。头骨，平。补虚壮阳，治头风眩。主崩中带下，血痢，烧灰酒下；金疮止血生肌，诸疮瘘妒乳痈肿，烧灰傅之；附骨疽及鱼眼疮烧烟熏之。余骨主补虚，止小儿客忤惊痫，令妇人有子，黄色者佳，火研煅用。脑髓，主头风痹，下部𧏾疮，鼻中息肉。胆，苦，平，小毒。主明目，鼻齆，鼻中息肉。去肠中脓水。又治扑损刀箭疮，热酒调服，瘀血尽下，涂诸恶疮痂疡有效，又胆中黄，谓之狗宝。治肺经风毒痰火，痈疽恶疮。犬夜吠月发狂者多有之，然必自采乃得其真。入药用干豆腐挖一窍，入黄于中间合定，水煮半日，细研用。心，主忧恚。肝，主脚气冲心。肾，主肾冷。齿，主癫痫，痘疹。四脚蹄，煮饮之下乳汁。山狗，形如家狗，脚微短，好食鲜果，肉味甘美，皮可为裘，在处有之，蜀中出者名天狗。(《医学入门·卷之二·本草分类·食治门》)

蛤蜊

蛤蜊性冷元无毒，主癖解醒开胃肠，

消渴妇人生血块，壳烧研傅火汤伤。

【李梴注】蜊，利也，言其肉滑利也。主老癖能为寒热者，煮食之。解酒毒，开胃止消渴，治妇人血块。此物性冷，乃与丹石相反，服丹石人食之，令小腹结痛。壳，主汤火伤，取烧灰为末，油调涂之，神效。(《医学入门·卷之二·本草分类·食治门》)

海粉

海粉无毒气寒咸，能治热燥湿顽痰，

更疗肺胀多咳喘，海石痰火病相兼。

【李梴注】出闽、广。海粉、海石同种。石，其根也。近有造海粉法，终不如生成为美。海粉，治肺燥，郁胀咳喘。热痰能降，湿痰能燥，块痰能软，顽痰能消，取其咸以软坚也。止入丸药，水洗晒干，另研。又有造成者，汤、丸俱宜。八月取紫口蛤蜊，火煅为末，取黄瓜蒌皮、子共捣和为饼，阴干，次年听用。海石，味淡，气平。治痰燥在咽不出，痰块、血块、食块，痰火，痛风，心痛，疝痛，泄泻，咳血，遗精，白浊，带下。入药火煅或醋煮，研用。(《医学入门·卷之二·本草分类·食治门》)

红柿

红柿无毒味甘寒，解酒止渴除胃热，
与蟹同食肠中疼，蒸治小儿秋痢泄，
蒂止咳逆声连连，皮甘益脾和米屑。

【李梴注】柿，朱果也，故有牛心红珠之称。
日干者名白柿，火干者名乌柿，其白柿皮上凝厚
者谓之柿霜。红柿，解酒毒，止口渴，除胃热。
与蟹同食令腹痛大泻。蒸热与小儿食，治秋痢。
柿蒂，涩。主呃逆呕哕，单煮服之。一云，凡
使须极小柿蒂，故谓之丁香柿蒂。柿实皮，甘。
补脾厚胃涩肠，和米粉蒸糕，与小儿食之妙。
(《医学入门·卷之二·本草分类·食治门》)

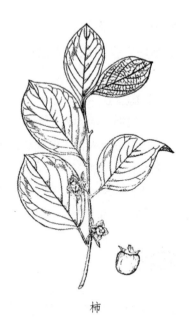

柿

葫芦

葫芦味甘平微毒，利水消浮止渴烦，
瓠虽稍苦性无异，虚胀冷人切莫吞。

【李梴注】葫芦，亦瓠也。《诗》谓之壶，枯
者可为壶，嫩者可为茹。有甘有苦，苦如胆者堪
渡水，不堪食与入药。主大水面目浮肿，下水令
人吐，除烦止渴，治心热，利小肠，润心肺，下
石淋，吐蛔虫，疗蛊毒，吐血。又患脚气及虚
胀冷气人不可食，惟服丹石人相宜。花，日干
为末，傅鼠瘘。(《医学入门·卷之二·本草分
类·食治门》)

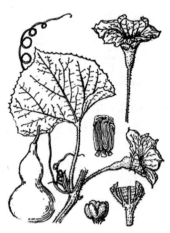

葫芦

白雄鸡

白雄鸡甘酸微温，调中下气疗狂言，

止渴利便消丹毒，雌者味同补下元，

止渴涩肠止漏血，男劳女产入饔飧。

【李梴注】白毛乌骨者佳。主调中下气，安五脏，疗狂邪伤中，消渴，利小便，消丹毒。白雌鸡，补五脏劳伤，润肺益肾，止消渴、肠澼、泄利及小便不禁，妇人崩中下血，赤白漏下，产后虚损等证。(《医学入门·卷之二·本草分类·食治门》)

丹雄鸡

丹雄鸡甘温无毒，女子崩中赤白沃，

止血补虚更温中，冠血滴口自缢复。

【李梴注】丹，言色也；雄，壮也，阳气壮也。鸡，稽也。稽候日将至巽位，感动其气而鸣，故巽为鸡、为风。肉，主女子崩中漏下、赤白沃，止血，补虚，温中，久伤乏疮。冠血，主自缢死，心下温者，刺血滴口中，男雌女雄即活。百虫入耳，滴之即出。小儿卒惊似有痛处而不知疾状，临儿口上滴少许，差。兼疗乳难，白癜风，诸疮，浸淫疮，马咬人疮，毒肿疼痛，蜈蚣咬，并取涂之。(《医学入门·卷之二·本草分类·食治门》)

黄雌鸡

黄雌鸡甘酸助阳，止泄止精暖小肠，

更消水澼并水肿，肋骨又治儿瘦黄。

【李梴注】性平，无毒。补精，助阳气，补益五脏，续绝伤，止肠澼、泄利，止泄精、小便不禁。又和赤豆同煮烂并汁食之，主腹中水澼水肿。其肋骨主小儿羸瘦、食不生肌。(《医学入门·卷之二·本草分类·食治门》)

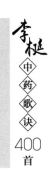
乌雌鸡

乌雌鸡要骨亦乌，下乳治痹攻痈疽，
安心定志益胃气，破瘀生新最补虚。

【李梴注】骨、毛俱黑者为上。治乳难乳痈，风寒湿痹，攻痈疽排脓，安心定志，除邪辟恶气，益胃气，壮颜色，破腹中宿血，生新血，补产后虚羸。（《医学入门·卷之二·本草分类·食治门》）

乌雄鸡

乌雄鸡甘温补中，空心食之气血充，
止心腹痛除麻痹，安胎续骨排疮脓，
肝能强阴胆明目，肠胵涩尿与肠风。

【李梴注】微温，无毒。主补虚弱，取一只治如食法，以五味炆烂食之，生即反损。又止心腹痛，除风湿痹麻，安胎，治折伤，攻痈疽。肝及左翅毛，主强阴。胆，疗目不明，肌疮。肠，主遗溺，小便不禁。胵胵里黄皮，微寒，无毒。主泄利，小便遗溺，除热止烦，止泄精、尿血，肠风泻痢，妇人崩中带下，小儿疟疾，鹅口不乳，并宜烧灰用之。头，主杀鬼。心，主五邪。肪，主耳聋。翮羽，主下闭血。血，主中恶腹痛，蹉折骨痛，乳难，痿痹及马咬疮。剥马被刺，热血浸之。屎白，微寒。主消渴，破石淋，消鼓胀风痹。又齿痛，烧末绵裹安痛处咬之。蜈蚣咬，醋和傅之。子死腹中，浓煎煮粥食之。产后小便不禁及妒乳，痈肿，烧灰酒下。抑论诸鸡补虚羸之最要，故食治方中多用之。有风人及患骨热人不宜食。小儿未断乳，食之生蛔虫。又不可合犬肝、肾、芥菜同食。合兔肉食成泄痢，合水鸡食作遁尸。六指、玄鸡白头及自死足爪不伸者不可食。抱鸡肉及蜈蚣伤者，食之杀人，发疽。凡用鸡胆、心、肝、肠、肪、胵胵、粪等，以乌雄鸡为良。卵以黄雌，头以丹雄，翮以乌雄鸡为良。大抵丹者入心，白者入肺，黑者入肾，黄者入脾，总皆归于肝也。丹溪云：属土而有金与木、火，性补。故助湿中之火，病邪得之则剧，然非但鸡而已，鱼肉之类皆助病者也。（《医学入门·卷之二·本草分类·食治门》）

鸡蛋（鸡子）

鸡子甘平除烦热，淡煮却痰益气血，

蜡煎治痢酒治风，白疗目赤火烧裂，

壳能出汗磨翳晴，衣止久嗽敷疮疬。

【李梃注】生绞入药，除烦热及孕妇天行热疾狂走。豁开淡煮，大能却痰润声，养胃，益心血，止惊。和蜡炒，止久泄疳痢。和黑豆入酒服，治痫痉、贼风、麻痹。黄，熬油和粉傅头疮。卵白，微寒。疗目赤、火烧疮，除心下伏热，止烦满，咳逆，小儿下泄，妇人产难，胞衣不出。醋渍一宿，疗黄疸。多食动心气，和葱食气短，和鳖食损人。又不可合獭肉、蒜、李同食。卵壳，细研磨障翳。又伤寒劳复，炒黄为末，热汤下，汗出即愈，卵中白皮，名凤凰衣。主久嗽结气，得麻黄，紫菀和服之，立已。小儿头身诸疮，烧灰猪脂调傅。(《医学入门·卷之二·本草分类·食治门》)

稷米

稷米本是五谷长，甘芳可爱供祭向，

利脾胃解毒苦瓠，多食令人发瘤冷。

【李梃注】稷，亦谷之类，似黍而小，即今之穄米，又谓之粢，为五谷之长。米熟芳香可爱，故取以供祭祀。其茎穗，人家用作扫帚。性冷，无毒。主益气安中，补不足，利脾宜胃，治热，解苦瓠、丹石毒。多食发三十六种冷病。八谷之中最为下苗。黍乃作酒，此乃作饭用之。不可与附子同食。(《医学入门·卷之二·本草分类·食治门》)

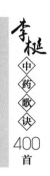
鲫鱼

鲫鱼调胃味甘温，下血肠风酿白矾，
久痢赤白堪为鲙，恶疮烧末酱涂痕。

【李梴注】丹溪云：诸鱼皆属火，惟鲫鱼属土，故能入阳明而有调胃实肠之功。若得之多者，未尝不起火也。又云，鱼在水中，无一息之停，故能动火，戒之。合莼菜作羹，主胃弱不下食。调中下气，补虚益五脏。酿白矾烧灰，治肠风下血。作鲙，主肠澼，水谷不调及赤白久痢。脚气，痔瘘，诸恶疮，烧灰和酱汁涂之，或取猪脂煎用。又主肠痈。开其腹，纳少盐烧之，治齿痛。和蒜食之有少热，和姜酱食之有少冷；夏月热痢食之多益，冬月中则不治也。若与砂糖、蒜、芥、猪肝、雉肉同食成疳虫。头，烧灰服之，主咳嗽及傅小儿匸疮、面疮、头疮、口疮、重舌、目翳。又孕妇伤寒，烧灰酒下，取汗即差。胆，主小儿脑疳，鼻痒，毛发作穗，面黄羸瘦，取汁滴鼻中，连三五日甚效。子，主调中益肝气。单方：治男妇劳证，发热咳嗽，汤药不愈者，取活鲫一个，去鳞、肠，洗净，入蓖麻子如病患年几数于腹内，以湿纸六重包，火中煨熟，晚上食之。十日内食三尾见效。（《医学入门·卷之二·本草分类·食治门》）

酱

酱味咸酸虽冷利，将和五脏有名义，
除热止烦解药伤，火烧蜂虿痛揸指。

【李梴注】酱，将也。将和五味，以安五脏，故圣人不得不食。以豆作陈久者良。无毒。除热止烦满，杀百药、汤火灼毒及一切蛇虫、蜂虿、鱼肉、蔬菌毒发，小儿无辜。又有肉酱、鱼酱，皆呼为醢，不入药用。榆仁酱亦辛美，杀诸虫，利大小便、心腹恶气，不宜多食。芜荑酱，功力强于榆酱，多食落发，孕妇合雀食令儿面黑。（《医学入门·卷之二·本草分类·食治门》）

粳米

粳米无毒甘平味，能和五脏补脾胃，
长肌坚骨止泄烦，强志益精又益气，
蘗米温中宿食消，杵糠下噎取其义。

【李梴注】粳，硬也，坚硬于糯米也。即今白晚米与早米。赤白大小异族，惟白晚米为最。入手太阴、少阴经。平和五脏，补益胃气，长肌肉，壮筋骨，止烦渴泄痢，强心志，益肾精，益肺气。《养生书》云：气精皆从米变化而生，故字皆从米。有病者，煮粥食之，不杂一物，其病自愈。造饭过熟则佳。食干饭止泻，若常食干饭，令人热中，唇口干。和苍耳食，令卒心痛，烧陈仓米和蜜浆解之。和马肉同食，发痼疾。新熟者动气，经再年者发病。《液》云，白虎汤用之入肺，以阳明为胃之经，色为西方之白也；少阴证桃花汤用此，甘以补正气；竹叶汤用此，甘以益不足。蘗米，即谷芽也。去壳，止取蘗中之米，故曰蘗米。味苦，温，无毒。主寒中下气。开胃消食，除烦热。性温于麦芽。杵糠，即春杵头细糠也。性平。主卒噎不下及反胃不止，刮取含之即去。亦取其春捣之义耳。又烧末服之令易产。以糠作枕，损人眼目。(《医学入门·卷之二·本草分类·食治门》)

韭菜

韭菜辛温性最急，温中又除胃客热，
中风中恶腹心疼，消瘀破积止便血，
根同捣汁利膈胸，子主精寒多梦泄。

【李梴注】韭，久也，一种而复生也。味辛带微酸，无毒。温中，除心腹痼冷作痛，又除胃中客热，中风失音，及中恶腹心急痛如刺，俱捣汁饮之。善消胸膈间瘀血凝滞，痃癖冷痛，止尿血泻血及卒下痢。《衍义》云：春食则香；夏食则臭，令人乏气；冬食动痰，令人吐水；五月及酒

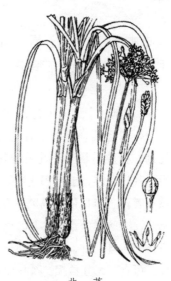

韭 菜

235

后尤不可食。孔子谓不时不食者，正谓此辈。未出土者为韭黄，食之滞气。凡好食韭者，多神昏目暗，入药捣汁，冬月用根，捣时臭于葱薤。养生者忌之，又不可与蜜同食。子，主阳衰精冷，梦泄白浊，暖腰膝，壮阳道。入药微炒。单韭子散：治梦泄失精。炒为末，酒下二钱，效。花主动风，根主养发。(《医学入门·卷之二·本草分类·治寒门》)

橘肉

橘肉甘者能润肺，酸者聚痰不足贵，
诸柑醒酒渴最佳，脏虚寒人莫贪味。

【李梴注】橘肉甘者，润肺止渴，开胃宽胸，畏冷者或煨或蒸食之。柑有密陀柑、木柑、黄柑、乳柑、石柑、沙柑、朱橘、乳橘、山橘、金橘之类，大同小异。味皆甘酸而寒。解热止渴，润燥生津。多食恋膈生痰，滞肺伤脾，冷中作泄，病者忌之。(《医学入门·卷之二·本草分类·食治门》)

菌

菌味甘芳性本温，开胃止泻悦神魂，
木耳凉血故止血，石耳清心养胃元。

【李梴注】菌有五色，种则一类，俗呼为菇。芳者呼为蕈菇，不芳者呼为荒菇。生滑干涩。有地生者，有木生者，或又名木鸡。有土壤粪灰中，或竹林虚坏处，积雨后尽生，此及湿热相感而成。多食发湿热，少食其气芳香，悦神开胃。其味稍涩，能止泻止吐。冬间及春初无毒，夏秋有毒，为蛇过也，误中胀闷欲死者，急与甘草汤或黑豆煮汁饮解之。又枫树上菌食之，令人笑不止，地浆水解之，亦解诸菌毒。木耳，性冷，无毒，凉血，止肠澼下血，勿与小儿食，不能克化。石耳，甘，寒，无毒。清心养胃，止血。蘑菇，甘，平，无毒。河南产者佳。可食，无甚益损。(《医学入门·卷之二·本草分类·食治门》)

苦荬

苦荬无毒性亦凉，壮力能治面目黄，
尿血单煎酒水服，拔疔烂蚕傅蛇伤。

【李梴注】强力止困，治面目黄，汁傅疔肿即出根，又傅蛇虫咬。蚕蛾出时切不可取拗，令蚕青烂。蚕妇亦忌食。野苦荬，五六回拗后，味甘，滑于家荬。单苦荬菜饮，治尿血，酒与水煎服之效。(《医学入门·卷之二·本草分类·食治门》)

矿麦

矿麦除热味甘寒，令人轻健气力完，
大麦咸温止消渴，调中益气可常食。

【李梴注】麦有矿麦、大麦、小麦，荞麦。矿是麦之皮号，犹稻为谷之通名也。麦亦大麦也，但大麦皮稍薄，小麦皮又更薄耳，故作蘖，皆温中消谷。矿麦，无毒。主轻身除热，久食令人多力健行，不动疾。惟先患冷气人不宜。大麦，无毒。主消渴，除热，调中益气，补虚劣，壮血脉，实五脏，肥肌肤，益颜色，化谷食，疗胀止泄，头不白，不动风气。暴食之，稍似脚弱，为下气及肾腰故也。久甚宜人。熟即益人，带生即冷损人。作面无热燥，胜于小麦。蜜为之使。丹溪云：初熟时人多炒食之，此等有火，能生热病，人不知之。又和针砂、没石染须甚黑。(《医学入门·卷之二·本草分类·食治门》)

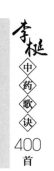

莱菔

莱菔辛甘气亦平，温中消食去痰凝，
汁润肺消并咳血，下气多餐反涩荣，
子吐风痰宽喘胀，倒壁推墙不顺情。

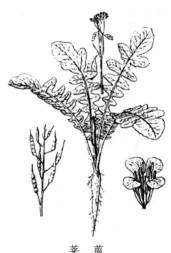

莱菔

【李梴注】性能制来麰面毒，故名。俗云温菘，又云萝卜，无毒。大者肉坚，蒸食煮食能消谷，去胸膈痰凝气滞；小者白脆，生啖或捣汁饮之，止消渴宽中甚验。又治肺痿吐血，咳嗽劳瘦，和羊肉、鲫鱼煮食之妙。总为调脾润肺之剂，故丹溪云：属土而有金与水。本草虽言下气最速，但熟食则辛散味去而甘缓独存，反滞膈停饮，涩荣卫，令人发白早。子，吐风痰，治喘嗽膨胀，癥瘕积聚，黄疸；利五脏及大小二便，有推墙倒壁之功；兼头痛，明目去风。孕妇水道不通，单为末，灯心汤下。诸痈，醋研涂之。入丸散略炒研用。芜菁，即萝卜苗也。和油傅蜘蛛咬，恐毒入内。为末酒下，又治犬咬。一方乳痈初肿，疼痛作寒热，取根叶入盐少许捣傅，觉热易之。花阴干为末，空心水调服，治虚劳眼暗，久服长生，可夜读书。（《医学入门·卷之二·本草分类·治寒门·治中焦寒药》）

梨（梨果）

梨果食多脾气伤，金疮乳妇不宜尝，
宽胸止咳消烦渴，若吐风痰可作浆。

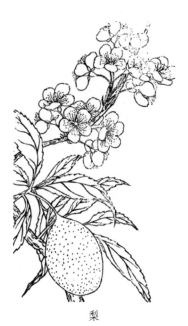

梨

【李梴注】味甘，酸，平，无毒。丹溪云：梨者，利也，流利下行之谓也。酒病烦渴者宜，多食动脾，令人中寒下利，产妇、金疮并血虚者戒之。除心肺客热，烦热，胸中痞结，咳嗽气喘，止渴，捣汁作浆服之，吐风痰，治中风失音不语，及伤寒发热惊狂，利大小便，孕妇临月食之易产。叶，主霍乱吐利不止，煮汁饮之。亦治小儿寒疝腹痛，汗出。树皮，治疮癣疥癫甚效。(《医学入门·卷之二·本草分类·食治门》)

李子

李子苦甘治肝病，骨间劳热须臾净，
核仁消瘀通小肠，根皮止痢奔豚定。

【李梴注】无毒。肝病宜食。去骨节间劳热，除痼热，调中。久食令人虚热，临水食发痰疟。又不可与白蜜、雀肉同食。核仁，苦平，无毒。主僵仆跻，瘀血骨痛内伤，利小肠，下水气，除肿满及女子小腹胀满。入药泡去皮尖。根白皮，大寒。主消渴，止心烦逆气，奔豚脚气，热毒烦躁，女子卒赤白下，男子赤白痢。去粗皮，炙黄色，水煮服之。花，平。主小儿壮热痼疾，惊痫，作汤浴之。(《医学入门·卷之二·本草分类·食治门》)

鲤鱼

鲤鱼止渴消浮肿，腹有癥瘕食不宜，
骨主女人崩赤白，青盲白翳胆尤奇。

【李梴注】鲤，理也。三十六鳞，文理明也。肉，甘平，无毒。止渴，消水肿、黄疸、脚气，主咳嗽上气喘促。安胎。治怀孕身肿，煮为汤食之。破冷气，疝癖气块，横关伏梁，作鲙和蒜虀食之。腹有宿瘕及天行病后俱不可食之，食之再发即死。久服天门冬人不可食。凡溪涧砂石中者有毒，多在脑内，不得食头。凡修理可去脊上两筋，黑血有毒及目旁有骨如乙字，食之令人鲠。肉忌葵菜，卵忌猪肝，鲊忌豆叶，同食害人。《衍义》云：鲤鱼至阴之物，阴极则阳复。所以《素问》曰：鱼热中，食多发风热。《日华》云：风家食鱼，贻祸无穷。骨，主女子带下赤白，阴蚀。胆，苦。久服强悍益志气；点眼，治目热赤痛，青盲白翳；

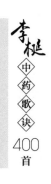

滴耳中，疗聋；涂小儿热肿、咽喉痹肿，和灶心土涂之立差。蜀漆为使。脂，主诸痫及小儿痫疾惊忤，食之良。脑髓，治暴聋，煮粥食之。血，主小儿丹毒疮肿，涂之即差。眼睛，主刺在肉中，中风，水肿痛者，烧灰纳疮中，汗出即愈，诸鱼目并好。齿，主石淋，烧灰酒下。肠，主瘘及小儿肌疮，取肠切作五段，火炙香，洗净封之，冷即又易，觉痒虫出即愈。鳞，主产后血滞腹痛，烧灰酒下，兼治气血，杂诸药用之。皮，主瘾疹。(《医学入门·卷之二·本草分类·食治门》)

荔枝（荔枝肉）

荔枝肉散无形滞，治背劳闷消瘤赘，
止心烦躁更清头，健力生津通神智，
核可烧灰调酒餐，专主心疼并疝气。

【李梴注】结实时枝柔而蒂牢，不可摘取，以刀利取其枝，故名。又云其实离本枝，一日而色变，二日而香变，三日而味变，离枝之名本此。味甘，平，无毒。属阳。主散无形质之滞气，故治背膊劳闷，瘰赘赤肿者亦用之。更止心躁烦渴头重，健气生津，通神益智，和悦颜色。多食亦能发虚热热疮，亦以其属阳而近火故也，饮蜜浆一杯即解。核，慢火烧存性，为末，温酒调服，治心痛及小肠疝气。(《医学入门·卷之二·本草分类·食治门》)

栗

栗味咸温厚胃肠，耐肌益气火煨良，
生干补肾坚腰脚，嚼署能除箭刺疮，
栗楔专医筋骨痛，钩栗令人体健康。

【李梴注】栗，立也。《本草》云：人有脚弱，啖栗数升，遂能行立。此补肾之义也。无毒。主益气厚肠胃，令人耐饥。凡食栗，于灰火中煨令汗出

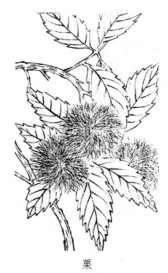

栗

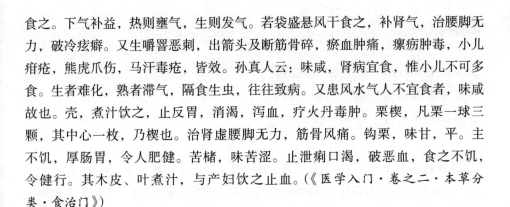

食之。下气补益，热则壅气，生则发气。若袋盛悬风干食之，补肾气，治腰脚无力，破冷痃癖。又生嚼罨恶刺，出箭头及断筋骨碎，瘀血肿痛，瘰疬肿毒，小儿疳疮，熊虎爪伤，马汗毒疮，皆效。孙真人云：味咸，肾病宜食，惟小儿不可多食。生者难化，熟者滞气，隔食生虫，往往致病。又患风水气人不宜食者，味咸故也。壳，煮汁饮之，止反胃，消渴，泻血，疗火丹毒肿。栗楔，凡栗一球三颗，其中心一枚，乃楔也。治肾虚腰脚无力，筋骨风痛。钩栗，味甘，平。主不饥，厚肠胃，令人肥健。苦槠，味苦涩。止泄痢口渴，破恶血，食之不饥，令健行。其木皮、叶煮汁，与产妇饮之止血。（《医学入门·卷之二·本草分类·食治门》）

菱角

菱角性冷味甘美，重则损阳令阴痿，
轻者伤脏胀腹中，姜酒热投方可止。

【李梴注】无毒。体实者服之，解热清心，安五脏，又压丹石毒。体薄者服之，多则损气，令人阴痿，轻则腹中胀满，脏冷作泄，可暖酒和姜饮一两盏即消。煮熟食之虽不冷，亦不益脾。（《医学入门·卷之二·本草分类·食治门》）

卤盐

卤盐苦咸寒无毒，主大烦热渴欲狂，
消痰磨积涤肠垢，去湿热喘满相当。

【李梴注】卤，水也，可煎盐者，即石碱。主大热消渴狂烦，消痰磨积块，涤五脏肠胃留热结气，去湿热，消心下坚、食已呕逆喘满，除邪气，下蛊毒，柔肌肤明目，治目痛。量虚实用之，过服损人。（《医学入门·卷之二·本草分类·治热门·治热通用》）

鹿肉

鹿肉补虚又疗风，血止诸血治肺痈，
阴痿腰疼俱可服，髓坚筋骨治伤中，
麋肉补气脂逐痹，虚劳血病羡角茸。

【李梴注】鹿肉，甘，温，无毒。益中气，调血脉，补虚羸。生肉，贴中风口偏，左患贴右，右患贴左，正即除之。蹄肉，主诸风脚膝疼痛。头肉，主消渴夜梦。九月后、正月前食之则宜，五月食之伤神。凡饵药之人不可多食，能解药力。血，主肺痿，肺痈，吐血，衄血及崩中带下，止饥渴，充气血，起阴痿，止腰痛生刺，和酒服之。髓，甘，温。主男妇伤中绝脉，筋骨急痛，咳逆，以酒和服。又以地黄煎膏填骨髓，蜜煮食壮阳，令人有子。脑髓，堪入面脂。脂，主痈肿死肌，四肢不随，治头风，通腠理。肾，平。补肾壮阳及肾气虚损耳聋，作酒及煮粥食之。筋，主劳损续绝。骨，甘，热。补虚劳，安胎下气，浸酒疗风虚。齿，主留血气，鼠瘘，心腹痛。角、茸、胶，见前卷。大抵鹿之一身，皆能益人，野族第一品也。或脯、或煮、或蒸，俱宜和酒食之。麋肉，甘，温。补中益气，健腰脚，不可合雉虾生菜、梅李果实同食。脂，辛，温。通腠理，柔皮肤，疗痈肿恶疮死肌，风寒湿痹，头风肿痛。如面生疱疮，涂之即差。骨，除虚劳最良。煮骨汁酿酒饮之，令人肥白美颜色。角，甘，温。无毒。补一切血病，止血益气，添精壮阳，治风痹腰脚不仁。亦可煎胶。茸，服之功同鹿茸。先辈云：鹿茸补阴，麋茸补阳。一云鹿胜麋，一去麋胜鹿。要知麋性与鹿性一同，尽皆甘温补阳之物。有谓虎骨麋肉近阴则痿者，全非。(《医学入门·卷之二·本草分类·食治门》)

绿豆

绿豆甘寒解诸毒，热风消渴研汁服，
更治霍乱消肿浮，作枕清头明眼目，
粉掺痘疮不结痂，脾胃虚人难克伏。

【李梴注】色绿圆小者佳。皮寒肉平，无毒。解一切药草、虫鱼、牛马、金石等毒。除烦热风疹、消渴，生研汁服之。霍乱、吐逆、奔豚，和胡椒等分为末，冷水调服。又煮食，消肿下气，渗利小便。作枕治头风痛，明目。入药须带皮用之，去皮即小有壅气。豆粉，甘，平，无毒。市中货者多伪，入药须用真者。治小儿痘疮十余日，湿烂不结痂者，以粉掺之效。又解诸热。熟者胶黏，难得克化，脾胃虚弱人病者忌之。捣烂作饼炙食之佳。和五脏，安精神，行十二经脉，益气力，润皮肉，除热毒风，厚肠胃，可常食之。(《医学入门·卷之二·本草分类·食治门》)

马肉

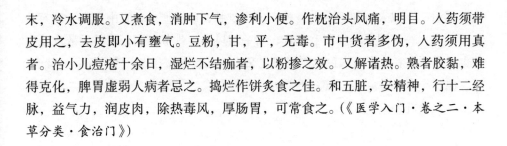

马肉有毒味苦冷，除热壮筋马痫惺，
胫骨降火代芩连，茎益精气阴强猛，
驴肉甘凉疗风狂，尿治反胃吐不省。

【李梴注】《易》曰：乾为马。言行健也。入药用白者为胜，得金之正色也。马肉，主消热下气，壮筋骨，强腰脊，强志轻身；又马痫动发无时，筋脉不收，周痹，肌肉不仁，用肉煮粥或五味和食之。凡食，须清水揉洗三五次以去毒，煮得烂熟方可食，食后以清酒杀之。忌与苍耳、生姜同食。有疮疥人勿食，马病疥及马自死者不可食。五月食之伤神。胫骨，甘，寒。可代黄芩、黄连，以治痰火之疾。中气不足者用之，火煅过细研用。阴茎，味咸，甘，平，无毒。主男子阴痿不起，益精气，有子。凡使须当春游牝时力势正强者生取得，阴干百日锉用。心，主喜忘，患痫人忌食。肝，有毒，食之杀人。肺，主寒热，茎痿。悬蹄，白者主白崩，赤者主赤崩。眼，主惊痫。齿，主小儿惊痫，水摩服。头骨，主多睡，作枕枕之。尾，主小儿马毒客忤，取尾于儿面前烧之，令儿吸烟气而愈。屎，微温。主吐、下血，鼻衄及妇人崩中，金疮止血，男子易病，产后百病，绞汁和酒服之。又杖疮打损，患疔肿中风疼痛者，炒熨五十遍，极效。多年恶疮痛及剥马被骨刺中毒欲死者傅之，或烧灰傅之效。马咬、马汗毒亦效。尿，微寒。主消渴，破癥瘕积聚，男子伏梁积疝，妇人瘕疾，铜器承饮之。头疮白秃，恶刺疮，乳肿，取尿热渍洗之。驴肉，无毒。黑者最良。主疗风狂，解心烦，治忧愁不乐，安心气，多食动风，脂肥尤甚。尿，咸，平，小毒。主反胃，吐食不止，每二合早晚温饮之效。兼破癥癖，下水毒，治牙齿痛。屎，熬之熨风肿瘘疮；绞汁服，主心腹卒痛，诸疰忤。脂，治久疟久聋，癫狂不语、不识人，和酒服之；恶疮疥癣风肿，研烂傅之。眼中息肉，和石盐点两眦头，一月即效。皮和毛煎膏，治一切风毒，骨节疼痛，取其发散皮肤之外也。仍须乌者，取其水色以制风热之义也。凡腹中物食之，皆令筋急。骡肉，辛，温，小毒。性顽劣，食之不益人。孕妇忌食。(《医学入门·卷之二·本草分类·食治门》)

面粉（面）

面性甘温能补虚，强气厚肠实肌肤，
麸凉调中仍去热，面筋益气腹宽舒，
荞麦甘平去滓秽，食久风动脱眉须。

【李梴注】即小麦面，性温。不能消热止烦，惟养气补不足，助五脏，调经络，续气脉，实肤体，厚肠胃，强气力。其有湿热，能发诸病壅热，小动风气，不可常食。丹溪云：面热而麸凉，须晒令燥，以少润之，舂去皮，煮为饭食之，无面热之后患。《图经》云：凡麦秋种冬长，春秀夏实，具四时中和之气，故为五谷之贵。大、小麦，地暖处亦可春种之，至夏便收，然比秋种者四气不足，故有毒。又云，磨中石末在内，所以有毒。但杵作粉之，补中气，和五脏。凡面食熟则益人，生则有损。古方治妇人乳痈不消，用白面半斤炒黄，醋调涂上，内又水煮服之。又炒食之，止痢。醋蒸罯折伤即定。麦麸，凉。调中去热，止泄痢，治时疾热疮，汤火疮烂，扑损折伤瘀血，醋炒罯之。第三磨者凉，谓其近麸也。面，温。消谷及诸生物，止痢消痔，主小儿痫。荞麦，性寒，无毒。实肠胃，益气力。久食动风，令人头眩。和猪、羊肉食之，患热风癫，脱人眉须。虽动诸病，犹锉丹石，能炼五脏滓秽，续精神。小儿赤丹，醋和敷之。杖疮，鸡子白调涂有效。其叶作茹食之，下气利耳目。多食即微泄。其穰烧灰淋汁，洗六畜疮。(《医学入门·卷之二·本草分类·食治门》)

牛肉

牛肉甘平益胃脾，消肿止渴泄尤宜，
更健筋骨轻腰脚，髓温骨髓补中衰，
肚叶和中肝明目，胆治惊风痰热儿。

【李梴注】孟诜云：牛者，稼穑之资，不多屠杀。自死者，血脉已绝，骨髓已竭，不堪服食。黄牛发药毒动病，不如水牛，盖黄牛温而水牛冷故也，当食黄牛为妙，疟疾后亦忌之。养生者忌与黍米、韭、薤同食。十二月食之伤神。肉，无毒。安中益气，养脾胃。消水肿，除湿气，止消渴并吐泄。补虚弱，强筋骨，壮腰脚。髓，甘，无毒。填骨髓，补中益气，续绝伤，止泄泻消渴，以酒服之；止吐衄，崩带，肠风泻血，水泻，烧灰用；又和地黄汁、白蜜等分作煎服，治痨瘦。肚，甘，平。和中益脾胃。百叶肚，主热气，水气、丹毒，解酒劳并痢。肝，甘，凉。明目，平肝气。北人牛瘦多蛇，从鼻灌之则为独肝，有大毒，食之痢血至死。胆，苦，大寒。可和丸药，除心腹邪热烦渴，口舌焦燥，益目睛，利大小肠，治小儿惊风，痰热疳湿。心，主虚忘。肾，补肾精。大抵五脏主人五脏也。悬蹄，主妇人崩中漏下赤白，无子。阴茎功同。脑髓，主消渴，风眩。齿，主小儿牛痫。口中涎，主胃翻，终身不噎。耳中垢，封痈肿，鼻疔疮。屎，寒。主霍乱，消渴，黄疸，水肿，鼓胀，癥瘕，脚气，小便不通，微火煎，加糖服之。汤火灼头疮，白秃，五色丹毒及鼠瘘恶疮已有脓血者，以热屎傅之，或烧灰鸡子白调傅。又涂门户辟恶气，置席下止小儿夜啼。尿，主水肿腹胀脚满，利小便，渐渐以铜器取新者服二三升愈。牛黄，牛角䚡另见前卷。正胃散，用牛喉末，陈米饮调服，治膈食。（《医学入门·卷之二·本草分类·食治门》）

245

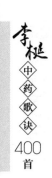
牛乳

牛乳甘寒补血虚，清热止渴润肌肤，
羊乳性温补肾气，更润心肺咬蜘蛛，
酥酪醍醐俱乳作，马驴乳同治热躯。

【李梴注】《千金方》云：乳酪酥煼常食之，令人有筋力，胆干，肌体润泽。多食亦令人膨胀泄利，脏寒冷气人禁服。牛乳，无毒。补虚羸，解热毒，养心肺，止烦渴，润皮肤。煎荜茇服，治气痢。凡服乳，必煮一二沸，停冷服之，热食即壅，不欲顿服，欲得渐消。与酸物、生鱼相反，令人腹中结癖。凡用牛乳、屎、尿，黑牛胜黄牛。羊乳，甘，无毒。补肾虚，益精气，仍润心肺，止消渴，利大肠；兼治卒心痛及男妇中风，小儿惊痫，口疮舌肿；又蜘蛛咬，腹大如孕，遍身生丝，生饮之即愈。蜒蚰入耳，取灌耳中即化成水。马驴乳，性治大同。酥，味甘，微寒。白肥，补五脏，除肺痿心热吐血。酪，味甘、酸，寒，无毒。主热毒，止渴，除胸中虚热，膈痛。身面上热疮，丹疹，和盐煮热摩之。余与牛、羊乳治同。醍醐，作酪时上一重凝者为酪，其面上如油者为醍醐，熬之即出，不可多得。性滑，以物盛之皆透，惟鸡子壳及葫瓢盛之不出。味甘，平，无毒。治一切肺病咳嗽，脓血不止，及风湿痹气，皮肤瘙痒，通润骨髓，止惊悸，明目，补虚，其功优于酥也。乳腐，微寒。润五脏，利大小便，益十二经脉，微动气。小儿赤白痢，细切醋浆水煮二十余沸食之效。已上四种，乃牛乳、羊乳、马乳或各或合为之。四种之中，牛乳为上，羊次之，马又次之，而驴乳性冷，不堪入品矣。（《医学入门·卷之二·本草分类·食治门》）

糯米

糯米甘温主温中，止吐泻乱安胎宫，
炒黑敷疮黄止衄，多食热壅气不通，
秆又退黄并蛊毒，煮汁饮之立见功。

【李梴注】糯，软也。其米软而黏，即稻米也。今人用之作酒煮糖者，无毒。温中益气，实肠止泄，定霍乱，养下元，缩小便，治妇人胎动腹痛，下黄水，和气血药中服之，若杂肉同进则不利其子。炒黑水调，傅痈疽、金疮、水毒、竹木刺。炒黄为末，新汲水下二钱，治鼻衄不止。多食生热，壅诸经络气，令人神昏，嗳酸胀闷，久则动风，发疮，缓筋身软不能行。诸家因见食者多病此证，遂以糯性为寒，不知其性实温，而体质黏滞难化，脾胃弱者湿热生而气窒不通。观之造酒，其热可见。作糜粥食之，止消渴。合酒同食，醉难醒。稻秆，治黄病通身及蛊毒，煮汁饮之效。按五谷，稻、黍、稷、麦、菽。早米、晚米、糯米、皆稻也。旧说独以糯为稻则误也。陶隐居云：《诗》黍、稷、稻、粱、禾、麻、菽、麦，八谷也，俗人莫能证辨，而况芝英乎？然陶以禾即是粟。朱子《诗》注明言：禾者，谷连藁秸之总名。但八谷有粟则是，盖言粱则包粟在中。但诸谷皆以各方风土所宜、人事早晚有异为名，其种类最多，此识其入药者耳。(《医学入门·卷之二·本草分类·食治门》)

葡萄

葡萄味甘平渗下，利便通淋水气化，
更治筋骨湿痹疼，酿酒调中味不亚，
根止呕哕达小肠，能安胎气冲心罅。

【李梴注】无毒。丹溪云：属土而有水木火，东南人食之多病烦热眼暗，西北人禀气厚，服之健力耐寒，盖性能下走渗道也。故《经》云：通小便，治淋涩，逐肠间水气，主筋骨间湿痹。兼治痘疹不出，研和酒饮之。酒，甘温，收其子汁酿之自成。除湿调中，利小便，多饮亦动痰火。魏文帝云：醉酒宿醒掩露而食，甘而不饮，酸而不酢，冷而不寒，味长汁多，除烦解渴，他方之果，宁有配乎？根，主呕哕及胎气上冲，煮浓汁饮之。俗呼其苗为土木通，通水利小肠尤佳。又一种山葡萄，亦堪为酒，性亦大同。(《医学入门·卷之二·本草分类·食治门》)

茄子（茄）

茄味甘寒能缓火，大治风热腰脚跛，
化痰逐瘀消乳痈，发瘤发疮非相左，
肠风口糜蒂烧灰，根洗冻疮煎数朵。

【李梴注】茄者，连茎之名。有数种，入药多用黄茄。无毒。治大风热痰，取黄茄不计多少，以新瓶盛贮，埋土中经年，尽化为水，取出，入苦参末为丸，食后临卧酒下三十丸，甚效。又治腰脚风血积冷，筋急拘挛疼痛，取茄子五十斤细切洗净，以水五斗煮浓去渣，再煎至一升，入粟粉同煎，令稀稠得所，更入麝香、朱砂末，为丸梧子大，每旦及近暮酒下三十丸，一月乃瘥，男女通用。此膏又可傅发背乳痈恶疮，冷如冰雪。又治扑损肤青肿，用老黄茄种切片，瓦上焙为末，临卧酒下二钱，恶血散而痛肿止，一夜消尽无痕。《本草》又云：久冷人不可多食，损人动气，发疮，发瘤疾。不与煎膏傅疮之说相左耶？盖热疮涂之则愈，体冷服之生疮，夏月当时食之犹可。蒂烧灰和蜜调敷口疮、牙痛，酒调服治肠风下血，皆甘以缓火之意也。根及枯茎叶煎汤渍洗冻疮良。又苦茄树小有刺，其子主痹，醋磨涂痈肿效。（《医学入门·卷之二·本草分类·食治门》）

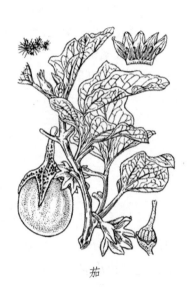

茄

青鱼

青鱼肉甘平无毒，主脚湿痹益心力，
胆内石灰涂恶疮，吹喉又用点眼目。

【李梴注】俗名乌流鱼。主湿痹脚气，软弱烦闷，益心力，和韭白煮食或作鲊食之。与服石人相反。忌蒜、葵，服术人不可食。胆，主恶疮，和石灰涂之。喉痹肿痛，调白矾末阴干，以少许吹之。眼目昏暗，取汁点之。鱼骨鲠，以少许含咽即愈。腊月者佳。头中枕，蒸令气通，日干，可代琥珀，醋摩服，治水气、血气，心腹痛。(《医学入门·卷之二·本草分类·食治门》)

沙糖

沙糖经炼性亦温，心肺大肠虚热论，
助胃和中止烦渴，食过生虫损齿根。

【李梴注】此即甘蔗汁煎炼成者。味甘，无毒。润心肺，去心肺大肠热，助脾和中，消烦止渴。小儿多食生蛲虫，消肌损齿发疳䘌。丹溪云：生胃之火，损齿之因也。非土制水，乃热土生火热也。又云：甘生湿，湿生火也。食枣多者，齿病龋，亦此意也。中满家不宜用，以甘故也。又与鲫鱼同食成疳虫；与葵同食生流澼；与笋同食，笋不消成癥，身重不能行也。乳糖，出浙中，用沙糖、牛乳相和煎，炼成块，可作饼，黄色，又谓之捻糖，易消化。味甘，寒，性冷利，无毒。主心腹热胀、口渴，明目，治目中热膜。又和枣肉、巨胜子为丸，每食后含化一两丸，润肺气，助五脏津。(《医学入门·卷之二·本草分类·食治门》)

鳝鱼

鳝鱼甘温益气血，头骨烧灰止痢渴，
去冷除痞宿食消，产后淋沥即能遏。

【李梴注】俗名黄鳝。无毒。主疗虚损，补中益气血，去十二经风邪湿痹，除腹中冷气肠鸣，妇人产前百病，产后淋沥，诸虚羸瘦，血气不调宜食。多食动风气，令人霍乱，时行病起食之再发。头骨，止痢，治消渴，去冷气，除痞消食，端午日取烧灰用之。血，主癣及瘘，断取涂之。皮，主妇人乳硬结痛，烧灰酒下二钱。鳅鱼，甘，温，无毒。补中止泄。但鳅、鳝俱不可同白犬血食之。(《医学入门·卷之二·本草分类·食治门》)

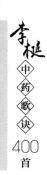

石榴

石榴实壳能收痢，更治筋挛脚痛风，
花主止血及伤损，根皮可去腹中虫。

【李梴注】安石，国名，张骞使安石国得其种。丹溪云：榴者，留也。性滞恋膈成痰，病人须戒之。多食伤肺损齿，少食亦能润咽止渴。有甘酸二种，甘者可食，酸者壳可入药。实壳，酸，无毒。主涩肠，止赤白痢，收目泪，治漏精及粪前见血。又治筋骨风，腰脚不遂，行步挛急疼痛，阴干微炒用之。花，百叶者，主心热吐血及衄血等，阴干为末，吹鼻中立止。金疮、刀斧伤破流血，取半升入石灰一升，为末傅之，少时血断便差。东行根皮，疗蛔虫、寸白虫，治女子血脉不通、赤白带下，炙干浓煎服之。凡使根壳，先浆水浸一宿，微炒，陈久者良。(《医学入门·卷之二·本草分类·食治门》)

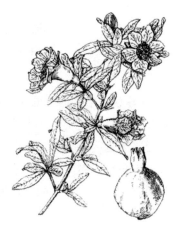

石　榴

石首鱼

石首鱼甘下石淋，干之炙食鲞为名，
消瓜成水宽膨胀，益气开胃莼作羹。

【李梴注】生东海。味甘，无毒。脑中有二石如棋子。主下石淋，烧灰饮之。候干名鲞鱼，炙食之，主消瓜成水及卒腹胀，宿食不消，暴下痢，中恶不解，生食。和莼菜作羹，开胃益气。(《医学入门·卷之二·本草分类·食治门》)

食盐

食盐入肾味咸寒，能除寒热吐痰顽，
止心腹痛杀虫痋，蜃疮齿血亦能干。

【李梴注】即所食之盐。盐，淹也，淹物久留不坏。无毒，能引药入肾。主
伤寒寒热，吐胸中痰癖，止心腹卒痛，杀鬼邪蛊痋毒及下部蜃疮，坚齿，止齿缝
出血。又炒盐青布裹熨妇人阴痛及火灼疮。化汤洗蚯蚓毒。小儿卒不尿，盐灸脐
中。空心盐揩齿吐水，洗眼夜见小字。陶隐君云：五味惟盐不可缺。然淡为五味
之本，北方人食不欲咸而颜完少病，古有终身不服盐而寿高须发不白者。盖盐能
伤肺走血损筋，令人肤黑，病嗽及水肿者全禁。炒赤，或水飞过，不可多用，漏
芦为使。盐黑丸：食盐一升研末，入瓦瓶内筑实，黄泥封固，火煅令透，候冷取
出，入豆豉一升熬焦，桃仁一两麸熬令熟，巴霜二两，各研末和匀，蜜丸梧子
大。每三丸，平旦时服，未吐利，更服二丸，天行时气，豉汁及茶下，服后多吃
茶汁以行药力。心痛酒下，血痢饮下，鬼疟茶饮下，骨热白蜜汤下。忌冷浆水。
凡服药后吐利勿怪，服药二日，忌口二日。吐利苦多，煎黄连汁服之。其药宜冬
月修合，磁盒收贮，勿令泄气，惟小儿女子不可服多。(《医学入门·卷之二·本
草分类·治热门》)

青盐

青盐咸寒去痰热，明目固齿乌须发，
除诸血疾腹心疼，滋肾镇心涂疮乌。

【李梴注】即戈盐，出北方西羌，一名胡盐。四海皆有盐，北青南赤。食盐
以河东鲜州精白者为胜，入药以北海青黑色、形块方棱、明莹者佳。无毒。主烦
热痰满，治目痛瘀赤昏涩、牙疼。固齿乌须，止吐血溺血、齿舌出血，去蛊毒心
腹痛，除五脏癥结积聚。补下元，助水脏，益精气，坚筋骨，益气镇心。敷痈肿
瘰疬疥癣疮疖。水飞过用。(《医学入门·卷之二·本草分类·治热门·治热通用》)

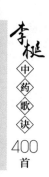

柿子（柿干）

柿干性平润肺心，化痰止咳又止血，
耳聋鼻塞气可通，建胃厚肠止痢泄，
火干稍缓性亦同，服药欲吐者堪啮。

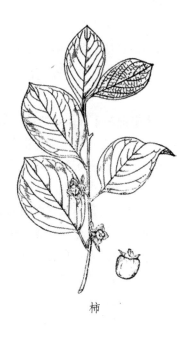

柿

【李梴注】日干者性平，疗肺痿心热，化痰止咳，止吐血，润喉声。丹溪云：属金而有土，为阴，有收之义。止血治嗽可为助也。耳聋鼻塞者，干柿三枚和粳米、豆豉煮粥食之，即通其气。又健脾厚胃，消瘀涩中，治肠澼不足，止泻止痢，杀腹中虫，多食去面皯及金疮火疮，生肌止痛。单方：干柿二斤，用蜜半斤，酥一斤煎之，每日食三五枚，疗男妇脾虚肚薄，食不消化。又产后咳逆气乱，水煮热呷之。火干者性暖，功用大同。服药口苦欲吐者，食少许立止。一种柿色青，性冷甚于柿。味甘，无毒。主压石药发热，利水，解酒热，去胃热，止渴润心肺，除腹脏冷热。久食寒中，不入药用，惟油堪作漆。（《医学入门·卷之二·本草分类·食治门》）

黍米

黍米益气味甘温，肺病相宜多则烦，
赤者微苦止咳嗽，霍乱泄痢作粥餐，
秫熟能润大肠燥，酿酒蜷急自然伸。

【李梴注】性宜高燥而寒，故北地有。似粟而非粟，谷之类也；似芦高丈余，穗黑色，实圆重。大概有二种，米黏者为秫，不黏者为黍。黍又有丹、赤、黑数种。无毒。肺之谷也，肺病宜食。益气安中，补不足，宜脉。不可久食、多热，令人烦闷，昏五脏，好睡，发宿疾，缓筋骨，绝血脉。合葵菜食，成痼疾；合牛肉、白酒食，生寸白虫。赤黍米，皮赤米黄，味苦，微寒，无毒。主咳嗽咳逆，霍乱，止泄痢，除热止渴，下气。《衍义》云：但可为糜，不堪为饭，黏着难脱，然亦动风。秫米，似黍米而粒小，即《诗》之所谓稌也。性宜下湿而暑，故东南皆有之，宜作酒，肥软易消，故谓之软粟，又谓糯粟。味甘，微寒，无毒。止寒热，利大肠。能壅五脏气，动风，不可常食。又和茵陈、地黄酿酒服，治筋骨挛急；嚼烂涂疮疥、漆疮、冻疮，犬咬；又为末，鸡子白调涂肿毒。(《医学入门·卷之二·本草分类·食治门》)

水芹

水芹味甘平无毒，能益气血养精神，
更消烦渴除黄疸，带下崩中治妇人。

【李梴注】芹，英也。产于水浒，而英秀异于他菜，可作菹食。无毒。益气，保血脉，养精神，壮筋力，令人肥健嗜食。除身热烦渴，利大小肠，治五种黄病，女人赤沃，崩中漏下，小儿霍乱吐泻；兼去头中热风，杀石药毒。醋和食之损齿，患鳖瘕人不可食。又三月、八月龙带精入芹菜中，人遇食之，变成蛟龙瘕，发则似癫，面色青，小腹满痛，状如怀胎，服硬糖二三升，日二服，吐出如龙子，遂愈。(《医学入门·卷之二·本草分类·食治门》)

菘菜

菘菜味甘温无毒，通利肠胃解酒宿，
更止热嗽除胸烦，中虚冷人不可服。

【李梴注】主通利肠胃，解酒渴，消食下气，治瘴气，止热嗽，除胸中烦，杀鱼腥，和羊肉甚美。中虚者食之过多发冷病，惟生姜可解。有热者可常食之。又叶晒令半干，次早取入坛内，以热饭饮浸之，三日后则酸如醋，谓之菹水。入药可吐痰涎；和五味作汤食，益脾胃，解面毒、酒毒。(《医学入门·卷之二·本草分类·食治门》)

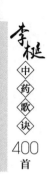
粟米

粟米咸寒养肾气，胃虚呕吐作为丸，

若除胃热须陈者，更治消中利小便。

【李梴注】粟，从卤，从米，象形也。即今之小米，山东最多。五谷中最硬，谓之硬粟，得浆水即易化。无毒。丹溪云：属水与土，陈者难化。《衍义》云：生者难化，熟者滞气，隔食生虫。所谓养肾补骨者，味咸故也。去脾胃虚热气弱，食不消化，呕逆反胃，汤饮不下，用粟米粉作丸梧子大，煮熟入盐少许，并汁食之，和中益气；兼治腹痛、鼻衄、解诸毒。陈者味苦，除胃热消渴，利小便，止泄痢，压丹石热。《衍义》云：利小便，故益脾胃。又粟粉炒黑，鸡子白调贴痈肿。泔汁，主霍乱转筋，卒热心烦，饮之立瘥，胃冷者不宜多食。臭泔，止消渴、五痔、疥痢，洗皮肤疮疥。下淀酸脚，杀虫涂恶疮。(《医学入门·卷之二·本草分类·食治门》)

田螺

田螺无毒性寒过，专治双眸赤热多，

肉傅热疮反胃壳，汁能醒酒渴同科。

【李梴注】主目热赤痛，取黄连末纳其中，良久汁出，用以注目。肉，冷。解热毒，治酒疸，利小水，消疮肿。多食发寒湿气、痼疾。碎其肉傅热疮。烂白壳，烧为灰，主反胃胃冷，去卒心痛，止失精，消痰，傅下疳，火煅用之。生浸取汁饮之，止消渴，利大小便，除腹中结热，脚气上冲，手脚浮肿，解酒过多，喉舌生疮，压丹石热。不可常食。又螺狮、海螺用同。(《医学入门·卷之二·本草分类·食治门》)

兔肉

兔肉甘平不益人，脑髓皮毛救产屯，
头止头眩肝明目，屎治痔疾血来频。

【李梴注】兔，吐也，言生子从口中吐出。肉，多食损元气，弱阳事，令人
痿黄。若合白鸡肉食，面发黄；合獭肉食，病遁尸；合姜、橘食，令心痛霍乱。
孕妇忌食，二月食之伤神，兔死眼合者杀人。《衍义》云：兔有白毛者，全得金
气也，入药尤效。余兔至秋深时则可食，金气全也。才至春夏，其肉味变。脑
髓，滑产，涂冻疮，手足皲裂。头骨，平，无毒。主头眩痛，癫疾，和皮毛烧灰
为丸，酒下，主难产催生，并产后胎衣不下，瘀血冲心，胀痛欲死者，极效。产
后阴下脱，单烧头末傅之。痈疽恶疮，取头细锉，甑内蒸熟，涂帛上贴之。骨，
主热中消渴，小便不禁。肝，主明目退翳，和决明子末为丸，每晚白汤送下。
屎，主痔疮疼痛，下血不止，慢火炒黄为末，每三钱入乳香末五分酒下。小儿
月蚀烂疮，取屎纳虾蟆腹中，烧灰傅之。(《医学入门·卷之二·本草分类·食
治门》)

莴苣根

莴苣根寒治骨蒸，更医二痢面黄凝，
疗肿用汁茎中取，欲治蛇伤叶止疼。

【李梴注】苣，大也。茎叶大而味苦，又名苦苣，即野苣也。人家常食者为
白苣。江外岭南吴人无白苣，常植野苣以供厨馔，无毒。根主骨蒸，赤白痢，并
煮服之，更除面目及舌下黄。又折取茎中白汁，傅疗肿出根，取汁滴痈上立溃
碎。茎叶，蛇触之则目盲，故傅蛇咬有验。今人种为菜，生食之开胃强力，利五
脏，调十二经脉，多食轻身少睡。霍乱后胃气逆烦，生捣汁饮之。虽冷甚益人，
惟同血食作痔疾。《衍义》云：傅疗肿甚效。青苗阴干，以备冬月为末，水调敷。
白苣，苦，平，补筋骨，利五脏，开胸膈壅气，通经脉，去口气，令人齿白，聪
明，少睡，可常食之。惟患冷气及产后食之寒中。(《医学入门·卷之二·本草分
类·食治门》)

255

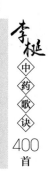
苋实

苋实甘寒入血分，能除寒热利二便，
散肝风热青盲翳，叶补阴气益产前。

【李梴注】言其茎、叶皆高大可见，故字从见，指事也。或云其子去翳膜，眼有所见也。苋有六种，惟白苋入药，无毒。丹溪云：下血而又入血分，且善走，散寒热，利大小便，性寒滑故也。治肝风客热、青盲赤瞎、白翳黑花，为末，每夜茶下方寸匕；又杀蛔虫，益气益精。叶，补阴分气虚，除热通九窍。多食动气，令人烦闷，冷中损腹。若与鳖同食，生鳖瘕。又素难产者，取苋和马齿苋临月常食，令滑胎易产。赤苋，茎纯紫，味辛，寒，无毒。主赤痢，气痢，射工砂虱虫毒。(《医学入门·卷之二·本草分类·食治门》)

小麦

小麦甘凉养心肝，除烦止渴利便难，
润咽更止漏唾血，浮者盗汗实时干，
麦苗退热消酒疸，麦奴治疫解金丹。

【李梴注】小，形小也；麦，脉也。以继续谷米，续民命脉，即今人所磨为面食者。无毒。主养心肝气，除热，止烦渴、咽干，利小便，止漏血、唾血、暴淋，杀蛔虫。合汤皆完用之，热家疗也。浮小麦，止盗汗，治大人、小儿骨蒸肌热，妇人劳热。入药微炒。麦苗，味辛，寒，退胸中邪热，消酒毒，除黄疸，利小便，绞汁服之。麦奴，即苗上黑霉。主烦热，解丹石、天行热毒。(《医学入门·卷之二·本草分类·食治门》)

小蒜

小蒜有毒归脾肾，下气温中霍乱定，
更消谷食除痹风，多服损心目亦病。

【李梴注】气味似大蒜，其形小者是也。归脾肾，下气温中，止霍乱腹中不安，消谷和胃，除风邪痹毒气、诸蛊毒，傅疔肿、蛇虫沙虱疮。久服损心力，损目。合生鱼食，令人夺气。又一种山蒜，似大蒜而臭。山人以治积块及妇人血瘕，醋摩服之效。（《医学入门·卷之二·本草分类·食治门》）

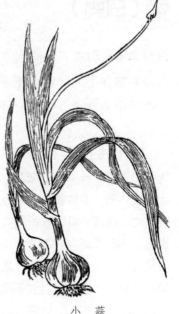

小 蒜

蟹

蟹主胸中邪热结，爪能堕胎破瘀血，
壳黄化漆更续筋，消食涂疮同脚节。

【李梴注】足节屈曲，行则旁横，每至夏末秋初则解壳，故曰螃蟹。味咸，寒，有毒。主胸中邪热，解结散血，养筋益气，理经脉，利关节，去五脏中烦闷，消食，乃食品中之佳味，最宜人。须是八月一日蟹吃稻芒后方可食，霜后更佳，以前食之有毒，十二月食之伤神。体有风疾人并孕妇不可食。独螯独目，四足六足，两目相向者，皆有大毒，不可食。误中者，惟藕蒜汁、冬瓜汁，紫苏、黑豆豉汁可解之。爪，主堕胞胎，破宿血，止产后血闷腹痛，酒及醋汤煎服。壳中黄及脚中髓，熬为末，纳金疮中，能续断绝筋骨，其黄能化漆为水，故傅漆疮及久疽疮疥。其延骨焙干，和白芨等分为末，乳汁调涂小儿头缝不合。其螯和犬血烧烟，可以集鼠于庭。大抵蟹类甚多，壳阔多黄者名川，其螯最锐，食之行风气；扁而大者名蝤蛑，解热气及小儿痞气；其最小者名蟛蜞，食之令人吐利；一螯大一螯小者名拥剑，可供食。余蟹有毒，皆不可食。（《医学入门·卷之二·本草分类·食治门》）

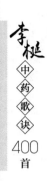

鸭（白鸭）

白鸭肉寒补劳虚，和脏利水热风祛，

屎消蓄热并瘀痢，卵冷能令背闷拘，

野鸭补中消食毒，专治小疮遍体躯。

【李梴注】鸭，鸭自呼名也。或曰可押，故谓之鸭。有家、野二种。家鸭肉，味甘，无毒。补虚，和脏腑，利水道，疗风虚寒热，消热毒，止惊痫，解丹毒，止痢血。屎，主散蓄热、热毒、瘀痢，解结缚，杀石药、金银、铁毒，为末，水调服之。热毒、疮肿并蚯蚓咬，和鸡卵白傅之。卵，微寒，治心腹胸膈热，多食发冷气，令背膊闷。小儿食脚软，惟盐淹者稍可。血，主解诸毒，野葛毒，刺项中热血饮之。头，主水肿，通利小便，煮服之。凡鸭，白毛乌骨者为上；黄雌鸭最补；绿头、青头鸭佳；黑鸭滑中，发冷痢、脚气。凡鸭，老者佳，嫩者有毒。肉与卵同鳖食害人。野鸭，名鹜，性凉，无毒。肉，主补中益气，补虚助力，和胃气，大益病人。消食，利水道，热毒，去风气及恶疮疖肿，杀脏腹一切虫。又身上诸小热疮，多年不可者，多食即差。九月后、立春前食之绝胜家鸭。虽寒不动气。但不可与木耳、胡桃、豆豉同食。肪，甘，主风虚寒热水肿。一种小者名刀鸭，味最重，食之更补虚。又一种名油鸭，其味更佳。(《医学入门·卷之二·本草分类·食治门》)

羊肉

羊肉味甘性大热，补脏虚寒形羸劣，

安心止汗又止惊，益肾壮阳坚骨节，

骨治寒中头退热，血止诸血及晕血。

【李梴注】羊有三四种，以北地青色者入药，有一种无角白羊亦堪食。北地驱至南方，筋力劳损，亦不益人。南方羊受湿吃毒草，故不及。羖羊肉，无毒。治五劳七伤，脏气虚寒，形体羸劣，补中益气，安心止汗止惊，益肾气，壮阳道，坚筋骨，健腰膝，妇人产后虚羸，脾胃冷气，字乳余疾及头脑风眩，小儿惊痫。惟素有痰火者食之，骨蒸杀人，时疾、疟疾、疮痍初起皆忌。孕妇亦不可多食，皆以其热也。若虚人痈疽溃后则宜，古人以之比黄芪。养生者忌与酒同食。六月食之伤神。心，主忧恚膈气，有孔者杀人。肝，冷。主肝风虚热目赤及天行后呕逆不食。若合猪肝、梅子、小豆同食伤人心。肺，主咳嗽，止渴，三月至五月其中有虫如马尾，不可食。肾，主补精壮阳阴痿，治耳聋、盗汗、脚膝无力。肚，补胃，治虚羸、盗汗、溺数及水气在胁，不食、烦热，和白术作汤食之。胆，平。主青盲、赤瘴、白膜、风泪。骨，热。主虚劳寒中羸瘦。嫩脊骨，治肾冷腰痛，转动不得，捣碎煮烂和蒜齑或酒空心食之。胫骨，热。治牙齿疏豁疼痛，火煅为末，入飞盐二钱和匀，每早擦牙齿上，以水漱去。齿，主小儿羊痫寒热。头，凉。治骨蒸脑热，头眩，明目，止小儿惊痫。血，主女人产后中风，血闷血晕欲绝，或下血不止，饮一升即愈。卒惊悸，九窍出血，取新血热饮即止。治硫黄毒发气闷，饮一合，效。脂，治游风并黑野，又能柔银软铜。髓，甘、温，无毒。主男妇阴气不足，利血脉，益经气，以酒服之。皮，补虚劳，去一切风，治脚中虚风，去毛作臛食之。屎，燔之，主小儿泄痢肠鸣，惊痫，兼理聤耳，生发毛，及箭镞、木刺入肉，猪脂和涂自出；煮汤服，治大小便不通；烧烟熏鼻，主中恶心腹刺痛；熏疮疗诸疮痔瘘等。角，治见前卷。羚羊肉，肥软益人，兼主冷劳，山岚疟痢，妇人赤白带下。但此羊多啖石香薷，故肠脏热人不宜多食。山羊肉，味甘于家羊，食之健人筋力，其皮可为靴履。(《医学入门·卷之二·本草分类·食治门》)

杨梅干

杨梅干酸温微毒，善止酒呕消宿食，
化痰和脏涤胃肠，刀斧伤时无痕迹。

【李梴注】生者酸甚，聚痰发热，损齿及筋。干作屑，临饮酒时服方寸匕，止吐酒，消宿食，化痰，和五脏，荡涤肠胃烦愦恶气；烧灰服能断下痢。根皮煎汤，洗恶疮疥癣，忌生葱。鲁般方：治一切刀斧伤损疮不合者，用盐杨梅不拘数，连核杵如泥，捏成饼子，收竹筒中，遇损破即填补之。止血生肌，无瘢痕，绝神。(《医学入门·卷之二·本草分类·食治门》)

椰子

即海棕实也。味苦，无毒。黑发，止血，疗鼻衄、吐逆、霍乱，煮汁服之。壳可为酒器，如酒中有毒则酒沸起。壳中肉益气，壳中浆饮之得醉。主吐血、消渴、水肿，去风热，涂头令发黑。丹溪云：属土而有水。生海外极热之地，土人赖以解夏月喝渴。多食动风。(《医学入门·卷之二·本草分类·治燥门·治上中下三焦内燥，兼补血和血之剂》)

樱桃

樱桃甘温百果先，益脾悦志颜色鲜，
止痢涩精扶阳气，多食发热吐风涎。

【李梴注】以其形肖桃，故曰樱桃。三四月初间最先百果而熟，得正阳之气。无毒。主调中益气，悦神美志，令人好颜色，止水谷痢、泄精，回阳气。丹溪云：属火而有土。性大热而发湿，多食发虚热吐痰。旧有热病、嗽喘及暗风人忌之。叶捣傅蛇毒；绞汁服，防蛇毒内攻。东行根，杀寸白、蛔虫。(《医学入门·卷之二·本草分类·食治门》)

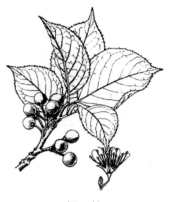

樱　桃

芸苔

芸苔最不宜多食，发病生虫极损阳，
主破癥瘕通结血，更除丹肿乳痈疮。

【李梴注】《衍义》云：芸苔不甚香，经冬根不死，辟蠹。于诸菜中亦不甚佳，此人间所啖菜也。味辛，温，无毒。久食损阳气，发瘟疾，发疮，口齿痛，生腹中诸虫，先患腰脚及胡臭人不可食。但能破癥瘕血结，产后血风瘀血，疗游风，丹肿，乳痈。子，压油傅头，令发长黑。妇人经后食之断产。（《医学入门·卷之二·本草分类·食治门》）

榛子

榛子味甘无毒平，益人气力健人行，
若令多食难饥饿，厚胃宽肠四体轻。

【李梴注】榛，盛也；一云，从秦，生于秦地也。主益气力，宽肠胃，调中开胃，令人不饥健行，军行食之以当粮。（《医学入门·卷之二·本草分类·食治门》）

猪肉

猪肉寒中味甘咸，昏神闭血引风痰，
四蹄五脏并肠胆，补虚治病还相兼，
卵主五癃乳主痫，膏胰润肺补漏岩。

【李梴注】猪，水畜也。其味甘美而咸，其气微寒。先入肾，其性暴悍，故食之多者昏神气，闭血脉，弱筋，引风痰动火，令人暴肥，少子。脏疾、心气、疟病、金疮人忌之。养生家不与牛肉、荞麦同食。四足甘寒，补中气，滑肌肤，去寒热，下乳汁，煮汁洗一切疮疱伤挞。悬蹄，即后小爪，性平。主五痔伏热在肠，肠痈内蚀。心，热。主惊邪忧恚血虚，多食反耗心气，忌与吴萸同食。肝，温。主冷泄赤白，脏虚，脚气水肿，肝热目赤。女子阴中痒痛，炙热纳之，当有虫出。以五味和食则补肝气。脾，主脾胃虚热，和陈皮、人参、姜、葱、陈米煮羹，去陈皮等食之。肺，微寒。补肺。与白花菜同食令发霍乱。肾，即腰子。性冷。和肾气，利膀胱，补虚劳，消积滞。单食久食，令人少子。冬月食之损真气。肚，微温。补虚羸骨蒸痨热，血滞气弱，大补中气，止渴止痢并小儿疳疮，杀痨虫。孕妇九个月宜食之。肠脏，补下焦虚竭，去大小肠风热，止小便数，口渴。胆，苦寒。主伤寒热渴，润燥通便，入心通脉，内伤骨蒸劳极，小儿疳蛔热疮。其胆中黄，主金疮血痢。卵，甘温，无毒。主五癃邪气，挛缩奔豚，惊痫癫狂，鬼疰。阴干，勿令败。乳汁，主小儿惊痫天吊，大人猪鸡痫病。乳头治同。肪膏，润肺，利血脉，治皮肤风热，杀虫及诸痈疽恶疮，治五疸，下胞衣，蒸食或浸酒服之。漏疮、鼠瘘及头发不生，并外傅或煎膏药贴之。吹奶恶寒壮热，冷水浸贴，热则又易。蜈蚣、蚁子入耳，炙令香，安耳孔自出。腊月亥日收之不坏。忌乌梅。解斑蝥、芫青毒。胆膏，肺痿咳嗽脓血，和枣肉浸酒服之。亦主冷痢疹癖，多服损阳。舌，健脾，令人能食。齿，主小儿惊痫，烧灰服，兼治蛇咬。脑髓，主风眩脑鸣，涂冻疮手足皲裂。血，主奔豚气，风头眩，淋沥及海外瘴气。又蛇入口并七孔中，割母猪尾血滴口中，即出。骨，烧灰为末，水下方寸匕，解诸果毒。耳中垢，主蛇伤。猪肤，即皮上垢腻。甘，寒，无毒。治伤寒客热、下痢，咽痛，胸满心烦。屎，主天行热病寒热、黄疸、湿痹、蛊毒。取东行牝猪者，水浸一宿，去渣服之；又烧灰傅诸疮并小儿白秃。已上俱用牡猪者佳。（《医学入门·卷之二·本草分类·食治门》）

竹笋

竹笋化痰更利水，爽胃利膈消渴止，
冷证脚气人休餐，干者难化滞脾土，
地笋即是泽兰根，吐衄血病堪作主。

【李梴注】味甘，无毒。下气，消痰，利水，爽胃气，利膈化热，止消渴，益气，可常食。惟有冷证、动气、脚气人不可食。新者稍可食，陈者难化不益脾。昔有小儿食干笋噎喉中，喘急瞑目，似慢惊，以巴豆药吐出乃愈。诸笋皆发冷血及气，惟苦竹笋不发痰，主不睡，去面目舌上热黄，止渴除热，解酒毒，明目健人，利水道，理风热脚气，取蒸煮食之。地笋，甘温，无毒。利九窍，通血脉，止吐血、衄血，治产后心腹痛，一切血证食之，肥白人。蒲笋，即棕笋也。甘寒，无毒。去热燥，利小便。芦笋，即芦根也。茭笋，即菰根也。俱见前卷。（《医学入门·卷之二·本草分类·食治门》）

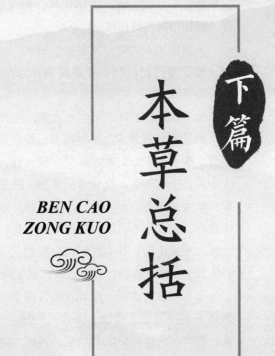

下篇

本草总括

BEN CAO
ZONG KUO

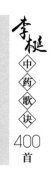
《本草经》肇炎皇，医之祖也。伊尹用《本经》为《汤液》，仲景广《汤液》为方法，后之陶、唐、李、陈，本草虽多，不能及也。日久黑白未免无混，得经意者惟东垣、丹溪，会经要者惟古庵、节斋。是以总法象于前，分五品于后，其先辈歌括多有修改之者，非好劳也，不敢少违经旨耳。《指南》云：不读本草，焉知药性？专泥药性，决不识病；假饶识病，未必得法。能穷《素问》，病受何气，便知用药当择何味。

天有阴阳彰六气，风寒暑湿燥火，三阴三阳上奉之。

温凉寒热四时行；春夏温热者，天之阳也；秋冬凉寒者，天之阴也。阳则升，阴则降。

地有阴阳化五味，金木水火土，生长化收藏下应之。

酸苦辛甘咸淡成。辛甘淡者，地之阳也；酸苦咸者，地之阴也。阳则浮，阴则沉。酸生于东方，木应春气，温入肝；苦生于南方，火应夏气，热入心；甘生于中央，土应四季，气兼温凉寒热，味兼辛咸酸苦，其本气平，其本味甘，入脾胃；辛生于西方，金应秋气，燥入肺；咸生于北方，水应冬气，寒入肾；淡为五味之本，故本草不言淡。然有生必有化，木味化甘，火味化辛，土味化咸，金味化酸，水味化苦，其应脏腑则相同也。《经》曰：天食人以五气，地食人以五味。五气入鼻，藏于心肺，五味入口，藏于肠胃。

辛散酸收淡渗泄，咸软苦泻甘缓平。药本五味，入五脏而为补泻。辛散，谓散其表里拂郁也；酸收，谓收其耗散之气也；淡渗，谓渗其内湿利小便也；咸软，谓软其大便燥结之大热也；苦泻，谓泻其上升之火也；甘缓，谓缓其大热大寒也。

酸苦涌泄阴为味，辛甘发散气阳轻。又，咸味涌泄为阴，淡味渗泄为阳。有一药两味者，或三味者，或一气者，或两气者，轻清重浊之分，气味厚薄之异。

轻清成象亲乎上，味薄，茶之类。清阳出上窍，本乎天者亲上也。

亲下重浊阴成形。味厚，大黄之类。浊阴出下窍，本乎地者亲下也。阳化气，阴成形，万物皆然。

清之清者发腠理，阳中阳味厚之至；附子气厚，阳中阳也，故发热。

清之浊者实四肢，阳中之阴薄气使。

茯苓淡，为在天之阳也。阳当上行，何为利水而泄下？《经》云：气之薄者，乃阳中之阴，所以茯苓利水而下行。然而泄下，亦不离乎阳之体，故入手太阳。

浊之浊者走五脏，阴中之阴乃厚味；大黄味厚，阴中阴也，故泄下。

浊之清者归六腑，阴中之阳薄味尔。麻黄苦，为在地之阴也。阴当下行，何为发汗而升上？《经》云：味之薄者，乃阴中之阳，所以麻黄发汗而上升。然而升上，亦不利乎阴之体，故入手太阴。

六淫外感如何治？风以辛凉热咸寒，火淫同热。

湿苦热兮寒甘热，苦温燥胜佐辛酸。风制法：肝春木，酸生之道也，失常则病。风淫于内，治以辛凉，佐以甘辛，以甘缓之，以辛散之。热制法：心夏火，苦长之道也，失常则病，热淫于内，治以咸寒，佐以甘苦，以酸收之，以苦发之。湿制法：脾土甘，中方化成之道也，失常则病。湿淫于内，治以苦热，佐以咸热，以苦燥之，以淡泄之。燥制法：肺秋金，辛收之道也，失常则病。燥淫于内，治以苦温，佐以甘辛，以辛润之，以苦下之。寒制法：肾冬水，咸藏之道也，失常则病。寒淫于内，治以甘热，佐以苦辛，以辛散之，以苦坚之。盖五味酸苦甘辛咸，为五脏之本也。四时五行化生，各顺其道，违则病生。古圣设法以制变，如风淫于内，乃肝木失常，火随而炽，治以辛凉，是为辛金克其木，凉水沃其火。余皆仿此。但《内经》即曰风淫于内，又曰风淫所胜。盖自在泉而言，则曰淫于内；自司天而言，则曰所胜。六淫皆然，其治则一也。或客胜主，则泻客补主；或主胜客，则泻主补客。随其缓急以治之。

内伤苦欲分虚实。肝苦急，急食甘以缓之，甘草；肝欲散，急食辛以散之，川芎；以辛补之，细辛；以酸泻之，白芍。心苦缓，急食酸以收之，五味子；心欲软，急食咸以软之，芒硝；以咸补之，泽泻；以甘泻之，参、芪、甘草。脾苦湿，急食苦以燥之，白术；脾欲缓，急食甘以缓之，甘草；以甘补之，人参；以苦泻之，黄连。肺苦气上逆，急食苦以泻之，黄芩；肺欲收，急食酸以收之，白芍；以酸补之，五味子；以辛泻之，桑白皮。肾苦燥，急食辛以润之，知母、黄柏。注云：开腠理，致津液，通气也。肾欲坚，急食苦以坚之，知母；以苦补之，黄柏；以咸泻之，泽泻。五脏虚实补泻，肝虚以陈皮、生姜之类补之。《经》曰：虚则补其母。水能生木，肾乃肝之母；肾，水也。若补其肾，熟地黄是也。如无他证，惟不足，肾气丸主之。实则白芍泻之，如无他证，泻青丸主之。实则泻其子，心乃肝之子，以甘草泻心汤。虚以炒盐补之，虚则补其母，木能生火，肝乃心之母。肝，木也；心，火也。以生姜补之，如无他证，朱砂安神丸是也。实则甘草泻之，如无他证，重则单黄连汤，轻则导赤散。脾虚以甘草、大枣之类补之，实则以枳实泻之，如无他证，虚则以益黄散，实则泻黄散。心乃脾之母，以炒盐补心。肺乃脾之子，以桑白皮泻肺。肺虚以五味子补之，实则桑白皮泻之，如无他证，实则用泻白散，虚则用阿胶散。虚则以甘草补脾土，补其母也；实则以泽泻泻肾水，泻其子也。肾虚以熟地、黄柏补之，泻以泽泻之咸。肾有补无泻，肾气丸主之。肺乃肾之母，金生水故也，以五味子补肺而已。

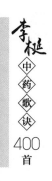

升降浮沉法一般。肝主春，于时自子至卯，为阴中之阳，风药应之！如防风、羌活、升麻、葛根之类。自地而升天，味之薄者是也。味辛补酸泻，气温补凉泻。心主夏，于时自卯至午，为阳中之阳，热药应之，如附子、乌头、姜、桂、红豆之类。正秉火之气味，火之厚浮散下，气之厚者是也。味咸补甘泻，气热补寒泻。肺主秋，于时自午至酉，为阳中之阴，燥药应之，如茯苓、猪苓、泽泻、木通之类。自天收而降地，气之薄者是也。味酸补辛泻，气凉补温泻。冬主肾，于时自酉至子，为阴中之阴，寒药应之，如大黄、芩、连、黄柏、防己之类。正秉水之气味，水之厚化浮沉，味之厚者是也。味苦补咸泄，气寒补热泻。脾主长夏生化，味甘补苦泻，气寒热温凉，各从其宜，详后分类注。《经》曰：补泻在味，随时换气。凡言补，补以辛甘温热之剂，皆助春夏之升浮，在人身乃肝心也；凡言泻，泻以酸苦寒凉及淡渗之剂，皆助秋冬之降沉，在人身乃肺肾也。从时，春温宜凉，夏热宜寒，秋凉宜温，冬寒宜热；昼则从升，夜则从降；晴则从热，阴则从寒。然病与时逆，夏反用热，冬反用寒，如发表不远热，攻里不远寒，以其不住于中也。又如伤寒，虽夏月可用辛热；伤酒及素有热，虽寒月可用苦寒，然皆暂用也。以人病言之，病在上则宜升，病在下则宜降，病在外则宜浮，病在内则宜沉，病寒则治以热，病热则治以寒，变化至不一也。故升降浮沉则顺之，所谓无伤岁气，勿伐天和也；寒热温凉则逆之，所谓调其气，使之平也，岂可执一而论哉！

身腰下病梢能降，身半上病根宜损；凡药根在土中者，中半已上气脉上行，以生苗者为根。中半已下气脉下行，以入土者为梢。病在中焦用身，上焦用根，下焦用梢。《经》云：根升梢降。

横行手臂惟辛散，五味酸止而收敛，咸止而软坚，苦直行而泄，黄柏、大黄之类是也；辛横行而散，桂枝之类是也；甘上行而发，甘草之类是也。

分经报使又何难？诗曰：小肠膀胱属太阳，藁本羌活是本乡；三焦胆与肝胞络，少阳厥阴柴胡强。大肠阳明并足胃，葛根白芷升麻当；太阴肺脉中焦起，白芷升麻葱白乡。脾经少与肺部异，升麻兼之白芷详；少阴心经独活主，肾经独活加桂良。通经用此药为使，岂能有病到膏肓？然此皆外感杂证引药，若内伤虚损，须于前五脏虚实补泻药内求之。

君臣和合无反畏。上品药一百二十种为君，主养命以应天，无毒，多服久服轻身延年；中品药一百二十种为臣，主养性以应人，无毒或有毒，遏病补虚，斟酌其宜；下品药一百二十种为佐使，主治病以应地，多毒，除寒热，破积聚，不可久服。《神农本经》三百六十五种，法周天三百六十五度，后陶隐居又加三百六十五种，合七百二十种，此以无毒有毒论君臣也。若制方之法，主治病邪者为君，辅君分治者为臣，应臣向导者为佐使。假如治风以防风为君，治上热以黄芩为君，中热以黄连为君，治湿以防己为君，治寒以附子为君。兼见何症，以症佐分治。或体薄不敢纯用苦寒，则以辛热为向导而监制之。大概养命养性之药，一君二臣三佐使。治病之药，一君二臣九佐使。务要君臣配合，如父子兄弟和气，主疗同而气味似旧方，小反小畏亦不甚拘，若大反大畏竟有同剂者，必追重去积，仍有监制，乃不杀人，非初学可妄也。用药凡例：凡解利伤风，以防风为君，甘草、白术为佐，风宜辛散也。凡解利伤寒，以甘草为君，防风、白术为佐，寒宜甘发也。凡眼暴发赤肿，以防风，黄芩泻火为君，黄连、芍药和血为佐，兼以各经药用之；凡眼久病昏暗，以熟地、当归为君，防风、羌活为臣，甘草、菊花之类为佐。凡痢疾腹痛，以芍药、甘草为君，当归、白术为佐。见血先后，以三焦分邪热，水泻以茯苓、白术为君，芍药、甘草为佐。凡诸风，以防风为君，随治病为佐。凡嗽以五味子为君，有痰者半夏为佐，有喘者阿胶为佐，有热无热者黄芩为佐，但分两多少不同耳。凡小便不利，以黄柏、知母为君，茯苓、泽泻为佐。凡下焦有湿，以草龙胆、防己为君，甘草、黄柏为佐。凡痔漏，以苍术、防风为君，甘草、芍药为佐。凡诸疮，以黄连、当归为君，甘草、黄芩为佐。凡疟疾，以柴胡为君，随所发时属经分用引经药佐之。相反药只十八味，逐一从头说与君：人参、芍药与沙参，细辛、玄参及紫参，苦参、丹参并前药，一见黎芦便杀人；白及、白敛并半夏，瓜蒌、贝母五般真，莫见乌头与乌喙，逢之一反疾如神；大戟、芫花并海藻，甘遂以上反甘草。若还吐蛊与翻肠，寻常用之都不好；蜜蜡莫与葱相睹，石决明休见云母；黎芦莫使酒来侵，人若犯之都是苦。又，硫黄原是火之精，朴硝一见便相争；水银莫与砒相见，狼毒最怕密陀僧。巴豆性烈最为上，偏与牵牛不顺情；丁香莫与郁金见，牙硝难合京三棱。川乌、草乌不顺犀，人参又忌五灵脂；官桂善能调冷气，若逢石脂便相欺。大凡修合看顺逆，炮滥炙煿莫相同。

七方十剂有机关。七方：大方君一臣二佐九，凡病有兼症者用之；或病在肝肾之下而远者，分两多而频服之，亦大方也。小方君一臣二，病无兼症者用之；或病在心肺之上而近者，分两少而频服之，亦小方也。缓方有五：有甘以缓之之缓方，如糖、蜜、大枣、甘草，取其甜能恋膈也；有丸以缓之之缓方，气行迟也；有无毒治本之缓方，功自缓也；有品忏群众之缓方，或表里药同剂，或升降药同剂，更相拘制，各逞其能，而不得肆其毒也；有补上治上之缓方，心肺病不厌频而少是也。急方有五：有急病攻之急方，如中风牙关紧急，用续命是也；有药性急烈之急方，如溲便闭塞，借用备急丸是也；有汤散荡涤之急方，下因易散故也；有药性有毒治标之急方，汗吐下剂是也；有补下治下之急方，肝肾之病，不厌频而多是也。奇方有二：有单方之奇方，用一物是也；有数合阳数之奇方，一三五七九，皆阳数也，故奇方宜下不宜汗。凡入阳之分亦谓之奇。偶方有二：有古之复方之偶方，二四六八十，皆阴数也，故偶方宜汗不宜下。凡入阴之分亦谓之偶。复方有二：有二方三方之复方，如调胃承气汤加连翘、黄芩、山栀、薄荷为凉膈散。如防风、荆芥、石膏、滑石、桔梗、川芎、麻黄、当归、芍药、白术为防风通圣散；有分两均齐之复方，胃风汤是也。十剂：宣剂可以去壅，姜、橘之属，郁而不散者用之；通剂可以去滞，通草、防己之属，留而不行者用之；补剂可以去弱，人参、羊肉之属，气弱血弱者用之；泄剂可以去闭，葶苈、大黄之属，闭而有余者用之；轻剂可以去实，麻黄、葛根之属，气实腠理闭密者用之；重剂可以去怯，磁石、铁粉之属，气浮神志不定者用之；滑剂可以去著，冬葵、榆皮之属，气著经涩二便涩者用之；涩剂可以去脱，牡蛎、龙骨之属，气脱、遗溺、遗粪、遗精、亡血者用之；燥剂可以去湿，桑白皮、赤小豆之属，分上中下表里用之；湿剂可以去枯，紫石英、白石英之属，气枯血枯者用之；又寒剂可以去热，硝、黄之属，热剂可以去寒，桂、附之属是也。

汤散丸丹并等分。药有宜膏煎者，宜水者，酒渍者，宜丸宜散者，亦有一物兼宜者。但古人以口咬细，令如麻豆大，为粗末煎之，使药水清汁饮于腹中，循行经络，易升易散；今人以刃铧如麻豆大，亦咬咀法也。若一概为细末，不分清浊矣。如治至高之病加酒煎，去湿加姜煎，补元气加枣煎，发散风寒加葱煎，去膈上病加蜜煎。散者，细末也，不循经络，止去膈上病及脏腑之病。气味厚者，白汤调服；气味薄者，水煎和渣服。丸者，治下部之疾，其丸极大而光且圆，治中焦者次之，治上焦者极小。稠糊面丸者，取其迟化，直至下焦；或酒或醋丸者，取其收散之意也。犯半夏、南星或去湿者，以生姜汁煮糊为丸，制其毒也。稀糊丸者，取其易化也。水浸炊饼为丸及滴水为丸者，皆取其易化也。炼蜜为丸者，取其迟化而气循经络也。蜡丸者，取其难化而旋旋取效也。大抵汤者，荡也，去久病者用之；散者，散也，去急病者用之；丸者，缓也，不能速去其病，从缓而治；丹即丸之大者，凡药宜预修合，若临病旋制，药多不备，其能效乎？凡言等分，分两均等无异。养性补虚缓方皆然。若治病急方，必分君臣，大概君药用十分，臣药用七八分，佐药用五六分，使药用三四分，外有加减，数同佐使。病最重者，虽君臣分两悬绝无疑。譬之烟火硝黄，转移迥殊，可不小心斟酌之乎！

真伪新陈仔细看。药多有假者，误服反致害人，必询问经历久而后能辨认。药宜陈者，惟麻黄、荆芥、香薷、陈皮、半夏、枳实、枳壳、吴萸、狼毒。其余味薄之药，俱用近新有力，若陈腐经霉者，皆不可用。

炮炙制度毋逞巧。诗曰：芫花本利水，无醋不能通；绿豆本解毒，带壳不见功。草果消膨效，连壳反胀胸；黑丑生利水，远志苗毒逢。蒲黄生通血，熟补血运通；地榆医血药，连梢不住红。陈皮专理气，连白补胃中；附子救阴药，生用走皮风。草乌解风痹，生用使人蒙；人言烧过用，诸石火锻红。入醋能为末，制度必须工；川芎炒去油，生用气痹痛。凡药入肺蜜制，入脾姜制，入肾用盐，入肝用醋，入心用童便。凡药用火炮汤泡煨炒者，制其毒也；醋浸姜制酥炙者，行经活血也。且如知母、桑白皮、天麦门冬、生熟地黄、何首乌忌铁器，用竹刀铜刀切之，犯铁必患三消；远志、巴戟、门冬、莲子、乌药之类，如不去心，令人烦躁。猪苓、茯苓、厚朴、桑白皮之类，如不去皮，耗人元气；柏子、火麻、益智、草果之类，如不去皮，令人心痞。当归、地黄、苁蓉酒洗去土，生精活血，无令满闷；桃仁、杏仁，双仁有毒伤人，用去皮尖，不生疔疖；苍术、半夏、陈皮用汤泡洗，去其燥性；麻黄泡去头汁，庶不烦心；人参、桔梗、常山去苗芦，庶不呕。当知水飞、火锻、醋淬、酒浸、另研等项，必遵古法，毋逞新奇。

熟升生降古方刊。凡病在头面及手梢皮肤者，须用酒炒，欲其上腾也；病在咽下脐上，须用酒浸洗；病在下者，生用。欲升降兼行者，半生半熟。如大黄、知、柏，必用酒制者，恐寒伤胃也。要知体厚者生用，体薄者炒用。然炒制必出火毒，收贮用之，随炒随用，以火助火。

及时煎服知禁进。大概煎煮多用砂罐洗净，择人煎之。如补汤慢火煎熬，汗下及治寒湿药，紧火煎服。如剂大水少，则药味不出；剂小水多，则煎耗太过无力。煎以湿纸封罐口，熟则用纸滤过，或纱绢亦好，去渣取清汁服之，则行经络而去病。若浓浊，则药力不行，反滞为害。《活人》云：补汤须用熟，利药不嫌生。补药用水二盏煎至八分，或三盏煎至一盏。利药一盏半煎至一盏，或一盏煎至八分。又主病药宜先煎，如发汗则以麻黄为主，须先煎麻黄一二沸，然后入余药同煎。余仿此。止汗先煎桂枝，和解先煎柴胡，下药先煎枳实，吐药先煎山栀，温药先煎干姜，行血先煎桃仁，利水先煎猪苓，止泻先煎白术，消渴先煎天花粉，止痛先煎芍药，发黄先煎茵陈，发斑先煎青黛，发狂先煎石膏，呕吐先煎半夏，劳力感寒先煎黄芪，感冒伤寒先煎羌活，暑证先煎香薷，风病先煎防风，腹如雷鸣先煎煨生姜，湿证先煎苍术。凡服药病在上者，食后徐徐服；病在中者，食远服；病在下者，宜空心顿服之，以达下也。病在四肢血脉者，宜饥食而在昼；病在骨髓者，宜饱食而在夜。若呕吐难纳药者，必徐徐一匙而进，不可太急也。又少服则滋荣于上，多服则峻补于下。凡服药后须三时久，方可食饭，亦不可即眠，令药气行也。五禁：咸走血，血病毋多食咸；

苦走骨，骨病毋多食苦；辛走气，气病毋多食辛；酸走筋，筋病毋多食酸；甘走肉，肉病毋多食甘。服药禁忌：有术，勿食桃、李及雀肉、胡荽、大蒜、青鱼鲊等物；有藜芦，勿食狸肉；有巴豆，勿食芦笋羹及野猪肉；有黄连、桔梗，勿食猪肉；有地黄，勿食芜荑；有半夏、菖蒲，勿食饴糖及羊肉；有细辛，勿食生菜；有甘草，勿食菘菜及海藻；有牡丹，勿食生胡荽；有商陆，勿食犬肉；有常山，勿食生葱、生菜；有空青、朱砂，勿食生血物；有茯苓，勿食醋物，有鳖甲，勿食苋菜；有天门冬，勿食鲤鱼。服药不可多食生胡荽及蒜杂生菜，又不可食诸滑物果实等，又不可多食肥猪犬肉、油腻肥羹、鱼脍腥臊等物。服药通忌见死尸及产妇淹秽事。妊振禁服：蚖斑水蛭及蛇虫，乌头附子配天雄；野葛水银并巴豆，牛膝薏苡与蜈蚣。三棱芫花代赭麝，大戟蛇蜕黄雌雄；牙硝芒硝牡丹桂，槐花牵牛皂角同。半夏南星与通草，瞿麦干姜桃仁通；硇砂干漆蟹爪甲，地胆茅根都不中。

用当一匕是仙方。

随证用药心法。外感四气头痛，须用川芎，如不愈，加各引经药：太阳川芎，阳明白芷，少阳柴胡，太阴苍术，少阴细辛，厥阴吴萸。巅顶痛须用藁本，去川芎。肢节痛须用羌活，去风湿亦用。腹痛须用芍药，恶寒而痛加桂，恶热而痛加黄柏。小腹痛须用青皮。胁痛、往来潮热，日晡潮热须用柴胡。胃脘痛须用草豆蔻。腹胀须用厚朴、白芍。腹中窄狭须用苍术。肌热及去痰须用黄芩。胸中烦热须用山栀。腹中实热大便闭须用大黄、芒硝。小便黄须用黄柏，数涩者加泽泻。上焦热须用黄芩泻肺火，中焦湿热及痛须用黄连泻心火，下焦湿肿及痛须用酒洗防己、草龙胆、黄柏、知母泻膀胱火。口渴须用葛根、茯苓，禁半夏。内伤脾胃肌热及虚汗，须用黄芪。脾胃受湿沉困无力、嗜睡及去痰，须用白术。宿食不消及心下痞，须用黄连、枳实。饮水多致伤脾胃，须用白术、茯苓、猪苓等。水泄，须用白术、茯苓、芍药。内伤气分补气，须用人参。气虚惊悸恍惚，须用茯神。破滞气，须用枳壳利肺，多服损胸中至高之气。气刺痛，须用枳壳，看在何部分，引经药导之。去滞气，须用青皮泻肝，多服损真气。治气之标，须用木香行中下焦气，香附快滞气，陈皮泄逆气，紫苏散表气，厚朴泄卫气，槟榔泄至高之气，藿香上行胃气，沉香升降真气，脑麝散真气慎用。治气之本，气郁上升须用川芎、香附、山栀、芩、连；阴火冲上须用知母、黄柏，佐以木香。盖气郁上升，皆属火也。内伤血分，补血不足，须用炙甘草，或益母草、夏枯草、龟板、牛膝、枸杞子；血寒，须用姜、桂；血热，须用生地、苦参；和血，须用当归；如血刺痛，分上下根梢用之。破滞血，须用桃仁、红花、血竭、牡丹皮；血崩，须用蒲黄、阿胶、地榆、百草霜、棕榈炭；血痛，须用乳、没、五灵脂。内

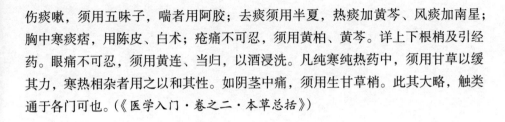

伤痰嗽，须用五味子，喘者用阿胶；去痰须用半夏，热痰加黄芩、风痰加南星；胸中寒痰痞，用陈皮、白术；疮痛不可忍，须用黄柏、黄芩。详上下根梢及引经药。眼痛不可忍，须用黄连、当归，以酒浸洗。凡纯寒纯热药中，须用甘草以缓其力，寒热相杂者用之以和其性。如阴茎中痛，须用生甘草梢。此其大略，触类通于各门可也。(《医学入门·卷之二·本草总括》)